DU

MICROSCOPE

ET

DES INJECTIONS.

Liste des principaux travaux publiés par M. le D^r Ch. ROBIN.

Sept Notes ou Mémoires sur les systèmes veineux, lymphatique et cutané des poissons cartilagineux. *Bulletin de la Société philomathique et Revue zoologique.* 1845, 1846.

Mémoires sur les vaisseaux chylifères et sanguins des Torpilles *(Torpedo Galvani).* Lus à la Société de Biologie, dans ses séances des 11 et 18 novembre 1848.

Mémoires sur quelques particularités du système veineux de la Lamproie (*Petromyzon marinus,* L.), et de leur système nerveux. *Gazette médicale,* février 1849, et journal l'*Institut,* n° 640 du 8 avril 1846, volume XIV, page 121.

Trois Notes sur les lymphatiques abdominaux et les cœurs lymphatiques des grenouilles. Journal l'*Institut,* 1845, 1846. La première a été faite en commun avec M. J. Regnault.

Deux Notes sur une espèce particulière de glande de la peau de l'aisselle chez l'homme. *Annales des Sciences naturelles,* 3e série, Zoologie, tome IV, page 380. Paris, 1845. *Gaz. médic.,* 1849.

ROBIN et SEGOND. **Mémoire sur la structure de la peau des Céphalopodes.** Lu à la Société de Biologie, dans sa séance du 23 septembre 1848.

Anatomie d'un organe découvert sur l'Ombre (*Sciæna umbra,* C.) Journal l'*Institut,* no 685 du 3 février 1847.

Mémoire sur une nouvelle espèce de glande vasculaire chez les Plagiostomes, et sur la structure de leur glande thyroïde. Journal l'*Institut,* no 684 du 10 février 1847, volume XV, page 47.

Notes sur la structure de la glande mammaire chez l'enfant nouveau-né, et chez l'adulte, pendant et hors la période d'allaitement et de grossesse. Lues à la Société de Biologie, juillet 1848, et Comptes rendus de la même Société. *Gazette médicale,* mai 1849.

LEBERT et CH. ROBIN. **Structure de la glande thyroïde chez l'homme, et comparaison de cette structure à celle de la thyroïde des poissons cartilagineux,** etc. Supplément au *Dictionnaire de médecine pratique de Hufeland.* Berlin, 1848.

Recherches sur un appareil qui se trouve sur les poissons du genre des Raies (*Raia* C.), et qui présente les caractères anatomiques des appareils électriques. Avec 2 pl. lithographiées (*Ann. des sc. nat.,* avril et mai 1847), et à part avec addition de propositions. 1 vol. gr. in-8, 114 pages. Paris, 1847.

Quatre Notes et Mémoires sur les deux ordres de tubes nerveux élémentaires, et les deux ordres de globules ganglionnaires qui leur correspondent. *Comptes rendus des séances de l'Académie des sciences,* 21 juin 1847, t. XXIV, p. 1079. Journal l'*Institut,* 1847, pages 74 et 179, et 1848, p. 25.

LEBERT et ROBIN. **Note sur un fait relatif au mécanisme de la fécondation du Calmar commun.** *Annales des sciences naturelles,* 3e série, Zoologie, tome IV, p. 95, 1845.

Mémoire pour servir à l'histoire anatomique et pathologique de la membrane muqueuse utérine, de son mucus et des œufs, ou mieux glandes de Naboth. *Archives générales de médecine,* 4e série, tome XVII, p. 257. Paris, 1848.

Mémoire sur le développement des spermatozoïdes, des cellules et des éléments anatomiques des tissus. Journal l'*Institut,* no 759 du 19 juillet 1848. Paris, vol. XVI, p. 214.

Mémoire sur l'existence d'un œuf ou ovule chez les mâles comme chez les femelles des végétaux et des animaux, produisant, l'un les grains de pollen ou les spermatozoïdes, l'autre les cellules primitives de l'embryon. *Revue zoologique,* octobre et novembre 1848.

ROBIN et LEBERT. **Courte Notice sur l'anatomie générale comparative des animaux inférieurs.** *Archiv. für Anat., Physiol.,* von J. MÜLLER. Berlin, 1846, heft II. Seite 121.

Sur la structure des veines et des artères. Lu à la Société de Biologie, mars 1849. *Gazette médicale,* mai 1849.

Mémoire sur la nature musculaire du gubernaculum testis et sur la situation du testicule dans l'abdomen du fœtus. *Mémoires de la Société de Biologie. Gazette médicale,* mai 1849.

Mémoire sur la vascularité du cancer, en commun avec M. Lebert. Lu à la Société de Biologie, séances des 4 et 25 novembre 1848.

Anatomie chirurgicale de la région de l'aine. Thèse pour le doctorat en médecine soutenue le 31 août 1846. Paris, in-4, 64 pages.

FOLLIN et ROBIN. **Mémoire zoologique et anatomique sur les cysticerques de l'homme et de l'ours.** Dans Richard, *Histoire naturelle médicale,* Zoologie, tome Ier, page 501, 1849. Lu à la Société philomathique en novembre 1846, avec figures.

Des végétaux qui croissent sur l'homme et les animaux vivants. Avec addition de 3 planches gravées. Paris, 1847. 1 vol. grand in-8. 120 pages.

Des fermentations. Thèse de concours pour l'agrégation en histoire naturelle médicale; présentée et soutenue à l'Ecole de médecine de Paris en 1847. In-4. 44 pages.

Sous presse :

Traité d'anatomie générale, normale et pathologique, chez l'homme et les principaux mammifères (Histoire des éléments anatomiques des tissus, Histologie et Histoire des systèmes). 2 vol. in-8, avec atlas de 40 planches gravées.

Paris. — Imprimerie de L. MARTINET, rue Mignon, 2. (Quartier de l'Ecole-de-Médecine.)

DU
MICROSCOPE

ET

DES INJECTIONS

DANS LEURS APPLICATIONS A L'ANATOMIE ET A LA PATHOLOGIE,

SUIVI D'UNE

CLASSIFICATION DES SCIENCES FONDAMENTALES,

DE CELLE DE LA BIOLOGIE ET DE L'ANATOMIE EN PARTICULIER ;

PAR

le Dr CH. ROBIN,

Professeur agrégé à la Faculté de médecine de Paris,
chargé du cours d'anatomie générale, ancien interne des hôpitaux de Paris, élève
lauréat de l'École pratique de médecine, docteur ès-sciences,
vice-président de la Société de Biologie, membre de la Société philomathique
et de la Société anatomique de Paris.

Avec 23 figures intercalées dans le texte et 4 planches gravées.

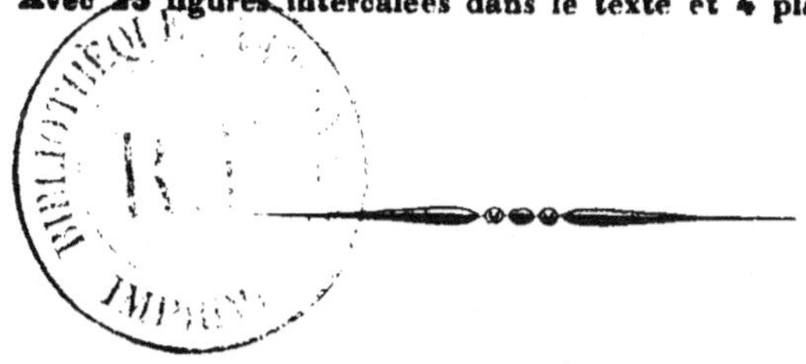

A PARIS,

CHEZ J.-B. BAILLIÈRE,

LIBRAIRE DE L'ACADÉMIE NATIONALE DE MÉDECINE,

RUE DE L'ECOLE-DE-MÉDECINE, 17.

A LONDRES, CHEZ H. BAILLIÈRE, 219, REGENT-STREET.

A MADRID, CHEZ C. BAILLY-BAILLIÈRE, LIBRAIRE, CALLE DEL PRINCIPE, Nº 11.

1849.

PRÉFACE.

Les sept premiers paragraphes de cette préface renferment l'exposé : 1° De la division de l'anatomie en cinq branches naturelles ; 2° du groupement des trois premières pour constituer l'anatomie générale et de la manière dont elles ont été envisagées depuis Bichat ; 3° du sujet dont chacune doit traiter, et comment elles se subdivisent. Les autres paragraphes contiennent l'énoncé des matières qui font le sujet des deux parties de ce livre ; parties que l'état actuel de la science rendait indispensables pour aborder l'étude de l'anatomie générale. Néanmoins les sections qui concernent le microscope et les injections ont été traitées spécialement de manière à en permettre l'application à toutes les autres branches de la science des corps organisés, et surtout de l'art médical. Il eût été difficile de les traiter d'une manière satisfaisante sans les envisager ainsi sous tous leurs points de vue principaux.

§ I. Le corps de tous les êtres vivants, végétaux ou animaux, et de l'homme en particulier, se compose d'*appareils* ; chacun d'eux est chargé de remplir une des grandes fonctions de l'économie (appareils locomoteur, respiratoire, digestif, de la circulation, de la génération, etc.).

Les appareils sont formés par des *organes* de différentes natures, jouant chacun leur rôle dans l'appareil qu'ils concourent à former, et dans le but d'accomplir la fonction qu'il est chargé d'exécuter (muscle biceps, artère humérale ; feuilles, étamines, ovaires ; testicules, etc.).

L'ensemble de toutes les parties, analogues entre elles quant à l'aspect extérieur, à la composition anatomique et aux fonctions, constitue ce qu'on appelle un *système d'organes*, ou simplement un *système* (systèmes musculaire, nerveux, osseux, cellulaire, fibreux végétal et animal; médullaire végétal et animal; épithélial végétal et animal; vasculaire artériel, veineux, lymphatique, etc.). Il entre, comme on le voit, dans chaque *appareil* des *organes* appartenant à plusieurs *systèmes* différents.

On donne le nom de *tissu* à la substance particulière qui compose les parties de chaque système. Ce nom vient de ce que beaucoup de tissus sont composés de filaments diversement réunis et entrecroisés comme pour les fils des étoffes ou tissus. Il y a des organes qui sont composés par des substances compactes plus ou moins homogènes, comme les os et les cartilages, et non filamenteuses; on a néanmoins conservé le nom de *tissus* à ces substances. Il entre toujours plusieurs tissus dans la composition de chaque organe, mais il y en a toujours un qui prédomine ; les autres ne sont qu'accessoires et disparaissent même quelquefois complétement. Les muscles, par exemple, sont toujours formés de *tissu musculaire*, de *tissu fibreux* (tendons ou aponévroses), de *tissu cellulaire*, etc. Or, il y a des animaux, comme les insectes, etc., chez lesquels ce dernier tissu disparaît ; et il y a des muscles de l'homme et autres vertébrés qui n'ont ni tendons ni aponévroses. L'étude anatomique de chaque système consiste à poursuivre successivement, en le considérant dans son ensemble, chaque tissu partout où il se trouve, soit qu'il forme des organes distincts, comme la plupart d'entre eux; soit qu'il n'en forme pas à proprement parler, comme les tissus cellulaires et adipeux.

Tous les tissus sont formés soit de filaments ou fibres et de tubes, soit de corpuscules particuliers désignés sous le nom de *cellules*, parce que souvent ils présentent la disposition morphologique indiquée par ce mot; soit enfin de substances homogènes parsemées de corpuscules particuliers, comme ceux des os; de granulations diverses, et même de fibres et de cellules, comme les cartilages, fibro-cartilages, etc. Ces fibres, tubes, cellules, granulations, corpuscules, ont reçu d'une manière générale le nom d'*éléments organiques* ou *anatomiques*. On leur a quelquefois donné le nom de *tissus simples*. Mais ce mot, employé par des auteurs qui ne se faisaient pas une idée nette de ce que sont les éléments anatomiques et les tissus, doit être rejeté. Car les éléments ne sont pas des tissus, ils peuvent et doivent être étudiés à part; et c'est en se réunissant en grand nombre avec d'autres, soit de même espèce, soit d'espèce différente, qu'ils forment des tissus. Un ou deux éléments restant les mêmes peuvent, en prenant une texture, c'est-à-dire un arrangement réciproque différent, former plusieurs tissus distincts. Ainsi, les séreuses, le tissu du derme, le tissu du dartos, sont formés des mêmes éléments anatomiques, mais présentant une texture, un arrangement réciproque différent. Il faut aussi tenir compte des différences dans les proportions des éléments, dans ces tissus distincts formés des mêmes éléments anatomiques.

Ainsi, 1° l'étude des appareils, 2° celle des organes, 3° des systèmes, 4° des tissus, 5° des éléments anatomiques ou organiques, telles sont les cinq branches bien distinctes, quoique forcément liées intimement l'une à l'autre, qui constituent l'*anatomie*, ou si l'on veut qui en forment les cinq divisions naturelles.

§ II. L'anatomie descriptive des appareils est la première qui ait été faite; elle fut bientôt suivie de la description des organes, ou anatomie descriptive proprement dite. Jusqu'à Bichat, ce furent les deux seules branches de l'anatomie qui attirèrent l'attention des médecins, et la dernière surtout les occupa presque exclusivement pendant longtemps.

Imparfaitement ébauchées, et surtout nullement rattachées aux deux parties précédentes, l'étude des systèmes et celle des tissus furent créées par Bichat, comme branches, comme parties constituantes de l'anatomie. C'est même à lui qu'on doit la création du mot *élément organique* ou *anatomique*, pour désigner les parties des corps organisés dont il ne croyait pas qu'on pût pousser l'analyse plus loin, autrement que par les procédés chimiques, mais qui pourtant étaient encore des tissus complexes.

L'imperfection, à l'époque où il vivait, des instruments nécessaires à l'étude des éléments organiques qui constituent réellement nos tissus, lui fit rejeter trop exclusivement, mais non pas tout à fait sans motifs, les premiers essais en ce genre de Leeuvenhoeck, de Muys, de Fontana et autres. Cette dernière branche de l'anatomie ne fut réellement instituée comme telle qu'à l'époque (1816) où Treviranus montra que les prétendus tissus simples, ou éléments anatomiques, étaient formés, les uns de cylindres ou fibres, les autres de globules, les autres enfin de matière homogène ou amorphe. Développée rapidement par de nombreux travaux, ce n'est que dans ces derniers temps qu'elle a mérité de prendre place à côté des autres parties de l'anatomie, grâce aux perfectionnements du microscope.

Bichat a traité des deux premières parties de l'anatomie sous le nom d'*anatomie descriptive*, de la troisième et la quatrième sous le nom d'*anatomie générale*. C'est qu'en effet les tissus et les systèmes se trouvent répandus dans tout le corps, et étant partout à peu près les mêmes, étudiés dans un point quelconque du corps, ils donnent nécessairement lieu à des considérations qui sont générales, qui s'appliquent à ce tissu ou ce système considérés dans l'économie tout entière.

Il en est de même, à plus forte raison, pour les éléments anatomiques. Aussi, tant que l'on continuera à partager l'étude de l'anatomie en deux parties distinctes, les trois sujets intimement liés l'un à l'autre qui constitueront toujours l'anatomie générale sont : 1° l'étude des éléments anatomiques, 2° celle des tissus, 3° enfin celle des systèmes. Il faut reconnaître néanmoins que cette séparation, entre l'anatomie générale et les deux autres parties formant l'anatomie descriptive, peut-être encore nécessaire, vu l'état d'imperfection où se trouvent quelques unes de leurs subdivisions, est essentiellement vicieuse en ce qu'elle tend souvent à faire croire que l'une d'elles est moins indispensable que l'autre.

Bichat le premier a envisagé l'anatomie dans son ensemble en traitant successivement des appareils, des organes, des systèmes, et des tissus. C'est à lui qu l'on doit la première étude systématique de ces deux dernières parties de l'anatomie.

Dans l'étude de cette science, il a toujours su se tenir au point de vue philosophique, avec une énergique supériorité d'intelligence , en employant successivement l'observation, l'expérimentation et la comparaison pour arriver à son but ; et cela avec bien plus de rigueur scientifique, malgré son point de départ purement médical, que ne l'avaient fait ses prédécesseurs et surtout les savants qui lui ont succédé.

La comparaison en biologie est un mode intellectuel d'exploration qui doit être employé successivement sous les cinq chefs suivants : 1° comparaison des différentes parties d'un même individu entre elles ; 2° comparaison suivant les sexes ; 3° comparaison des différentes variétés ou des races d'une même espèce entre elles ; 4° comparaison de chaque partie successivement aux différentes périodes de leur développement, c'est-à-dire suivant les âges ou au point de vue de la série embryogénique, et 5° comparaison de chaque partie avec les mêmes choses dans la série de tous les êtres organisés. Si l'on excepte ce dernier point de vue, que Bichat a trop négligé, on verra que c'est à lui qu'on doit l'introduction méthodique, en anatomie, de ces points fondamentaux d'exploration qu'il a poussée aussi loin qu'il était possible, à son époque, et nécessaire à son sujet. Toujours aussi il les a fait suivre de la comparaison au point de vue pathologique, qui, après l'état normal, doit être reprise ensuite successivement sous les cinq chefs précédents, toutes les fois que chacun d'eux le permet.

Bichat aussi le premier, outre ses travaux sur les points fondamentaux de la physiologie, a donné le plan de cette science le plus parfait, sous tous les rapports, qui ait été fait. Il n'a jamais eu besoin que de recevoir les additions et modifications, peu importantes au fond, nécessitées par les progrès successifs des sciences. Il faut remarquer que ces divisions de l'anatomie et de la physiologie une fois méthodiquement instituées par rapport à l'homme seul, s'appliquent aussi bien à tous les animaux chez lesquels il n'est besoin que de les simplifier successivement au fur et à mesure que les appareils, les organes, les systèmes, les tissus, etc., se simplifient et même disparaissent. Des animaux aux végétaux il n'y a de plus enfin qu'une simplification encore plus grande, sans modification essentielle du plan tracé par Bichat.

La comparaison est un moyen d'exploration, c'est une partie de la méthode. C'est un moyen par lequel nous cherchons à connaître par l'étude des organes des êtres les plus simples la structure des mêmes parties chez ceux qui ont une organisation plus compliquée. Il ne faut par conséquent pas considérer l'anatomie comparée comme une science à part, distincte de toute autre espèce d'anatomie qu'on se croirait en droit d'instituer. Aussi l'institution de l'anatomie comparée telle qu'elle a été faite, c'est-à-dire n'envisageant que les organes sans avoir égard aux éléments anatomiques, tissus et systèmes, ni même aux appareils considérés à part, et sans avoir pour but, d'une part, la connaissance de la physiologie et, d'autre part, la connaissance plus exacte de l'homme, est loin d'être un progrès aussi important qu'on est généralement porté à le croire. Elle a, en effet, tendu à disperser sans ordre ni méthode les efforts des anatomistes, et fait jusqu'à ces temps derniers méconnaître presque complétement la coordination si philosophique de l'anatomie et de la physiologie établie par Bichat, et l'importance des branches de ces sciences qu'il a fondées.

Si maintenant, nous plaçant à un point de vue élevé, nous prenons suffisamment en considération que les changements relatifs à la méthode sont, d'une part, les plus difficiles à introduire, et sont, d'autre part, ceux qu'on néglige ou qu'on abandonne le plus facilement ; si enfin nous considérons que nul, comme Bichat, n'a envisagé d'une manière aussi complète et aussi méthodique les branches de la biologie, nous reconnaîtrons sans peine qu'à ces divers titres, et à bien d'autres encore moins généraux, il doit tenir le premier rang parmi les savants modernes.

§ III. Voyons maintenant quel compte a été tenu des progrès que Bichat avait fait faire à l'anatomie, au point de vue de la doctrine et de la méthode, par les anatomistes qui lui ont succédé, tant parmi ceux qui se sont bornés à l'étude de l'homme, que parmi ceux qui ont étendu leurs recherches à tous les animaux.

Parmi ces derniers, ni Meckel ni Cuvier n'ont envisagé l'ensemble des parties de l'anatomie telles que Bichat venait de les coordonner. Méconnaissant l'importance de ce progrès, ils n'ont étudié autre chose que les organes et les appareils à la fois, et même assez confusément, tandis que toujours Bichat fait précéder l'étude des organes de celle de l'appareil que ceux-ci constituent. Quant aux systèmes et aux tissus, leur étude est complétement négligée ; du moins si çà et là on trouve quelques considérations sur eux, on reconnaît par le peu d'importance et le peu d'étendue qui

leur est donné, et par l'absence de relations établies
entre ces branches et les autres parties de l'anatomie, que les auteurs précédents n'ont pas senti que
c'étaient là autant de parties d'un tout, qui, à
l'exemple de ce que faisait Bichat, auraient dû recevoir des développements proportionnés à leur importance. La connaissance des éléments anatomiques
n'étant guère plus avancée à leur époque qu'à celle de
Bichat, il n'y a rien d'étonnant qu'ils aient comme lui
omis d'en faire l'histoire; mais on ne saurait s'expliquer comment ils ont pu méconnaître la valeur philosophique des travaux du véritable créateur de l'anatomie comme science.

Le même reproche, sur le peu d'importance donné à
l'histoire des appareils, peut être fait aux auteurs modernes d'anatomie descriptive. La description, minutieuse jusqu'à l'excès, de chaque organe attire toute
leur attention; mais parmi les appareils, celui de la
digestion est à peu près le seul qui soit décrit proportionnellement à son importance. Et pourtant qui
pourrait mettre en doute l'importance d'une description
méthodique des appareils? N'est-ce pas de toutes les
branches de l'anatomie celle qui est le plus immédiatement en rapport avec la physiologie, *anatome animata?*
Comment aborder l'étude de la physiologie, si, après
avoir étudié successivement les éléments anatomiques,
les tissus qu'ils forment, les systèmes et les organes,
on n'a pas présente à l'esprit la disposition exacte de
chaque appareil formé par la réunion d'organes de
diverses natures?

Cette lacune serait comblée depuis longtemps, si les
anatomistes avaient davantage présent à l'esprit que

l'anatomie est étudiée dans le but d'arriver à la connaissance de la physiologie ; celle-ci pour apprendre à connaître les altérations des fonctions ou pathologie, et que l'étude de cette dernière est faite pour apprendre à guérir ces altérations. Aussi ne trouvant pas dans les traités d'anatomie de notions suffisantes sur les appareils, sur le mode de groupement des organes divers qui les constituent, les physiologistes sont-ils forcés d'empiéter sur l'anatomie et de faire précéder, dans leurs traités, l'étude de chaque fonction d'un exposé anatomique sur l'appareil chargé de l'accomplir.

Quant aux auteurs qui de l'anatomie générale ont fait l'objet de leurs recherches spéciales, ils ont encore méconnu davantage la marche si rationnelle et si vraie suivie par Bichat. Ainsi, Meckel et Béclard négligent d'établir de quelle manière l'anatomie générale se lie à l'anatomie des organes et à celle des appareils, ou anatomie descriptive proprement dite ; puis l'un fait, sous le nom de *systèmes*, à la fois l'histoire des systèmes et des tissus sans distinction, et l'autre traite le même sujet en se bornant à intituler ses chapitres par le nom des *tissus*. Aussi l'influence de leurs ouvrages a t-elle été plutôt rétrograde que progressive, et depuis lors l'étude de l'anatomie générale, du moins en France, a été singulièrement négligée, au point qu'il est actuellement regardé à peu près comme indifférent de l'étudier ou de ne pas l'étudier. Actuellement savoir l'anatomie consiste par-dessus tout à connaître les insertions des muscles, la direction de leurs fibres, l'élégance de l'épanouissement d'un tendon, le nombre des ramifications d'un nerf ou d'une artère, leurs inflexions, etc., et cela pour tous, sans distinction, qu'il soit ou non reconnu qu'il y a utilité au point de vue physiologique ou chirurgical. D'où l'aridité de cette espèce d'anatomie qui, faite ainsi sans direction physiologique, attirait déjà les reproches judicieux et énergiques de Bichat. « Il faut l'avouer, la nature est repoussante » lorsqu'on la montre revêtue de ces formules minu- » tieuses, où chaque organe ne se présente à vous que » géométriquement entouré d'angles, de faces et de » bords, etc ; où nulle saillie, nul enfoncement, nulle » fibre presque, n'échappent à la description ; où tel est » le nombre des divisions et subdivisions, qu'il est plus » long souvent de les énoncer que de décrire les objets » qu'elles doivent classer. Semblables à ces peintures » où l'on ne distingue rien à force d'y trop voir, de » telles méthodes deviennent confuses à force d'être » exactes : elles tuent le génie sans soulager la mé- » moire.

» Qu'importent d'ailleurs ces détails descriptifs exa- » gérés ? La physiologie n'en tire aucun secours, puis- » qu'elle ne s'occupe que des rapports généraux. Les » fonctions d'un muscle sont-elles moins connues, quoi- » que ses filets artériels et veineux ne soient pas scru- » puleusement comptés? Ce mode de description est » évidemment étranger aux progrès de la médecine. » On pourrait croire qu'il avance ceux de la chirurgie : » mais examinez chaque opération, vous verrez l'in- » strument respecter les troncs, intéresser indifférem- » ment les rameaux ; vous verrez les principales saillies » des os guider la main qui réduit une fracture, mais » leurs légères surfaces, leurs inégalités ne lui fournir » aucune indication. Desault avait reconnu cette vérité ; » s'il eût continué l'enseignement, il aurait brisé lui-

» même l'édifice qu'il avait si péniblement élevé... ..

» Il faut semer sur un sujet aride quelques consi-
» dérations physiologiques qui en diminuent le dégoût.
» Sabatier, qui a bien senti cette vérité, a fondé en
» partie sur elle l'intérêt, d'ailleurs si justement mérité,
» de son ouvrage. Il faut de plus joindre à l'anatomie
» de l'adulte l'anatomie comparée des divers âges. Je
» l'ai fait pour tous les appareils ; c'est une partie pres-
» que nouvelle (1). »

Bichat aurait pu dire : C'est une partie toute nouvelle ;
et ce n'est pas un de ses moindres titres que l'institution
de l'anatomie comparée des sexes et des âges : c'était
le complément de la méthode comparative dans l'étude
anatomique et physiologique de toutes les espèces considérées successivement introduite par Aristote, Hunter
et surtout Vicq-d'Azyr.

Ces conseils de Bichat sont loin d'être suivis, et bien
moins encore ceux qu'il donne relativement à l'anatomie
générale. Savoir l'anatomie, c'est savoir l'anatomie
descriptive ; quant à l'anatomie générale, peu importe :
ou bien on entasse citation sur citation d'opinions sur
chaque tissu, rien en fait de connaissances réelles.
« Mais ces noms ne nous rappellent que l'historique de
» la science : rien de la science elle-même ne nous est
» retracé par eux (2). » Et pourtant la physiologie
générale est-elle possible sans la connaissance exacte
des éléments anatomiques, des tissus des systèmes ?
Et sans physiologie générale, quelle partie de la physiologie spéciale peut-on faire d'une manière approfondie ?

(1) Bichat, *Anatomie descriptive*, discours préliminaire.
(2) Bichat, *loc. cit.*

Après Meckel et Béclard, Gerber a le premier étudié systématiquement les éléments anatomiques et les tissus, mais sans établir de distinction nette entre l'un et l'autre. Puis Henle, dans son *Anatomie générale*, ne traite, à proprement parler, que des éléments anatomiques, en empiétant toutefois, à propos de chacun d'eux, sur l'histoire du tissu dont ils sont l'élément principal.

Les reproches précédents ne s'appliquent pas à M. de Blainville. Le premier, et avant les auteurs précédents, il a introduit l'étude systématique des éléments anatomiques, comme formant une des parties constituantes de l'anatomie. Mais à l'époque où il écrivait (1), les éléments anatomiques proprement dits commençaient à peine à être connus; aussi décrit-il comme tels les tissus, et donne-t-il le nom de *parenchyme* à ce qui doit constituer les tissus proprement dits. Par conséquent les divisions qu'il a établies sont justes au fond; il n'y a de fautif que le sujet qui leur était donné comme attribut. Nous verrons plus loin que nous sommes en outre redevables à M. de Blainville des plus grands progrès qu'on ait fait faire à l'anatomie générale depuis Bichat; savoir, la séparation des *produits* d'avec les *tissus qui les produisent*, comme formant un groupe distinct et parallèle; et d'autre part, l'étude, en anatomie générale, du sang, de la lymphe, des gaz, des liquides sécrétés, etc., au même titre qu'on étudie les parties solides ou tissus (2).

Ainsi, en résumé: 1° L'étude des *éléments anatomi-*

---

(1) De Blainville, *Cours de physiologie générale et comparée.* Paris, 1829.

(2) De Blainville, *loc. cit.*, t. I.

ques, auxquels on doit rattacher physiologiquement l'idée de *propriété élémentaire de la matière organique*.

2° L'étude des *tissus*, auxquels se lie l'idée de *texture*, ou arrangement réciproque des éléments ; qui entraîne avec elle l'idée plus complexe de la réunion ou combinaison des propriétés des éléments divers qui composent ces tissus.

3° L'étude des *systèmes*, qui entraînent l'idée de distribution générale des tissus dans l'économie ; distribution variable pour chaque tissu, et de plus dans chaque espèce, suivant la complication des fonctions de l'être envisagé.

4° L'étude des *organes*, entraînant l'idée de la disposition spéciale d'un ou plusieurs tissus sous telle ou telle forme, dans le but d'une action limitée et déterminée.

5° Enfin celle des *appareils*, auxquels on doit rattacher l'idée d'arrangement d'organes divers et des produits qui les accompagnent, les uns par rapport aux autres, dans le but de l'accomplissement d'une fonction déterminée.

Tel est l'ordre des conceptions anatomiques qu'il faut toujours avoir présent à l'esprit, pour se faire une idée nette et exacte de l'organisation et des fonctions de chaque être. Tels sont les cinq points de vue sous lesquels doivent être de toute nécessité envisagés successivement tous les végétaux et animaux, d'abord individuellement ou collectivement, suivant toutes les phases du développement, depuis leur naissance jusqu'à la mort, ce qui constitue la série embryogénique ; et ensuite collectivement depuis les êtres les plus simples jusqu'aux plus compliqués de la grande hiérarchie organique. Ce dernier et immense parallèle rationnel, institué entre tous les termes de la série organique, offrant une longue suite de cas variés et pourtant analogues, donne à la méthode comparative son plus admirable développement. L'un et l'autre de ces modes de comparaison, envisagés sagement, en dehors d'une précision à la fois trop minutieuse et puérile, se prêtent un mutuel appui, se complètent l'un et l'autre ; ils ne peuvent être suppléés par rien et ne peuvent être négligés sans que toute conception physiologique s'en ressente profondément.

§ IV. Les trois premières de ces cinq branches de l'anatomie constituent l'anatomie générale, savoir : 1° l'histoire des éléments anatomiques, 2° celle des tissus ou histologie, et 3° celle des systèmes. Voyons comment chacune de ces branches doit, de nos jours, être envisagée dans un traité d'anatomie générale. La première d'entre elles, la moins étudiée jusqu'à présent, doit surtout attirer notre attention.

Tout ce qui entre dans la constitution des corps organisés, tout ce qui concourt à les former et à les rendre aptes à remplir les fonctions que nous observons en eux, est du ressort de l'anatomie.

Or, que trouvons-nous dans le corps des êtres organisés, des animaux qui doivent nous occuper ici plus particulièrement ?

Ce sont, d'une part, des gaz, comme l'oxigène, l'azote, l'acide carbonique, etc., qui ordinairement sont à l'état de dissolution dans les liquides de l'économie.

D'autre part, ce sont des liquides de natures très diverses. Les uns, les plus nombreux, sont aqueux, c'est-à-dire séreux, muqueux ; les autres sont graisseux ou huileux. Les premiers sont formés par de l'eau qui tient des sels très nombreux en dissolution, principalement des sels à base terreuse alcaline, tels que des sulfates, chlorhydrates, lactates de soude, de potasse, de magnésie, etc.; quelquefois ce sont des sels acides, ou même des acides libres que cette eau tient en dissolution.

Outre les sels, d'autres substances bien plus complexes (quant au nombre des substances combinées pour les former), sont en même temps qu'eux dissoutes dans l'eau. Ce sont: l'albumine, la fibrine, la caséine, et d'autres corps de composition chimique très analogues ou même isomères, et n'en différant que par leurs propriétés, mais toujours très complexes; par suite, toutes sont très peu stables, cédant aux moindres forces qui tendent à les décomposer, telles qu'un corps qui s'empare d'un de leurs éléments ou qui se combine avec elle. L'expérience montre que la présence des sels dans l'eau facilite la dissolution de ces substances complexes, et que réciproquement leur présence dans les liquides de l'économie influe sur la quantité et les propriétés des sels qui peuvent être dissous.

Les liquides huileux ou graisseux sont peu abondants. Les huiles pures surtout sont rares et contiennent toujours un peu d'eau avec quelques sels dissous dans celle-ci: telle est l'huile qui suinte des orifices des glandes sébacées de l'homme dans quelques circonstances, et de quelques animaux; celle qu'on extrait des cellules du tissu adipeux, comme des cellules des végétaux à huile.

Presque toujours les matières grasses sont en dissolution dans l'eau, combinées soit à des sels, soit à des oxides alcalins, et forment des savons : telles sont les matières grasses phosphorées du sang. Ou bien, elles sont à l'état de gouttelettes liquides et tenues en suspension dans un sérum, comme dans le lait, le chyle, le cérumen, et beaucoup d'autres liquides animaux. Elles sont même quelquefois cristallisées, comme la cholestérine dans la bile et ailleurs.

Nous sommes amené ainsi à l'étude du troisième et dernier état des parties constituantes des corps organisés, ce sont les solides. Ils se présentent sous un grand nombre de formes.

La plus simple est celle des granulations moléculaires, sorte de poussière organique qui est en suspension dans tous les liquides de l'économie, sans exception, en quantité plus ou moins considérable. Ces granulations sont de natures diverses : les unes sont des corpuscules graisseux, d'autres fibrineux ou de nature azotée, mais mal déterminée ; enfin, quelquefois ce sont des poussières minérales, cristallisées ou non, comme certains carbonates, des urates, de l'acide urique, etc.

Les autres solides ont des formes particulières, dont les plus simples sont celles de globules ou de cellules plus ou moins régulièrement arrondis. Les uns sont librement en suspension dans les liquides de l'économie, dont ils sont des parties constituantes ; d'autres globules sont réunis ensemble, groupés en masses, et forment des tissus et non des liquides.

Les solides de formes moins simples sont des fibres, des tubes, des lamelles, des masses homogènes, dures ou molles, parsemées ou non de granulations moléculaires, ou de globules et cellules ou de fibres. Ces corps sont réunis en grande quantité, soit seulement entre eux, soit avec d'autres espèces différentes pour former les tissus.

Tous les solides dont nous venons de parler, ou à peu près tous, ont un volume tellement petit qu'ils sont invisibles à l'œil nu; tous exigent l'emploi du microscope pour être étudiés, et ce n'est que réunis en quantité innombrable qu'ils forment des masses que nous puissions voir.

Ce sont les tissus, ils ont des caractères particuliers que nous étudierons plus tard, ils dérivent de ceux des parties qui les constituent et les reproduisent sous certains points de vue; mais ils en possèdent d'autres qui leur sont propres. Et surtout ces masses de parties constituantes présentent une nouvelle complication, c'est leur arrangement réciproque, qui donne lieu à un ordre nouveau de considérations correspondant à cette complication; ce sont les considérations de texture. Il est inutile de répéter que de nouvelles considérations différentes des précédentes, se produisent à propos des systèmes, des organes et des appareils.

Chacune des parties constituantes solides dont il vient d'être question, fibre, cellule, etc., prise à part, a elle-même une constitution qui lui est propre. Ainsi, on peut par la chaleur en faire évaporer une certaine quantité d'eau et dès lors le volume se réduit considérablement, la partie solide se trouve être peu de chose en poids. Souvent en même temps on reconnaît que des gaz se trouvaient retenus par le solide, probablement dissous dans le liquide dont il est imbibé.

On peut par le lavage démontrer, en outre, que le liquide, dont chaque partie constituante d'un tissu était imbibée, n'était pas de l'eau pure, mais tenait en dissolution plusieurs sels, et quelquefois d'autres substances, ordinairement les mêmes qu'on trouve dans les humeurs. Quant à la partie solide, elle est formée de diverses substances, mêlées ou combinées, qui sont aussi, comme dans les liquides, soit de l'albumine, de la fibrine, ou des substances isomères.

En résumé, nous voyons que les parties constituantes des corps organisés, et des mammifères en particulier, peuvent être représentées d'une manière générale par le tableau suivant :

PARTIES CONSTITUANTES DES CORPS ORGANISÉS.

1. GAZEUSES. alternativement en dissolution dans les humeurs et à l'état gazeux ou continuellement gazeux.
- Oxigène.
- Azote.
- Hydrogène.
- Acide carbonique.
- Hydrogène, carboné. etc. sulfuré.

2. LIQUIDES

aqueux, formés d'eau, tenant en dissolution
- des sels et des savons.
- de l'albumine, caséine, fibrine, etc.
- de la créatine, de l'urée, etc.
- souvent d'autres substances spéciales à chacun d'eux.

formant les mucus, les sérums et autres liquides.

huileux sous forme de gouttelettes en suspension émulsive dans les liquides précédents. ou purs et libres sur des surfaces, ou purs et contenus dans des cellules particulières.

3. SOLIDES

à l'état de fines granulations ou poussières sans formes déterminées (en suspension dans les liquides précédents et concourant avec eux à former les humeurs) :
- inorganiques, cristallisées, ou non.
- organiques, graisseuses ou fibrineuses.

à l'état de globules ou cellules déterminées
- en suspension dans quelqu'un des liquides précédents et concourant avec eux et les granulations à former les humeurs.
- réunis en masses ou membranes et formant des tissus, soit seuls, soit mêlés aux solides qui suivent.

sous forme de
- fibres, de tubes, simples ou ramifiées,
- substances homogènes en masses, ou membranes granulées, fibroïdes, parsemées ou non de corpuscules, de cellules, etc.

formant tous des tissus, dont quelques uns limitent des cavités pleines de liquides, ou dont les interstices sont infiltrés de liquides (corps vitré, etc.).

Or, qui pourrait contester que l'étude d'une seule de ces parties constituantes ne soit du ressort de l'anatomie, aussi bien que les tissus qu'elles forment? Qui pourrait contester que les humeurs ne doivent être étudiées en anatomie aussi bien que les tissus? Est-ce que les uns et les autres ne font pas partie des corps vivants, et au même titre l'une que l'autre?

Si l'on voulait essayer de construire de toutes pièces un être organisé, avec les matériaux dont l'histoire se trouve faite dans nos traités, on arriverait à avoir un corps qui ne renfermerait que des solides, c'est-à-dire, du côté de l'agent, la moitié à peine des conditions nécessaires à la vie. Et si l'on se reporte à ce qui a été dit dans la deuxième partie de ce livre, relativement aux *milieux*, dont aucun traité, sauf celui de M. de Blainville, ne parle, il serait impossible de savoir où placer ce corps une fois constitué, pour le faire agir.

Il faut excepter cependant les traités récents d'anatomie générale qui contiennent l'histoire de la lymphe, du sang et celle du pus. Mais la salive, la bile, le suc pancréatique, le lait, les mucus et beaucoup d'autres liquides normaux et pathologiques, où trouveront-ils leur place? Sont-ils moins indispensables pour l'accomplissement des fonctions que la glande elle-même ou tout autre organe pour en voir faire l'histoire seulement dans les dictionnaires, quand toutefois on n'omet pas d'en parler, ou dans les traités de physiologie, à propos des fonctions de l'organe qui les sécrète? Est-ce que, au contraire, on n'a pas autant besoin de connaître ces liquides que les organes qui les fabriquent, pour arriver à connaître le mécanisme de leur formation?

L'étude des éléments anatomiques proprement dits,

tels que fibres, tubes, cellules, etc., est bien reconnue aujourd'hui pour faire partie de l'anatomie, quand toutefois elle n'est pas considérée comme une branche dont on peut à volonté se passer ou prendre connaissance.

Quant aux principes immédiats qui composent ces fibres, tubes, globules, cellules, et les humeurs, comme le sang, la lymphe, les produits sécrétés, etc., l'anatomiste ne doit-il pas les connaître, les étudier, aussi bien que ces corps eux-mêmes? L'albumine, la fibrine, la caséine, etc., ne sont-elles pas des parties constituantes de notre corps, entrant dans la composition des humeurs d'abord, puis aussi dans celle des fibres, cellules, etc., comme celles-ci entrent dans la composition de nos tissus. Ce sont des substances auxquelles notre corps est redevable de son état statique, comme à toute autre partie; elles doivent donc être étudiées aussi dans la partie statique de la biologie.

A leur tour, les sels, l'eau, les gaz, ne doivent-ils pas être étudiés au même titre, puisqu'ils jouent un rôle analogue dans l'organisation? Serait-ce parce qu'on les étudie en chimie que, jusqu'à présent, on ne trouve pas leur place dans nos traités? Mais de ce qu'une partie de leur histoire, la partie purement chimique, est faite en chimie, cela ne doit certainement pas empêcher de faire ici l'histoire du rôle qu'ils jouent dans l'organisation; comme en physiologie il faudra traiter de leur importance dans chaque fonction. La connaissance de leur histoire chimique est une introduction indispensable à leur histoire anatomique et physiologique; elle la rend plus facile et plus exacte, mais ne peut y suppléer.

Serait-ce parce que l'albumine, la fibrine, etc., sont étudiées en chimie, qu'elles ne sont pas étudiées en anatomie générale? Mais ce sont là des substances que les chimistes extraient des corps organisés, comme on extrait les minéraux de la masse terrestre, afin d'en connaître la nature par la notion de leurs éléments, que nous donne l'analyse chimique. Ils ne sont pas autre chose pour la fibrine, la caséine, qui certainement ne peuvent être regardées comme des composés définis, mais comme un mélange de composés cristallisables, qu'il reste encore aux chimistes à séparer les uns des autres, pour que ce qu'ils nous apprennent sur ces substances complexes soit pleinement utile aux anatomistes et aux physiologistes. Ainsi donc, sans avoir à faire l'analyse de ces substances, ce qui revient aux chimistes, c'est à nous de mettre à profit ce qu'ils nous enseignent pour étudier, sous le rapport de leur constitution, les humeurs et les tissus comme nous étudions les éléments anatomiques proprement dits.

C'est par là que doit commencer l'anatomie générale, c'est par là que la biologie se lie intimement à la chimie. Étudier les substances qui pénètrent dans les tissus animaux et végétaux par les liquides, les étudier faisant partie de ces tissus, et les suivre enfin sortant sous forme liquide, tel est l'ordre à suivre dans cette étude. Poursuivre ainsi les diverses modifications de ces substances, et les étudier sous leurs divers états, c'est là réellement la première partie de la statique des êtres organisés. Et comme c'est une étude basée, plus que toutes les autres études anatomiques, sur la chimie, les biologistes l'ont laissé fonder par les chimistes qui, envahissant, peut-être sans le savoir, sur la science des êtres vivants, n'ont pu faire autrement que de l'appeler statique chimique des êtres organisés.

On trouve, il est vrai, un rudiment de cette partie de l'anatomie en tête des traités récents d'anatomie générale. Mais il semble que c'est à regret qu'on en fait l'étude, tellement est mesquine la place qu'on leur accorde, surtout si l'on considère que c'est principalement leur histoire chimique, qui est reproduite plutôt qu'on ne fait leur histoire anatomique. En effet elle n'est reliée en rien aux autres parties de l'anatomie, et c'est dans l'introduction, comme un sujet étranger à la matière dont on s'occupe, qu'il en est question. Il semble vraiment que ces substances font partie d'une classe de corps à part dont l'étude appartient aux chimistes seuls, et que ce ne sont pas des parties constituantes des êtres organisés. Car il n'est question que d'un petit nombre d'entre elles, et les autres sont omises, de telle sorte qu'il est impossible de les rattacher l'une à l'autre, depuis celles qui sont introduites et destinées à pénétrer, pour rester un certain temps, jusqu'à celles qui sont excrétées, qui sortent pour être rejetées.

Mais, en outre, ces deux extrêmes étant connus, ne doit-on pas chercher à connaître, autant que possible, les combinaisons intermédiaires, celles qui restent un certain temps faisant partie des fibres, tubes, cellules, etc., substances qui établissent un passage entre celles qui entrent et celles qui sortent, et dont l'histoire se trouve liée plus intimement que celle des autres à l'histoire des éléments anatomiques. Par conséquent elle établit rationnellement la liaison de l'étude des principes immédiats à celle des éléments organiques proprement dits ; comme celle des principes qui entrent et de ceux excrétés qui sortent, lie l'anatomie à la chimie.

Sous le point de vue de la doctrine, c'est-à-dire au point de vue de l'omission d'une partie aussi importante de l'anatomie, quelques physiologistes ne méritent pas qu'on leur applique les remarques précédentes. Ce sont ceux qui, ne sachant pas au juste à quelle science se rattache l'histoire des *principes immédiats des tissus*, ont cru lever la difficulté en en faisant une science à part. Mais ce vice de méthode a jusqu'à présent empêché cette étude de prendre les développements qu'elle mérite, et il se manifeste par le vague dans lequel elle reste, et le peu de netteté de ses subdivisions et de ses limites.

Ce vice de méthode se manifeste en outre par les nombreux noms qui lui ont été donnés, suivant que leurs créateurs étendaient ou restreignaient le champ de cette science, en la faisant empiéter plus ou moins sur les autres. En effet, elle est appelée presque indifféremment *zoochimie*, *chimie physiologique*, *micro-chimie*, *chimie microscopique*, *chimie pathologique*, etc., suivant qu'on l'envisage seulement au point de vue normal ou au point de vue pathologique. Il existe même en Allemagne des recueils périodiques spéciaux sous ces divers titres.

Il est inutile d'insister plus longtemps pour montrer à quelle branche de l'anatomie et à quelles sections correspondantes de la physiologie se rattachent tous ces nombreux et incohérents travaux.

Quelques lignes doivent suffire pour montrer qu'en étudiant les *parties constituantes* des corps organisés à l'état normal, on est à chaque instant amené, sans transition brusque, à en étudier les altérations dues soit à une cause soit à l'autre. De là, on passe insensiblement à l'étude des parties constituantes, qui, n'existant pas à l'état normal, apparaissent, sont produites au milieu des autres, consécutivement à un changement de l'état ordinaire d'organisation. Ce sont les parties constituantes ou éléments *hétéromorphes*, c'est-à-dire ne se trouvant pas normalement dans les êtres organisés, mais pouvant s'y développer dans certaines conditions déterminées. On comprend facilement que dans des organisations aussi complexes que le sont les végétaux, et surtout les animaux supérieurs, ces conditions peuvent se multiplier à l'infini, et que par conséquent on ne saurait dire que la liste de ces productions morbides puisse jamais être close.

Il serait impossible de traiter l'état normal de chaque partie constituante d'une manière complète, si l'on ne traitait aussi l'état morbide : car il est indispensable de savoir dans quelles limites elles peuvent être lésées, pour arriver à connaître dans quelles limites leurs propriétés peuvent être altérées, avant de disparaître ou changer complétement. Aussi est-il impossible de ne pas faire l'anatomie pathologique quand on fait l'anatomie normale, l'anatomie générale surtout.

La connaissance des éléments d'une chose en déterminant la nature, il faut reconnaître que tout ce qui vient d'être dit pour les parties constituantes se reproduira aussi pour les tissus, systèmes, organes et appareils, qu'elles forment, avec des modifications très secondaires appropriées à leur complication, et ainsi des autres branches de l'anatomie. On retrouve ici, pour l'anatomie, ce que l'on voit pour la physiologie. De même

que l'on passe insensiblement de la disposition normale
à l'état pathologique, de manière à ne pas pouvoir étudier le second sans connaître le premier, de même aussi
on ne peut séparer brusquement l'état normal de l'état
maladif; et ce qui est normal ou habituel pour tel individu est trouvé morbide et anormal pour un autre. Et
cependant, à mesure qu'on s'éloigne de ces points de
contact, on arrive à trouver que l'état normal et l'état
morbide sont bien distincts et demandent chacun leur
description, liée toutefois par celle de l'état intermédiaire.

En résumé, on ne saurait contester que l'étude des
parties constituantes, gazeuses, liquides et solides,
des corps organisés, ne rentre dans le domaine de l'anatomie. On ne saurait non plus s'empêcher de les étudier
à l'état anormal, comme à l'état normal, car les transi-
tions de l'un à l'autre sont insensibles, mais surtout
parce que l'étude de l'un complète l'autre.

Nous devons reconnaître aussi que ces parties constituantes se séparent en deux groupes très naturels, liés
l'un à l'autre quoique différents en fait; ce sont:

1° Les principes immédiats;

2° Les éléments anatomiques proprement dits.

Les premiers sont des principes qui doivent faire partie, qui font partie ou au moins ont fait partie des
seconds. Les éléments anatomiques sont les véritables
agents des corps organisés; ce sont eux qui, réunis de
diverses façons, agissent en eux, qui jouissent des propriétés fondamentales que manifestent ces êtres.

Ces éléments sont tous des solides; les principes
immédiats ne sont solides que pendant le temps où ils
font partie des éléments proprement dits, et quelques

unes après qu'ils en sont sortis ; mais ceux qui doivent en faire partie sont toujours liquides.

Les éléments solides sont les agents, mais ils ne peuvent agir sans la présence continuelle des liquides au milieu d'eux. Aussi les uns et les autres sont également indispensables, nul n'a la prééminence ; l'un agit, l'autre maintient en état d'agir.

Non seulement l'étude des parties constituantes, gazeuses, liquides et solides, fait partie de l'anatomie, mais encore elle en est la base fondamentale ; car toutes les autres branches de cette science ne sont, à proprement parler, qu'une grande extension de celle-ci. En effet, dans les autres parties de l'économie on n'étudie pas des parties nouvelles, mais des arrangements nouveaux des corps étudiés par la première. Ce sont seulement de nouvelles dispositions de plus en plus compliquées des parties déjà connues, dont plusieurs, telles que les éléments anatomiques et quelques principes immédiats, sont complétement nouvelles, c'est-à-dire ne se trouvent nulle part dans le règne inorganique. Ainsi les parties constituantes des corps organisés étant connues, les tissus et les humeurs, comme le sang, le chyle, la salive, etc., ne sont qu'un arrangement particulier des principes immédiats et des éléments anatomiques ; les systèmes, qu'une disposition particulière des tissus ; les organes, un arrangement plus compliqué des parties de plusieurs systèmes dans un but déterminé, et les appareils un arrangement plus compliqué encore de beaucoup d'organes pour l'accomplissement d'une fonction.

Or, c'est précisément par la connaissance des éléments qui constituent une chose qu'on en détermine

la nature. Par conséquent, comment connaître à fond
un appareil si on ne connaît les organes qui le composent ; les organes, si l'on ne connaît l'ensemble du
système dont chacun d'eux est une partie; comment
connaître ce dernier si l'on n'a pas déterminé les propriétés, la texture et les éléments du tissu dont il est
composé? A plus forte raison comment arriver à ce but,
c'est-à-dire à déterminer la nature d'un tissu, si déjà
on ne connaît ses parties, tant éléments anatomiques
que principes immédiats, leur nature physique, chimique et de plus leurs propriétés nouvelles, dues à leur
complexité, propriétés ni physiques, ni chimiques,
mais appelées propriétés vitales.

Enfin, il ne faut pas oublier que si l'on voulait essayer de construire un être vivant avec tout ce qui se
trouve décrit dans les traités que nous avons entre nos
mains, on aurait un corps formé d'un amas de différents organes, muscles, nerfs, épiderme, etc.; mais il
ne contiendrait ni eau, ni sels, ni l'albumine des humeurs, etc., ni même la plupart des liquides, tels que
ceux qui remplissent habituellement les conduits glandulaires, les vésicules des organes sans conduits excréteurs, et d'autres encore. Pour combler cette lacune, il
faut par conséquent faire l'histoire anatomique de chacun des principes immédiats, tels qu'oxygène, hydrogène, acide carbonique, eau, sels, albumine, fibrine,
caséine, créatine, pepsine, etc. Chacun de ces principes
sera étudié à part et poursuivi dans toutes les humeurs,
tous les organes où il se trouve et envisagé aux points
de vue des états gazeux, liquides ou solides, où il se
trouve, au point de vue de ses proportions, suivant les
divers tissus ou humeurs, etc., comme on le fait ordi-

nairement pour les fibres de tissu cellulaire, de tissu élastique, musculaire, etc.

L'importance de cette histoire anatomique des principes immédiats ne saurait être mise en doute : c'est par elle que s'établit la transition entre la chimie et la biologie. Elle exige la connaissance des propriétés physiques de l'eau, des sels, de l'albumine, etc.; mais elle étudie ces corps sous un point de vue nouveau, le point de vue anatomique, que le chimiste ne prend pas en considération. Sans elle il est impossible d'arriver à une connaissance parfaite de la composition des humeurs de l'économie, ni même de beaucoup de tissus. C'est par conséquent le premier chapitre général de l'anatomie, dont les subdivisions, traitant de chaque principe séparément, seront très courtes pour quelques uns d'entre eux ; mais ne peuvent pas être négligées. C'est une partie préliminaire, en quelque sorte, de l'anatomie générale, qui par conséquent ne doit pas recevoir une extension trop grande, mais c'est un préliminaire absolument indispensable.

Pour arriver à traiter cette partie de l'anatomie d'une manière complète, tout en restreignant son étendue à de justes limites, M. Verdeil et moi avons entrepris d'en faire l'histoire séparée qui n'a jamais été ainsi envisagée. Aussi avons-nous été obligés de prendre successivement dans tous les travaux publiés en chimie sur les tissus, les humeurs, tout ce qui a été dit à propos de chaque gaz, de l'eau, de chaque sel, de l'albumine, fibrine, etc., afin de faire l'histoire de chacun d'eux en particulier, poursuivi dans toutes les parties du corps. Ce travail, ainsi fait, ramène à leur véritable point de vue un grand nombre de questions anatomi-

ques, dont le sens a souvent été détourné de la manière
la plus singulière, et surtout la plus inutile, par suite
du point de départ purement chimique de ceux qui les
ont abordées. Il montre quelle multitude de travaux
stériles a fait publier ce vicieux point de départ et que
d'efforts ont été ainsi perdus, dans des routes qu'on
pourrait parcourir indéfiniment sans arriver à rien d'u-
tile, si ce n'est accessoirement à des résultats étrangers
au but poursuivi. Aussi la partie bibliographique, de
discussion et historique de ce travail, très intéressante
en elle-même, serait-elle de beaucoup plus longue que
la partie scientifique proprement dite, c'est-à-dire renfermant ce qui doit rester de ces innombrables mémoires, si ordinairement elle ne nous conduisait à recommencer expérimentalement l'histoire de chacun de
ces principes immédiats. Le plus souvent, en effet, au
lieu de la trouver faite, on la trouve, en fin de compte,
à refaire plus ou moins complétement.

§ V. Il a été question précédemment des éléments organiques, et en particulier des principes immédiats qui,
après avoir fait partie des êtres organisés, sont rejetés
ou tendent à être rejetés.

Il y a là le germe d'une des subdivisions les plus importantes qu'on puisse établir dans l'histoire des parties
constituantes des corps vivants. Elle consiste à distinguer les parties constituantes des TISSUS proprement
dits, des PRODUITS de l'organisme; parties constituantes
envisagées aussi tant comme éléments anatomiques
proprement dits que comme principes immédiats; ainsi,
dans les parties constituantes et les tissus, les uns sont
produisants, les autres sont *produits*.

Cette distinction capitale est le plus profond des

perfectionnements qui aient été apportés à l'anatomie générale depuis Bichat. C'est à M. de Blainville que la science en est redevable. Établie par lui, à propos des tissus proprement dits, qui à cette époque étaient encore considérés comme étant les éléments anatomiques des corps organisés, elle s'applique aussi nettement aux uns qu'aux autres, à partir des principes immédiats (1). Ce perfectionnement est aussi remarquable en fait, comme application, que sous le point de vue logique. Nous lui verrons prendre une importance croissante et nécessiter des développements de plus en plus grands lorsque nous arriverons à l'étude des tissus et des humeurs. N'ayant ici à nous occuper encore que des principes immédiats et des éléments anatomiques dont sont constitués les tissus, les faits généraux qui suivent sont suffisants pour ce sujet. Ils s'appliquent aussi bien aux tissus qu'à leurs parties constituantes; mais l'inverse n'ayant pas lieu, il faudrait, pour les exposer plus longuement, empiéter sur l'histoire générale des tissus et des humeurs.

La vie, ainsi qu'on l'a vu, réduite à sa notion la plus simple et la plus générale, est essentiellement caractérisée par le double mouvement continu d'absorption et d'exhalation, dû à l'action réciproque de l'organisme et du milieu ambiant, et propre à maintenir entre certaines limites de variations, pendant un temps déterminé, l'intégrité de l'organisation. Par conséquent, envisagé à un instant quelconque de sa durée, tout corps vivant doit nécessairement présenter dans sa structure et dans sa composition deux ordres de prin-

(1) De Blainville, *Cours de physiologie générale et comparée.* Paris, 1829, in-8, t. I, p. 119, et t. III, p. 1 et suiv.

cipes très différents : les matières absorbées à l'état d'*assimilation*, les matières exhalées à l'état de *séparation*. Telle est en réalité la vraie source primordiale de la grande distinction anatomique entre les *éléments* et les *produits* organiques.

Les corps absorbés, quand ils ont été complétement assimilés, constituent seuls, en effet, les véritables matériaux de l'organisme proprement dit.

Les substances exhalées, les fluides surtout et beaucoup de solides, après leur entière séparation, sont devenus réellement étrangers à l'organisme, et beaucoup ne pourraient même y séjourner longtemps sans danger. Considérés à l'état solide, les vrais éléments anatomiques se trouvent toujours nécessairement en continuité de tissu avec l'ensemble de l'organisme, à l'état de mélange et d'intrication avec d'autres éléments. S'il s'agit de parties constituantes, principes immédiats et éléments anatomiques des humeurs destinées à être assimilées et non à être rejetées, en général circulantes et quelquefois stagnantes, elles siégent constamment dans la profondeur même des tissus en général, dont elles sont également inséparables.

Quant aux simples produits, au contraire, ils ne sont jamais que déposés, pour un temps plus ou moins limité, sur toutes les surfaces tant internes qu'externes avec lesquelles ils sont contigus et adhérents sans contracter aucune véritable continuité ; ou bien, ils sont liquides, semi-liquides, etc., et sont contenus dans des réservoirs communiquant à l'extérieur, annexés aux organes qui les sécrètent.

Sous le point de vue dynamique, les différences ne sont pas moins caractéristiques. Les éléments des tissus proprement dits présentent une bien plus grande activité du double mouvement vital, d'accroissement et de décroissement par intus susception, que ceux des éléments des produits qui en sont doués. En effet, la plupart des produits, avant même d'être finalement excrétés, sont déjà des substances presque mortes, insensibles, qui ne croissent que par addition lente, quelquefois même inorganique. Leurs altérations chimiques ultérieures, indépendantes de l'action vitale, sont nécessairement identiques avec celles que ces substances pourraient éprouver en dehors de l'organisme sous de semblables influences moléculaires.

En *résumé*, les parties constituantes sont celles qui composent les tissus eux-mêmes, tandis que les *produits* sont étrangers à ces tissus, bien qu'émanés d'eux et susceptibles d'être repris par l'absorption (1).

Parmi les produits, les uns sont, comme la sueur, l'urine, les fèces, etc., destinés à être plus ou moins immédiatement expulsés. Sans aucun usage dans l'économie organique, dès qu'ils sont formés, ils peuvent être considérés comme des corps étrangers dont le séjour trop prolongé peut même entraîner la mort. Plusieurs autres, tels que la salive, les sucs gastrique, biliaire, pancréatique, le sperme, l'ovule, les épithéliums, le cristallin, les dents, les poils, les ongles, etc., sont des produits de perfectionnement. Les premiers sont liquides et servent, soit à la conservation et à la propagation de l'espèce, comme le sperme et l'ovule, soit à la conservation de l'individu, comme la salive,

____

(1) Comte, *Cours de philosophie positive*, BIOLOGIE, t. III, p. 500. Paris, 1835, in-8 ; et De Blainville, *loc. cit.*, p. 119.

les sucs gastrique, pancréatique, etc. Ceux-ci sont
conservés, ils prennent part à la série d'actes qu'on désigne collectivement sous le nom de digestion. Ils exercent, comme les substances extérieures et en vertu de
leur composition chimique, une action indispensable
pour préparer chez les êtres un peu élevés, l'assimilation des matériaux organiques, et deviennent ainsi
susceptibles de rentrer réellement en partie dans
l'organisme.

La plupart des produits solides sont étroitement unis
à de vrais tissus dans la structure de certains appareils,
auxquels ils fournissent des moyens essentiels de
perfectionnements; tels sont les épithéliums, les poils,
le cristallin, les dents, etc.

On reconnaîtra facilement que ce perfectionnement
fondamental est nécessairement l'un des résultats
immédiats d'une application large et rationnelle de la
méthode comparative, au grand principe de philosophie
anatomique établi par Bichat. Lorsqu'on vient à suivre
chacun de ces produits dans l'ensemble de la hiérarchie
animale, on voit, de la manière la plus sensible, que
ces parties douées seulement d'une lente vie de nutrition, qui de plus chez l'homme et les animaux voisins
paraissent inséparables de l'appareil fondamental, ne
constituent réellement ailleurs que de simples moyens
de perfectionnement. On peut, comme pour les humeurs
et quelques solides des milieux de l'œil, de l'oreille, etc.,
constater que leur introduction graduelle s'opère toujours à des termes assignables de la série biologique
ascendante.

Mais c'est surtout en poussant l'étude des parties
constituantes des corps, au point de vue pathologique,

que l'étude des parties constituantes des produits
devient importante, afin de distinguer la production
nouvelle d'éléments semblables à ceux existant déjà
dans la production d'éléments qui en diffèrent. Les
premières de ces productions ont reçu de M. Lebert (1) le nom d'*homœomorphes*, et les secondes celles
d'*hétéromorphes*.

Parmi les productions homœomorphes, les unes sont
une formation exagérée d'éléments des tissus proprement dits, et dont on peut par divers moyens quelquefois enrayer la formation ou amener la dissolution.
Les autres sont dues à une formation exagérée des éléments des produits proprement dits, et à cause de leur
lente vitalité, de leur nutrition très obscure, déterminent
un autre ordre de phénomènes que les premiers, altèrent l'exercice des fonctions d'une autre manière. Tels
sont, dans le premier cas, les hypertrophies de toutes
sortes, musculaires, cellulaires, glanduleuses, etc., et
dans le second, les productions épidermiques, cornées et
d'autres encore. Cette division ne s'applique pas seulement aux solides, mais encore, d'une part, aux humeurs
assimilables, et de l'autre aux liquides sécrétés dont la
production, exagérée ou diminuée, entraîne à sa suite
des ordres différents de symptômes. Ils peuvent être altérés par diminution, augmentation, ou modifications
diverses éprouvées par leurs parties constituantes, soit
principes immédiats, soit éléments anatomiques proprement dits.

Enfin l'étude des éléments hétéromorphes, c'est-à-
dire des produits réellement nouveaux, sans analogues

____

(1) *Physiologie pathologique*, Paris, 1845, t. II, p. 2.

dans l'économie, doit achever de faire sentir le besoin profond d'une exacte connaissance de toutes les classes de produits. Ce n'est qu'ainsi qu'on parviendra à reconnaître si tels et tels symptômes sont dus à des changements subis par un tissu ou un organe, ou résultent du dépôt de produits nouveaux dans leur épaisseur. Bien souvent ces éléments hétéromorphes déposés entre ceux des tissus, ont fait croire à une transformation de ces derniers, tandis qu'il est facile de retrouver les éléments normaux ou hétéromorphes, dans ce mélange ; du moins tant que le nouveau produit n'a pas donné lieu à son atrophie (1). Non seulement la production d'éléments hétéromorphes, véritables corps étrangers, peut donner lieu à différents ordres de symptômes, suivant l'organe et le tissu où ils se déposent ; mais des principes immédiats hétéromorphes peuvent se former ou être introduits dans les humeurs. De là divers ordres de symptômes généraux ou locaux, suivant que ces produits nouveaux seront déposés dans les humeurs circulantes assimilables, ou dans les produits liquides recrémentitiels, comme la salive, le suc gastrique, etc., ou enfin dans les liquides destinés à être excrétés.

En *résumé*, nous voyons qu'il y a à établir, dans l'étude des parties constituantes des êtres organisés, une division qui consiste à étudier à part celles des tissus proprement dits, et celles des parties produites par ces tissus mêmes ; division qu'on peut représenter par le tableau suivant :

(1) De Blainville, *Physiologie comparée*, 1829, t. I, p. 121.

<table>
<tr><th rowspan="2">PARTIES CONSTITUANTES</th><th colspan="2">DES TISSUS.</th><th>NORMAUX.</th><th>a. PATHOLOGIQUES HOMŒO-MORPHES.</th></tr>
<tr></tr>
<tr><td rowspan="4" valign="top">DES PRODUITS.

A. De perfectionnement.</td><td>1. Gazeux.</td><td>Oxigène.
Gaz de la vessie na-tatoire des pois-sons,
etc.</td><td></td></tr>
<tr><td>2 Liquides ou récré-mentitiels.</td><td>Salive,
Bile,
Suc gastrique,
Suc pancréatique,
Liquides intesti-naux, etc.
Synovie.</td><td>Calculs biliaires.
Sérosités de la pleurésie, de la péricardite, de la péritonite, etc.</td></tr>
<tr><td>3. Semi-liquides.</td><td>Sperme,
Ovule,
Matières sébacées,
etc.</td><td>Matière des tannes, etc.</td></tr>
<tr><td>4 Solides.</td><td>Épithéliums, ongles, cornes, cheveux, poils, cristallin, dents, etc.</td><td>Tumeurs épithéliales, etc.</td></tr>
<tr><td rowspan="3" valign="top">B. Excrémentitiels.</td><td>1. Gazeux.</td><td>Ac. carbonique,
Hydr. sulfuré,
— carboné,
etc.</td><td>Gaz des tympanites, etc.</td></tr>
<tr><td>2. Liquides.</td><td>Urine,
etc.</td><td>Calculs urinaires.</td></tr>
<tr><td>3. Solides.</td><td>Matières fécales,
etc.</td><td>— intestinaux.</td></tr>
</table>

b. PATHOLOGIQUES HÉTÉRO-MORPHES.

Liquides	Pus, etc.
Solides.	Cancer, Tubercule, Substances par-ticulières.

Ces subdivisions établies pour les parties constituantes
en général des produits, s'appliquent aussi bien à leurs
principes immédiats qu'à leurs éléments anatomiques
proprement dits.

Quoique dans quelques cas, relatifs surtout aux principes immédiats, il soit difficile d'établir une distinction

tranchée entre les produits et les substances et tissus d'où elles dérivent, cette distinction n'en doit pas moins être regardée comme acquise au domaine de la philosophie anatomique. Elle constitue le complément nécessaire et l'épuration indispensable de l'idée mère de Bichat, sur la séparation des éléments anatomiques les uns des autres, et sans cela elle ne saurait avoir un caractère vraiment rationnel.

L'étude des produits, loin de devoir être négligée, comme elle l'est encore par les anatomistes, a évidemment une extrême importance pour la physiologie. Les principaux phénomènes de cette science seraient radicalement inintelligibles, si on ne prenait profondément en considération la constitution exacte des divers produits et les modifications qu'ils comportent, comparée à la constitution exacte, et les modifications correspondantes des tissus qui les produisent. Il serait impossible sans cela de se former une idée nette du grand phénomène de l'exhalation, qui constitue l'un des deux éléments généraux caractérisant l'état vital, si l'on ne compare point convenablement, avec la nature de l'organisme exhalant, celle du produit exhalé. Tout produit devant séjourner pendant un temps plus ou moins long, il exerce nécessairement comme corps étranger, une action souvent très prononcée dont l'analyse est indispensable. Cette nécessité est spécialement évidente à l'égard des produits qui doivent, plus ou moins modifiés, rentrer dans l'organisme, et de ceux qui doivent rester adhérents, incorporés pour ainsi dire aux éléments des tissus proprement dits.

Enfin au point de vue pathologique, soit qu'on les envisage d'abord comme résultats d'une lésion d'un

tissu, puis ensuite comme modificateurs, leur considération fournit les indices les plus certains et les plus
précis des principales altérations organiques, et présente en même temps la véritable origine de plusieurs
d'entre elles.

Ainsi cette séparation rationnelle des produits, en
éloignant sans retour de faux rapprochements, tend à
fixer d'une manière directe l'attention spéciale des biologistes sur la participation réelle d'une part des produits, et de l'autre des tissus dont ils dérivent, à
l'ensemble des phénomènes vitaux, normaux ou pathologiques. Quoique indispensable, l'étude des produits
n'est pourtant que secondaire, car on pourrait en quelque sorte les supposer retirés de l'économie, sans que
l'organisation fût détruite.

Il est remarquable de voir que, malgré l'importance
de la division précédente, ce principe général, propre à
rectifier tant de fausses interprétations, et à éviter tant
de confusions entre les véritables parties constituantes
et leurs produits, ait été méconnu depuis même qu'il a
été établi.

Que Bichat ait confondu les dents parmi les os, et
qu'il les ait érigées en tissus, à la suite de la peau, de
l'épiderme, des poils, etc., c'est là une erreur naturelle
et même inévitable à cette époque. Mais ce qu'on ne
comprend pas, c'est de voir les auteurs les plus récents
continuer à suivre la même marche, ou même avec
Henle commencer l'étude des tissus par celle des épithéliums, poils, ongles et cristallin, pour traiter des
dents à la suite du tissu osseux. La confusion des tissus
produisants avec les produits s'opposait directement à
toute définition nette et générale des tissus, qui pouvait

dès lors devenir entièrement vague et indéterminée ; et pourtant nul anatomiste n'a pris en considération la rectification d'une importance capitale de l'erreur inévitable de Bichat.

On ne saurait pourtant méconnaître que, sous ce rapport, les arguments d'anatomie pratique et philosophique, invoqués par M. de Blainville, ne laissent pas la moindre lacune à remplir. Il est difficile de comprendre comment on a pu ne pas reconnaître qu'en imitant la marche qu'il a suivie (1) on serait conduit à d'importants résultats physiologiques et pathologiques, en employant les moyens d'exploration qu'il ne pouvait mettre en usage à cette époque.

Déjà Mayer (2) avait réuni en un seul genre de systèmes, le cristallin, les épithéliums, les systèmes corné, pileux, onguéal et dentaire, dont il faisait le premier genre des huit qu'il avait établis, et il avait assez nettement établi les caractères qui distinguent ces tissus des autres, pour que les anatomistes dussent reconnaître l'utilité de cette séparation. Mais la place et l'importance qu'il donne à ce premier genre de systèmes, jointes à ce qu'il a négligé de prendre en considération les produits liquides, et de faire ressortir la généralité de ce groupe des parties organiques, telles sont probablement les causes qui ont fait méconnaître le progrès dont il ouvrait la marche. Il serait, en effet, difficile de ne pas admettre avec M. de Blainville (qui s'est fondé sur des arguments bien plus puissants et plus

----

(1) De Blainville, *loc. cit.*, t. III, p. 1 et suiv.

(2) C. Mayer, *Ueber Histologie und eine neue Eintheilung der Gewebe der Menschlichen Koerpers.* Bonn, 1819

généraux que ne l'a fait Mayer) que cette division des parties organiques doit être considérée comme parallèle à celle des tissus proprement dits, quoique d'une importance naturellement inférieure.

§ VI. Après la première section de l'anatomie générale traitant des principes immédiats et des éléments anatomiques normaux et pathologiques, vient la seconde branche, qui comprend l'histoire des parties complexes qu'ils forment en se réunissant.

Ce sont en premier lieu des parties liquides, *les humeurs*, telles que sang, lymphe, synovie, bile, mucus, etc., formées d'eau, tenant des gaz et des sels en dissolution et des éléments anatomiques en suspension, tels que des globules spéciaux (globules du sang) ou des cellules d'autres tissus (celles d'épithélium pour les mucus).

Vient ensuite l'histoire des parties complexes solides, ou *tissus* formés par l'intrication ou l'accolement d'une ou de plusieurs espèces de fibres ou cellules. Le mot *tissu* doit, en anatomie, conserver la même signification qu'il a dans les arts. Car, de même qu'on peut, à l'aide d'une seule espèce de filaments, composer divers tissus, nous trouvons des tissus très différents, composés des mêmes éléments anatomiques. Les tissus tendineux, aponévrotiques, ligamenteux, ont, en effet, pour éléments organiques des fibres de tissu cellulaire presque exclusivemen et des vaisseaux. Mais ces fibres y présentent un arrangement réciproque, une texture, en un mot, qui diffère de la texture du tissu cellulaire, lequel renferme les mêmes éléments; plus quelques fibres dartoïques en quelques points. La trame du tissu du derme, du chorion, des muqueuses et du tissu séreux

est formée aussi de fibres cellulaires et dartoïques,
avec des vaisseaux et comme accessoires des nerfs et
des glandes dans les premiers de ces tissus; et pourtant
les uns et les autres présentent une texture différente.
De ces différences de texture résultent aussi des propriétés différentes, soit comme caractères extérieurs,
soit au point de vue des fonctions ou caractères dynamiques.

Outre les tissus proprement dits, tels que les précédents et les musculaires, nerveux, osseux, etc., il en
existe d'autres qui ont reçu le nom de *parenchymes*
(Παρεγχυμα, *effusion*). Ce mot, créé par Érasistrate, pour
désigner les organes sécréteurs, ou quelques autres
analogues, pour désigner en un mot les tissus de l'é-
conomie produisant les liquides qui sortent du corps,
a été détourné de son acception propre pour recevoir
les acceptions les plus diverses et les plus fausses. Ce
mot doit désormais être pris dans le sens que lui don-
nait Érasistrate. Il désignera un certain nombre de
tissus destinés, en effet, à sécréter, qui ont cela de
remarquable qu'il n'entre dans aucun d'eux un élément anatomique spécial, comme dans tous les autres
tissus, sauf quelquefois une membrane homogène tubuleuse ayant les mêmes caractères physiques partout
où elle se présente.

Il résulte de là, pour ce groupe de tissus, un ensemble
de propriétés physiques générales très caractéristiques,
qui justifient une dénomination particulière destinée à
les désigner, et l'institution d'une sous-division dans
le chapitre des tissus destiné à les renfermer tous. Ils
renferment, en effet, un peu de tous les autres éléments
organiques à peu de choses près, dans un état de tex-

ture spécial, mais qui varie avec chaque organe parenchymateux selon ses fonctions. De telle sorte que la différence caractéristique qui sépare les organes parenchymateux porte sur la forme des extrémités terminales de la membrane homogène tubuleuse à laquelle s'ajoutent les autres éléments.

Il va sans dire que l'étude des tissus, comme celle des éléments anatomiques, doit toujours être faite aux points de vue normal et morbide, en se proposant pour but la physiologie et la pathologie, afin d'arriver aux applications à l'art médical, lesquelles seront à chaque instant indiquées ou même développées suivant les besoins.

La division établie plus haut, entre les parties constituantes proprement dites et les produits, trouve aussi son application naturelle dans l'étude des *tissus produisants et des tissus produits*; c'est même à propos de l'étude des tissus proprement dits que M. de Blainville a établi cette importante division.

§ VII. Entre l'idée de *tissu* (déjà bien différente de celle d'*éléments anatomiques* qui est essentiellement simple) et celle d'*organe*, vient s'intercaler l'idée d'un ensemble plus complexe encore, celle des *systèmes*, dans l'étude desquels on ne tient pas encore compte de la forme spéciale des organes. L'étude des systèmes consiste à envisager chaque tissu dans son ensemble, sa distribution générale dans l'économie suivant les propriétés dont il est doué; ou si l'on veut, en prenant l'anatomie en sens inverse comme l'a fait nécessairement Bichat, un système organique est l'ensemble des parties formées d'un même tissu.

Chaque système de tissu concourt à la formation de

plusieurs appareils ; tels sont les systèmes osseux, musculaire, nerveux, séreux, etc., formés dans toute leur étendue du même tissu fondamental, de la texture duquel on peut se faire une idée en l'étudiant sur un point quelconque du système. Pourtant chacun de ces systèmes concourt à la formation de plusieurs appareils, ceux de la locomotion, de la mastication, de la respiration, etc. En un mot, étudier par exemple le système osseux dans son ensemble, est bien différent d'étudier le tissu osseux, etc., surtout si, dans cette étude des systèmes et des tissus, on tient compte de l'ensemble de la série organique.

Il y a également des systèmes distincts de tissus et des systèmes de produits ; tels sont les systèmes dentaire, pileux, épidermique, etc.

§ VIII. On reconnaîtra facilement, d'après ce qui précède, ce qui compose l'anatomie générale, ses rapports avec les autres branches de l'anatomie surtout, et on sent quels doivent être les moyens d'exploration à mettre en usage dans l'étude de cette science. J'ai été amené naturellement à indiquer ces différents moyens d'exploration, ce que renferment les livres et les idées qui règnent dans les écoles à cet égard. Il s'est trouvé que, par suite des progrès de la physique, de l'anatomie et de la physiologie, aucun des manuels ou traités du microscope, existant actuellement, ne peut être considéré comme pouvant servir de guide en anatomie générale. Cela tient à plusieurs causes ; tantôt, en effet, ils renferment l'énumération successive de tous les microscopes successivement inventés et successivement devenus inutiles, et sont incomplets au point de vue de l'exposé de la théorie du microscope. Tantôt ils ne renferment, au point de vue du manuel opératoire, que des détails minutieux que chacun invente et modifie à sa manière, et ne donnent rien ou presque rien sur les grossissements qu'on doit employer. Rien sur un certain nombre de conditions générales qui dominent toutes les autres et sont plus importantes à connaître que ces détails opératoires, si minutieux qu'il est plus court de faire quelques *écoles* pour les apprendre que d'en lire la description.

Un grand nombre d'erreurs introduites par la routine, par la paresse, par des intérêts d'opticien, etc., méritaient aussi d'être relevées avec soin, quoique déjà elles ne soient plus admises par ceux qui se sont réellement servis du microscope d'une manière sérieuse.

J'ai par là été entraîné à faire de ce qui n'aurait dû être qu'une introduction à l'anatomie générale, un traité du microscope et un autre des injections.

Ceux qui auront mis en pratique l'un et l'autre de ces moyens d'exploration anatomique reconnaîtront bien vite que j'ai indiqué à peu près tout, sinon tout ce qu'il est utile d'apprendre dans les livres à cet égard, et que je n'ai omis que ce qui ne peut s'apprendre que par des *écoles*. Il faut en effet être bien prévenu qu'on ne peut jamais trouver dans les livres le moyen de lever toutes les difficultés qui se présentent, parce qu'elles varient à chaque instant suivant mille circonstances ; qu'il faut nécessairement quelquefois employer son temps à faire des choses qui ne servent à rien immédiatement, et faire des essais qui ne réussissent pas de prime abord. J'ai évité d'indiquer comme règle à suivre ces moyens d'expérimentation qui ne peuvent être soumis à aucune méthode et sont modifiés à l'infini suivant la sagacité de chaque observateur, qualité à laquelle les livres ne suppléent en aucune circonstance dans les arts.

Si ensuite on prend en suffisante considération que dans un pareil sujet on est à chaque instant porté à se faire de chaque élément anatomique, de chaque tissu normal ou pathologique, de chaque chose qu'on étudie au microscope, un petit monde isolé de tout, de manière à se perdre dans une foule de détails inutiles ou mal interprétés, on sentira la nécessité de la seconde partie de ce livre. Il était, en effet, important de donner une idée de la situation hiérarchique de la biologie par rapport aux autres sciences ; de l'anatomie par rapport aux différentes branches de la biologie, et de l'anatomie générale par rapport aux autres subdivisions de l'anatomie. Sans être fixé d'abord sur ces idées générales, sur celles de vie, d'animal, de végétal, d'état normal et morbide, il serait impossible de savoir dans quel sens il faut diriger les recherches d'anato ie générale, pour les rendre aussi utiles que possible à la physiologie, à la pathologie, et surtout à l'art médical : but pratique vers lequel, en définitive, toutes ces recherches doivent tendre et qu'il ne faut jamais cesser d'avoir en vue, pourvu qu'on reconnaisse la nécessité de passer de l'anatomie à la physiologie, de celle-ci à la pathologie, pour ariver à l'art médical.

Ainsi la seconde partie de ce livre, comme la première, n'est qu'un préliminaire à l'anatomie générale et aux autres branches de la biologie ; mais un préliminaire indispensable, sans lequel elle ne pouvait être faite que d'une manière irrationnelle. C'est pour l'auteur un temps perdu sur un sujet étranger à celui choisi pour but, temps qu'on voudrait pouvoir s'éviter de perdre, mais qu'il est indispensable de sacrifier. En dehors du point de vue médical, cette anatomie générale de l'homme et des êtres voisins ne doit elle-même être considérée que comme un préliminaire indispensable à une anatomie de tous ies animaux, traitant des cinq branches de cette science indiquées plus haut. Cette anatomie ne pourrait être faite rationnellement si d'abord on n'avait préalablement fait pour les animaux les plus compliqués, les trois premières parties de l'anatomie, d'une manière aussi complète que déjà sont à peu près faites les deux dernières.

§ IX. Dans la première partie, de beaucoup la plus longue, la première section traite des injections. J'ai, autant que possible, remplacé par des figures et leur explication la description des instruments. Un coup d'œil jeté sur la table suffira pour faire comprendre quels sont les différents points de vue sous lesquels a été envisagée cette partie de l'art anatomique. Tout ce qui est traité dans cette section et les suivantes peut s'appliquer aussi bien à l'anatomie descriptive qu'à l'anatomie générale.

Dans la deuxième section, le premier chapitre traite des loupes ou microscopes simples, de la théorie de la loupe, de l'influence de la myopie et de la presbytie sur la grandeur des objets étudiés à son aide. Le second chapitre traite des microscopes à dissection, simples ou composés. Parmi ces derniers, je décris, comme le plus *pratique*, le microscope à prismes redresseurs de M. Nachet. Ici comme ailleurs, j'ai presque toujours évité de décrire les instruments ou les procédés que l'expérience a montré être inutiles ou tellement compliqués, qu'il est impossible de les mettre en usage ; je me suis contenté de les indiquer. Il est inutile de perdre son temps à lire des descriptions qui ne peuvent servir à rien.

Le troisième chapitre traite du microscope composé à dissection. Ce chapitre est très étendu. J'ai insisté à dessein sur le but et les limites de l'emploi du microscope, sur ce qu'il nous apprend, sur les erreurs qui règnent ou ont régné à cet égard. Au lieu de décrire successivement tous les microscopes qui ont été inventés, je n'ai décrit que ceux qui sont habituellement employés le plus généralement, c'est-à-dire les moins chers, les plus simples, et par suite de beaucoup les plus usuels, les plus commodes pour toutes les circonstances qui peuvent se présenter à un observateur.

On reconnaîtra sans peine, en voyant les planches qui accompagnent ces descriptions, que M. Lackerbauer, celui de tous nos dessinateurs qui comprend le mieux l'anatomie descriptive et générale, normale ou pathologique, qui la rend avec le plus de vérité dans ses plus minutieux détails, a su par le trait seulement rendre faciles à comprendre la partie mécanique et la théorie des microscopes.

A propos de la théorie du microscope, j'ai montré : 1º Que, contrairement à ce qu'indiquent les traités de physique ou du microscope, ce n'est pas à la distance de la vision distincte que l'image des objets est reportée, AVEC LES DIMENSIONS QU'ON LUI VOIT DANS LE MICROSCOPE OU LA LOUPE, *mais à une distance toujours moindre*, variable avec le pouvoir amplifiant; d'autant plus grande que le grossissement est plus considérable et *vice-versâ*. 2º Ce point de départ vicieux était cause que, par les procédés indiqués pour prendre le pouvoir amplifiant du microscope, le chiffre obtenu était de cinquante à huit cents fois plus fort, selon les objectifs, les oculaires ou les procédés employés. 3° En employant un micromètre oculaire dont le verre supérieur grossit exactement dix fois, j'ai été amené à indiquer un moyen très simple d'avoir le grossissement réel en diamètre des microscopes (objectif et oculaire réunis, car ni l'un ni l'autre ne peuvent être employés isolément). 4° Le chiffre du grossissement et l'oculaire-micromètre, employé pour l'obtenir, servent à mesurer le diamètre des objets avec chaque objectif employé.

Différents articles sont destinés à faire connaître les instruments accessoires, l'avantage des grossissements forts ou faibles, des réactifs chimiques; les conditions optiques et surtout les conditions anatomiques qu'il est nécessaire de remplir pour employer utilement le microscope, etc. Cette partie est terminée par un chapitre sur l'emploi des moyens physiques et chimiques proprement dits en anatomie.

§ X. La deuxième partie, également divisée en deux sections, est beaucoup plus abstraite, et par suite souvent plus difficile à comprendre que la première. Elle en diffère essentiellement, mais elle est au moins aussi importante qu'elle, elle renferme l'énoncé des lois que suivent la Biologie et toutes les autres sciences dans leur évolution, puis la classification de ces sciences. Il est utile de connaître la nature de cette évolution, pour se rendre exactement compte des changements qui surviennent incessamment dans les sciences, et que l'on chercherait en vain à empêcher, car ce serait vouloir en arrêter le progrès nécessairement continu et indéfini.

Vient ensuite l'exposé des considérations sur lesquelles repose cette classification et de ses propriétés. Sans parler du mode d'exposition, qui exigerait une autre plume que la mienne, cette partie qui, par suite de la nature de l'éducation médicale que nous recevons, paraîtra sans aucun doute beaucoup trop longue, aurait cependant nécessité quelques détails de plus sur les trois points suivants :

1° Sur la nécessité, de la part des physiologistes, de se prémunir contre la facilité avec laquelle on perd encore son temps à la recherche de la *nature intime*, de l'essence des choses et des phénomènes, questions à jamais insolubles.

2° De se prémunir contre la facilité avec laquelle on admet encore un fluide nerveux, au moyen duquel on se figure expliquer la nature de cet ordre de phénomènes, lorsque rien n'a encore pu démontrer l'existence d'un fluide plutôt que de toute autre chose qu'on voudrait bien imaginer. Il faut, à cet égard, éviter de se perdre en efforts inutiles, quant au but qu'on se propose, à l'exemple des physiciens qui cherchent à montrer que les phénomènes d'électricité, de lumière et de chaleur ont pour cause un seul et même fluide, parce qu'ils ont reconnu que les uns et les autres de ces ordres de phénomènes se passent d'après les mêmes lois générales, déjà découvertes par Fourrier pour les phénomènes thermologiques. Or, jusqu'à présent rien ne démontre l'existence de l'un quelconque de ces fluides ; ils sont même invisibles, intangibles, impondérables, etc., c'est-à-dire qu'on leur suppose précisément toutes les qualités nécessaires pour qu'on ne puisse jamais s'assurer de leur réalité.

3° Enfin un fait important à signaler, c'est la nécessité de distinguer, dans chaque question , ce qui est de ce qui a été dit par tel ou tel, en un mot , la science de l'histoire de la science. On peut très bien savoir tout ce qui a été écrit sur telle ou telle fonction, sans savoir en réalité comment elle s'exécute ; on peut très bien savoir aussi comment agit tel appareil , sans savoir ce qu'ont pensé les physiologistes à cet égard. Comme au fond il s'agit avant tout de savoir comment les choses se passent, afin de chercher à les ramener à l'état normal quand elles se dérangent , ou de les modifier à notre avantage dans tel ou tel sens, la science est plus importante que l'érudition. Néanmoins , on ne saurait méconnaître l'importance d'une notion méthodique de la filiation des faits comme complément de toute étude : l'importance de savoir par quels moyens , intellectuels surtout , les hommes sont arrivés graduellement à telle notion, anatomique ou autre, et quelles sont les phases diverses de cette évolution des connaissances humaines.

Mais un tel jugement ne peut être porté qu'autant que déjà on sait comment a lieu telle ou telle fonction (autant que le permet la science actuelle) ; sans cela il est impossible de juger exactement la valeur, l'influence des travaux qui se sont succédé sur ce sujet. Autrement on fait de l'érudition et non de l'histoire, et non de la science pouvant conduire à la prévoyance. L'historique d'un sujet traité doit donc suivre et non précéder l'exposé. On pourra juger de l'importance de l'histoire ainsi faite, en lisant dans le remarquable mémoire de M. Sappey sur les cavités aériennes et les organes respiratoires des oiseaux, l'historique dont il l'a fait suivre,

qui est un modèle en ce genre (1). L'importance de la
filiation des faits est de nos jours tellement méconnue,
faute d'avoir présent à l'esprit ce qui précède, que, dans
beaucoup d'ouvrages, l'année des publications n'est
pas indiquée à la suite du titre de la grande majorité
des mémoires cités ; en revanche on a soin d'indiquer
la page et même la ligne. Et cependant on ne peut nier
qu'au fond ce qu'il importe de savoir, c'est l'époque
de la découverte bien plus que le nom de celui qui en
est l'auteur, bien plus que le titre du recueil dans lequel elle est insérée.

Dans la deuxième section sont établies les divisions
de la biologie, puis la distinction entre les corps bruts
et les corps organisés, les moyens fondamentaux d'investigation dans l'étude de ceux-ci, etc. Parmi les
divisions de la biologie, il est important de signaler
l'étude des milieux complexes dans lesquels nous vi-
vons, étude ébauchée par Lamarck et Geoffroy Saint-
Hilaire, fondée méthodiquement par M. de Blainville,
et dont W. Edwards a développé plusieurs parties.
C'est sur elle qu'est fondé l'art de l'hygiène, et néanmoins nulle part on ne la trouve étudiée, ni rationnellement envisagée dans toutes ses parties importantes.

Dans le dernier chapitre se trouvent exposées les
divisions de l'anatomie ; et enfin, la distinction anatomique et physiologique entre les végétaux et les animaux. A cet égard, il faut remarquer que chez les êtres
les plus simples des deux règnes, il n'y a pas tendance
à la confusion de l'un avec l'autre ; à une transition sans
limites reconnaissable de l'un à l'autre ; il n'y a de

(1) *Recherches sur l'appareil respiratoire des oiseaux.* Paris,
1847, in-4, avec 4 planches.

commun que la simplification des uns et des autres de ces êtres, mais leur distinction est toujours possible.

Ainsi,

1° Les animaux parfaits les plus simples réduits, pour ainsi dire, à une cellule ou élément anatomique primitif, vivant librement, et les embryons ciliés des dernières classes, sont formés d'une masse tout azotée, plus ou moins homogène, contractile, se résolvant facilement en sarcode.

2° Chez les végétaux les plus simples, réduits aussi à une cellule ou les embryons ciliés mobiles des algues, sans parler souvent de la couleur, il y a toujours distinction nette possible entre la paroi de cellule et son contenu. L'iode montre que la paroi est de cellulose, non contractile, et le contenu de nature azotée, ne formant pas de globules sarcodiques proprement dits quand il s'épanche.

3° Quant aux spermatozoïdes des algues ou des animaux qu'on pourrait prendre pour des animaux ou des embryons, l'on verra qu'ils ne se reproduisent ni ne se développent. De plus, après leur mort, ils ne se résolvent pas en sarcode, et, au lieu de diffluer rapidement comme les êtres parfaits, ils résistent énergiquement et longtemps à beaucoup d'agents. Les spermatozoïdes végétaux et animaux sont de nature azotée, mais leur couleur, le nombre et la disposition de leurs cils ou queues, la nature de leurs mouvements, peuvent le plus souvent les faire distinguer entre eux.

Ainsi, il y a simplification des appareils chez les végétaux infusoires, comme chez les animaux microscopiques, et en même temps simplification des fonctions. Ils se réduisent les uns et les autres à un élément ana-

tomique ; mais ils conservent dans cette simplification
(qui en fait pour ainsi dire autant d'éléments anatomiques vivant pour leur propre compte), les caractères
qui font que sur un être complexe on ne pourrait confondre l'élément anatomique végétal avec l'élément
anatomique animal. Ils conservent, à l'état d'être isolé
et parfait, les caractères qui les distinguent les uns des
autres à l'état de parties d'un être compliqué, caractères
sur lesquels est basée la distinction possible des êtres
complexes des deux règnes. Il n'y a de commun entre
ces végétaux et animaux les plus simples que leur simplification, voilà tout ; mais ils conservent les caractères
propres à chacun d'eux. Il n'y a, en aucune façon, possibilité de dire : Cet être est autant animal que végétal,
il est à la fois l'un et l'autre, il a les caractères de l'un
et de l'autre, c'est un être intermédiaire. Mais on peut
arriver rigoureusement à dire : Ces deux êtres, les plus
simples de tous, sont aussi simples l'un que l'autre ;
mais les caractères anatomiques et dynamiques de
celui-là le distinguent du second, et ces caractères sont
de nature telle que celui-ci doit être placé en dedans
des limites du règne végétal, et le premier en dedans de
celles du règne animal ; près l'un de l'autre à cause de
leur simplification , mais séparément à cause des caractères précédemment indiqués.

ERRATA ET ADDITIONS.

DEUXIÈME PARTIE.

Pag. 36, avant-dernière ligne, *au lieu de :* physique, ou science, *lisez :* science ou physique.

Pag. 42, ligne 6, *au lieu de :* possèdent un..... *lisez :* possèdent encore un.....

et ligne 7, *au lieu de :* et de plus enfin un..... *lisez :* et enfin un.....

Pag. 56, ligne 27, *au lieu de :* qui sera ... *lisez :* qui a été....

Pag. 63, ligne 2, *au lieu de :* De là des discussions interminables en prétendant pouvoir se prononcer sur des discussions insolubles..... *lisez :* De là des discussions interminables, dès qu'on prétend pouvoir se prononcer sur des questions insolubles...

Pag. 64, ligne 5, *au lieu de :* en présence à l'esprit.... *lisez :* présent à l'esprit....

Pag. 65, ligne 13, *au lieu de :* Ainsi lorsqu'on dit.... *lisez :* Lorsqu'on dit.....

Pag. 98, ligne 25, *au lieu de :* en un sens inverse, *lisez :* en sens inverse.

Pag. 134, avant l'art. V, *ajoutez :* 4° Enfin la *Bionomie* ou *physiologie* qui étudie les fonctions des êtres organisés vivants, savoir : 1° les propriétés des éléments anatomiques ; 2° celles des tissus formés de ces éléments ; 3° leurs modifications suivant la disposition du système organique ; c'est la physiologie générale ; 4° les fonctions de chaque organe, et 5° surtout celles des appareils, constituant la physiologie spéciale ou proprement dite.

PREMIÈRE PARTIE.

PREMIÈRE SECTION.

Des Injections.

PRÉLIMINAIRES.

1. Les moyens d'exploration en anatomie générale
sont, les uns mécaniques et physiques, les autres se
rapprochent davantage des procédés chimiques. Leur
emploi a pour résultat de nous faire connaître les propriétés correspondantes des éléments anatomiques et
des tissus.

Parmi les premiers se rangent l'art de disséquer,
l'emploi des loupes et des microscopes pour perfectionner l'organe de la vision, l'action de la chaleur, etc.
Les moyens chimiques consistent à employer les nombreux réactifs de nos laboratoires, auxquels il faut
joindre les moyens *organoleptiques*, c'est-à-dire l'emploi
méthodique des sens de l'odorat et du goût, introduits
par M. Chevreul et adoptés déjà par tous les chimistes.

2. L'art de disséquer, moyen général d'exploration
anatomique, présente quelques particularités dans son
emploi en anatomie générale qu'il suffit de signaler en
quelques mots. Lorsque, par exemple, il s'agit d'observer
les éléments anatomiques d'un tissu, il faut isoler celui-
ci autant que possible de tout autre, afin de ne pas être

embarrassé par des objets étrangers à celui qu'on étudie. Il faut ensuite en prendre une parcelle aussi petite que possible, soit dans un point quelconque de l'organe qui en est formé, soit après l'avoir isolée autant qu'on le peut à l'aide d'une dissection préalable faite à l'œil nu ou sous la loupe ; tel est le cas des acini des glandes en grappe, des glandes de Brunner, des glandes de la peau, de l'aisselle, etc.

Souvent alors il faut faire la dissection sous l'eau, qui permet de mieux isoler les parties, principalement dans l'étude histologique des tissus du fœtus, dans celle des membranes des vaisseaux, etc., pourvu toutefois qu'on ait constaté que l'action de l'eau est nulle sur les éléments du tissu. Ainsi la rétine devient blanche et opaque par l'action de l'eau de demi-transparente qu'elle était, et ses éléments s'altèrent ; il en est à peu près de même chez certains embryons très jeunes. Ce moyen ne vaut encore rien quand on veut examiner des tissus dont les vaisseaux doivent rester pleins de sang ; tel est le tissu placentaire, celui de certaines glandes, par exemple, et d'autres encore.

Enfin la dissection nous sert à reconnaître l'étendue et la disposition absolue ou réciproque des divers systèmes de tissus, leur distribution dans l'économie animale, etc.

CHAPITRE PREMIER.

DES CARACTÈRES ANATOMIQUES QUE NOUS ENSEIGNENT LES INJECTIONS.

5. Le but des injections en anatomie générale est de nous faire connaître, en premier lieu, la vascularité absolue des tissus les uns par rapport aux autres, sans

distinction des artères et des veines ; en second lieu, la
quantité et le volume relatif de ces deux ordres de vaisseaux, et souvent en outre des lymphatiques ; enfin, en
troisième lieu, la forme spéciale des mailles qui constituent les réseaux vasculaires, principalement des capillaires. C'est ce qu'on appelle quelquefois le mode de terminaison des vaisseaux, qui, en général, présente un cachet particulier dans chaque tissu, et indique par conséquent des différences de texture, lesquelles coïncident
toujours avec des différences de fonctions. Cette forme
spéciale des réseaux vasculaires et certaines dispositions
des capillaires sont donc importantes à bien connaître,
surtout dans quelques glandes et diverses muqueuses.

Du reste, dans quelque tissu que ce soit, lorsqu'on
n'étudie que les vaisseaux dans un seul ordre d'organes
ou de tissus, ou bien les vaisseaux indépendamment des
autres éléments organiques, on est surpris du peu de résultats auxquels on est conduit, et de voir, en apparence, les parties dans lesquelles on s'attendait à trouver
des différences de vascularité considérables se ressembler beaucoup. Ce fait est frappant pour les glandes en
grappe, par exemple, pour les séreuses, etc. Mais lorsqu'après avoir passé en revue successivement tous les
tissus, d'une part, sous ce point de vue, et d'autre part,
sous celui des autres éléments, on est amené à reconnaître des différences qui primitivement avaient échappé, ou à tenir compte de celles qui avaient paru d'a-
bord insignifiantes. En cela, comme pour toute autre
chose anatomique, les spécialités ne conduisent à rien
d'utile, et ne laissent dans la mémoire que le souvenir
du plus ou moins d'élégance dans l'arrangement des
fibres ou des vaisseaux.

4. La nécessité de remplir les vaisseaux capillaires d'une manière aussi parfaite que possible fait que ces injections sont plus difficiles à faire que celles qu'exige l'anatomie descriptive. Mais, en général, on a beaucoup trop de tendance à croire aux secrets que possèdent tels ou tels anatomistes pour parvenir à faire de belles injections, et il ne faut avoir aucune confiance en ceux qui se plaisent à propager cette croyance. Il en est à peu de chose près de même pour ce qui concerne les secrets sur la composition de la matière à injection qu'ils emploient. Toutes les masses à injections sont à peu près également bonnes, seulement les unes sont utiles dans une circonstance, et les autres pour l'étude d'un tissu différent. Cependant il est rare qu'on ne parvienne, avec quelques précautions que l'expérience seule apprend, à faire servir pour tous les organes que l'on veut injecter la matière que l'on s'est habitué à employer de préférence.

5. Il ne faut pas croire que l'on puisse, dès les premiers jours, réussir une injection, ou celle-ci étant faite, arriver tout de suite à en tirer tout le parti possible. Le temps seul, et de nombreuses *écoles* peuvent seules apprendre tous les minutieux détails dont il faut tenir compte pour parvenir au premier but. D'autre part, ce n'est qu'après avoir disséqué plusieurs fois les mêmes genres de tissus injectés, que l'on peut juger exactement des différences et des analogies qui existent entre ce que l'on a sous les yeux et ce qu'on a déjà vu, pour en tirer des conclusions anatomiques et physiologiques ou pathologiques.

Ces considérations font reconnaître que nous devons étudier d'abord les conditions qu'il faut remplir pour rendre les tâtonnements le moins nombreux possible. Les unes se rapportent aux instruments et aux matières à employer ; d'autres sont anatomiques, elles concernent l'organe ou l'animal que l'on veut injecter ; et les dernières sont les précautions que doit prendre l'anatomiste en ce qui le concerne individuellement.

6. Quant aux conditions à remplir pour tirer tout le parti possible des injections, outre celles de pure méthode que nous venons de signaler d'une manière générale et se rapportant à tous les genres d'études aussi bien qu'à celui-ci, il en est quelques autres qui sont relatives à la préparation elle-même, et que nous signalerons plus loin.

On peut dire d'une manière générale, qu'en fait d'art des injections ou de dissection, chacun ne peut et ne doit guère indiquer autre chose que les procédés que l'expérience l'a conduit à adopter à l'exclusion des autres, et ce sont toujours les plus simples ; chacun doit ensuite les modifier plus ou moins, suivant les circonstances. Quant aux procédés les plus compliqués que beaucoup d'auteurs répètent successivement en se copiant, car on ne les emploie jamais, il est inutile de les exposer ; d'autant plus que lorsqu'on commence, c'est toujours par ce qu'il y a de plus difficile qu'on veut débuter, pour revenir peu à peu à simplifier de plus en plus les moyens auxquels on s'arrête.

CHAPITRE II.

DES CONDITIONS A REMPLIR RELATIVES AUX INSTRUMENTS ET AUX MATIÈRES A EMPLOYER POUR FAIRE LES INJECTIONS.

ART. I. — Instruments principaux.

7. En fait d'instruments à injections, les plus simples sont les meilleurs ; aussi à part les cas où il est nécessaire de faire usage d'une pression lente, continuée pendant un jour au plus, il ne faut pas en employer d'autres que les seringues.

Les circonstances spéciales signalées plus haut se rapportent surtout aux glandes, comme le testicule, le rein, la prostate, etc., dans les conduits desquels on a besoin de faire pénétrer du mercure ou de l'essence de térébenthine colorée. Si c'est du mercure que l'on veut injecter, on emploiera l'appareil ordinaire pour l'injection des lymphatiques. Si c'est de l'essence colorée, on se sert d'un flacon à deux tubulures (fig. 1), à l'une desquelles est luté avec soin un tube de verre coudé *a*, qui enfonce très peu dans le flacon ; il porte lui-même un robinet de cuivre *r* fixé à l'aide d'un tube en caoutchouc *b*, ou d'un morceau de sonde élastique. Ce robinet est destiné à recevoir les canules *c* par simple frottement, après qu'on a lié sur elles le conduit à remplir. L'autre tubulure

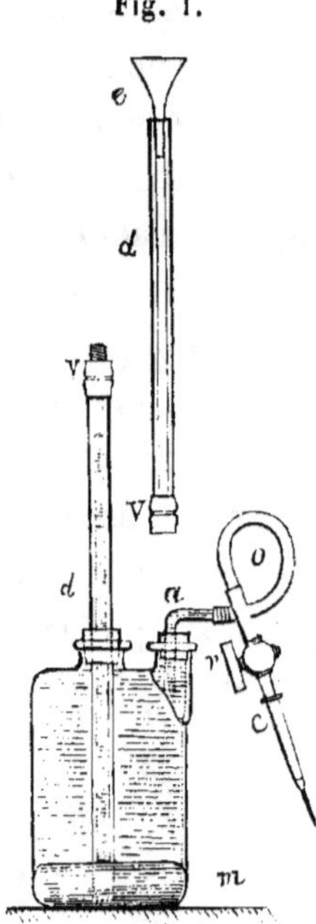

reçoit un tube *d d* en verre d'une longueur proportionnée à la pression sous laquelle on veut que l'injection se fasse, et pouvant se dévisser en deux parties
par le milieu. Il descend jusqu'au fond du vase, et, le
flacon étant plein de matière à injection, l'on remplit
le tube de mercure jusqu'à la hauteur voulue. Le métal
s'accumule dans le flacon *m*, à mesure que l'injection sort, et la soulève en même temps qu'il la presse
plus ou moins, suivant la hauteur de la colonne mercu-
rielle du tube qui a rarement besoin de dépasser 76 centimètres.

8. La plupart des injections nécessaires en anatomie générale doivent être faites à la main; on n'a par
conséquent besoin que de petites seringues. La condition principale à remplir, en fait d'instruments de ce
genre et de tout autre, c'est d'en employer le moins possible et qu'ils soient aussi simplifiés qu'on le peut. Ce sont
les seuls perfectionnements que l'on soit amené à leur
faire subir quand on s'en sert beaucoup; aussi les inven-
tions d'instruments compliqués indiquent toujours un
opérateur qui commence. Du reste, en cela chacun ne
peut conseiller que ce qu'il emploie habituellement, et
chacun aussi fait subir quelques modifications aux instruments, suivant ses habitudes et le but qu'il se propose.

Les *seringues à main* sont les seringues qui portent,
chez Charrière, les numéros 0, 1, 2 et 5, c'est-à-dire
d'une capacité de 50, 60, 120 et 200 grammes d'eau.
Les plus utiles sont les nnméros 1 et 2. Elles se composent (pl. I, fig. 1) du corps *a*, du porte-canule
b, de la virole *c*, et du piston *d*.

1° Le *corps* doit être en laiton ou en maillechort; il doit
être tout à fait uni, si ce n'est vers le tiers supérieur

où il doit porter une oreille circulaire, unie ou à six pans, *e e*, qui sert de point d'appui à l'index et au médius, quand on est obligé de remplir la seringue d'une seule main, ce qui arrive souvent, pendant que le pouce, passé dans l'anneau du manche du piston, le tire en arrière. Elle sert aussi quand le piston, arrivé presque au fond de la seringue, ne laisse plus assez de force aux doigts trop rapprochés pour exercer une forte pression ; on porte alors l'index et le médius derrière cette oreille.

2° Le *porte-canule b* doit être continu avec le corps et tout à fait dépourvu de cannelures ou de molettes saillantes à sa jonction à ce dernier, *b'*, contrairement à ce qui existe dans presque toutes les seringues afin de les rendre élégantes. En effet, les saillies gênent quand il s'agit de placer la seringue profondément dans l'intérieur d'un animal, ou d'injecter un vaisseau adhérent à un os, à la colonne vertébrale d'un petit animal, etc. De plus, souvent dans ces circonstances, il suffit d'un très petit mouvement pour rompre le vaisseau, desserrer la ligature de la canule ou faire sortir celle-ci du vaisseau, etc.

Comme il faut qu'on puisse sortir et faire entrer facilement la seringue sur la canule fixée, le porte-canule doit jouer à frottement sur celle-ci sans tour de vis. En s'aidant de pinces ou des doigts, on peut rendre l'adhérence toujours assez forte par ce moyen très simple qui évite plus les dérangements de la canule que les porte-canules à baïonnette ou à vis.

Les vis sur le porte-canule sont nécessaires pour les seringues plus grosses que les précédentes et qui exigent l'emploi des deux mains ; mais à l'aide de rondelles de cuir on fait en sorte qu'il n'y ait besoin que d'un demi-tour ou d'un tour seul pour fixer la seringue sur la canule. Pour ces seringues aussi le robinet du porte-canule se fixe sur lui de la même manière ; et à son tour, il s'adapte aux canules comme il vient d'être dit, afin de pouvoir être laissé attaché à volonté sur la canule ou sur la seringue. Pour les premières dont nous avons parlé, le robinet (pl I, fig. 6) se fixe et se détache de la même manière, mais par le frottement seul, l'une de ses extrémités se plaçant sur le porte-canule, et l'autre semblable à celui-ci pénètre dans les canules. Mais le robinet ne doit pas être fixé à la seringue ; car alors il gêne souvent, surtout quand il s'agit d'injecter de petits animaux, ou profondément dans la cavité abdominale.

3° La *virole c* doit être pourvue d'une oreille circulaire à six ou huit pans, destinée à servir de point d'appui à la seringue, sur le médius et l'index, quand le pouce presse sur le piston. Si elle ne porte pas d'oreille, les doigts glissent sur elle, surtout quand ils sont mouillés ; si l'oreille n'est pas taillée à pans, elle laisse rouler la seringue dès qu'on ne la place pas sur un plan horizontal.

4° Le *piston d* est formé d'une tige ou manche cylindrique qui glisse exactement dans l'orifice central de la virole ; son extrémité libre porte un anneau *f*, qui doit, pour toutes les seringues, permettre l'entrée du pouce, de manière à ce que ce doigt trouve là un solide point d'appui. Un simple bouton, quelle que soit sa forme, est toujours insuffisant, parce qu'il laisse glisser les doigts, qui sont toujours gras ou mouillés. Dans les seringues volumineuses, qui ne peuvent être employées à la main, c'est un large bouton en bois qui permet de pousser avec la poitrine, les deux mains fixant la seringue. Les seringues de 200 grammes de capacité ont ordinairement un bouton de ce genre ; mais, comme elles sont encore assez courtes pour être employées à la main, je l'ai fait remplacer, chez M. Charrière, par un anneau, parce qu'il est toujours important d'avoir une main libre. Le manche, dans cette dernière surtout, doit être aussi court que possible, afin que la main n'ait pas besoin d'être trop étendue pour atteindre l'anneau.

La partie la plus importante est le *piston* proprement dit (pl. I, fig. 2 et 3), qui doit glisser en remplissant exactement le corps de la seringue. Les pistons à parachute, tels que M. Charrière en a introduit l'usage, remplissent toutes les conditions nécessaires, et une fois qu'on s'en est servi, on ne peut plus en employer d'autres. Ils sont formés de deux rondelles de cuir *a a*, fixées au milieu du piston à l'aide des deux pièces qui constituent la charpente de celui-ci, et se vissent l'une sur l'autre (pl. I, fig. 3, *b* et *c*) ; ces deux rondelles sont rabattues, l'une en haut, l'autre en bas (pl. I, fig. 3 et 4). Comme elles tendent toujours à s'écarter de la tige, elles remplissent immédiatement le moindre vide qui se présente dans le corps, dû soit à un défaut dans le poli, soit à une rayure accidentelle ou à un défaut de calibrage.

Lorsque, par l'emploi d'injection trop chaude, le cuir s'est ratatiné, on écarte les rondelles de cuir, et l'on enveloppe la partie correspondante de la charpente du piston (pl. I, fig. 3, *e e*) avec un peu de fil ou de chanvre, de manière à maintenir l'écartement nécessaire à un frottement suffisant à la face interne du corps. On emploie le même moyen quand le piston glisse trop facilement; mais alors souvent il suffit de relever un peu les bords des rondelles de cuir. Pour changer les rondelles, quand elles sont altérées, il suffit de dévisser la pièce *b* (pl. I, fig. 3) et d'introduire de nouvelles plaques de cuir à la place des premières.

9. *Canules.* Elles ne doivent pas être coniques depuis leur base jusqu'à la pointe, telles qu'on les fait généralement, mais être formées de deux pièces, l'une conique (pl. I, fig. 4 et 5, *a*), qui ne varie jamais de volume, destinée à s'adapter à frottement sur le porte-canule, l'autre cylindrique *b*, ou à peine plus mince au sommet qu'à la base. Il faut avoir ainsi une série de canules dont cette dernière pièce varie de calibre, depuis celui du porte-canule qu'il n'est pas utile de dépasser, jusqu'au volume le plus mince qu'on puisse faire, afin de pouvoir les adapter aux vaisseaux de tout calibre qu'on peut avoir à injecter. Lorsqu'elles sont coniques, elles glissent souvent et s'échappent au moment où on serre le fil, sans être plus faciles à introduire que celles-ci. De plus si l'on vient à les pousser dans un sens ou dans l'autre, ce qui arrive souvent pendant l'injection, on distend la ligature, on comprime le vaisseau, de telle sorte que bientôt la matière injectée fuit autour de la canule.

Art. II. — Instruments accessoires.

10. Parmi les instruments accessoires les plus utiles il faut ranger des aiguilles d'acier, les unes volumineuses, les autres minces et très effilées, destinées à déboucher les canules, quand on a laissé solidifier la

matière à injection dans leur tube, ou quand un corps étranger s'y est arrêté. Cet accident arrive quelquefois pendant l'injection, surtout pour les plus petites canules, quand on n'a pas mis assez de soin à préparer la masse; on peut alors, lorsque c'est une substance liquide, ou si la pièce plonge dans l'eau tiède, débarrasser la canule pendant l'opération, à l'aide de ces aiguilles.

11. Il faut en outre avoir des aiguilles à suture courbes et demi-courbes, pour passer le fil au-dessous des vaisseaux qu'on injecte, dans lesquels on veut placer la canule. Dans d'autres circonstances, pour les gros vaisseaux principalement, c'est de l'aiguille de Deschamps ou de celle de Desault qu'on a besoin; il faut ordinairement avoir soin de les prendre aussi étroites que possible, et un peu plus aiguës que celles employées en chirurgie.

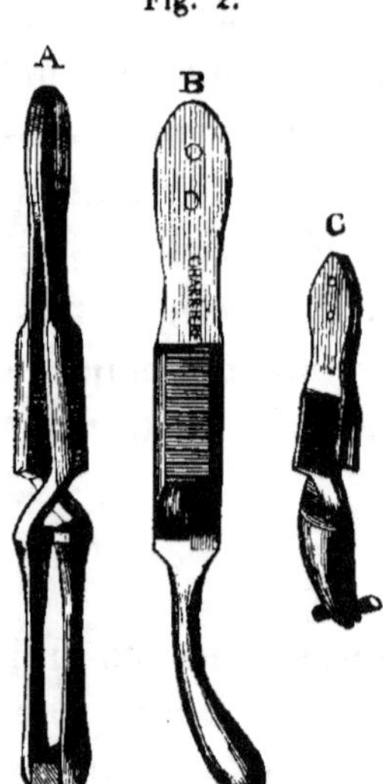

Fig. 2.

12. Lorsque pendant l'injection il survient des fuites par rupture, ou par un vaisseau qu'on n'a pu lier, lorsqu'il s'agit d'injections partielles, on se sert de pinces à pression continue, susceptibles, par l'épaisseur de leurs branches, d'exercer une forte pression sur la partie que l'on saisit à leur aide. Il faut en avoir de deux sortes, les unes volumineuses, pour pincer les gros vaisseaux ou une grande épaisseur de tissus, ayant leur extrémité droite (fig. 2, *a*), ou courbe (fig. 2, *b*), de manière à saisir à la fois sur une

plus grande étendue en se servant de leur convexité. Les autres sont plus petites et sont employées lorsqu'il faut saisir un capillaire ou une mince membrane que les grosses pourraient rompre (fig. 2, *c*). Dans les injections partielles, on est souvent obligé d'en employer cinq ou six de chaque espèce.

13. Si les fuites ont lieu par des capillaires sur une surface un peu étendue, ou dans une dépression trop profonde, il faut cautériser à l'aide du fer rouge, comme on le fait en chirurgie. On devra donc avoir parmi les instruments accessoires deux ou trois cautères actuels de différentes formes, qu'on tient toujours au rouge blanc pendant qu'on pratique l'injection, dans le fourneau qui sert à fondre la masse.

Art. III. — Des matières à injection.

14. Nous avons déjà dit que toutes les masses à injection étaient à peu près également bonnes; il est par conséquent inutile de donner cette longue énumération de formules plus ou moins compliquées qu'on trouve dans la plupart des ouvrages, et que peu d'anatomistes se donnent la peine de suivre à la lettre, avec grande raison.

Il faut, en anatomie générale, avant tout remplir les capillaires, et chercher à faire les injections de manière à ce qu'on puisse voir les deux ordres de matières, poussées dans les artères et dans les veines, se toucher et plus ou moins mélangés dans les réseaux les plus fins.

Pour arriver à ce but, il faut, ou bien pousser des matières liquides à la température ordinaire et susceptibles de se solidifier au moins à demi au bout d'un certain temps, ou bien des corps gras colorés solides à la température ordinaire et que l'on injecte chauds. Mais alors il faut tenir l'animal dans de l'eau assez chaude pour que la solidification ne se fasse que très lentement, et le placer dans cette eau longtemps avant l'injection pour qu'il prenne une température égale dans l'épaisseur des tissus et à l'extérieur.

15. Parmi les matières liquides à la température ordinaire, les meilleures sont les couleurs fines pour les peintres, broyées à l'huile, délayées ensuite dans l'essence de térébenthine, et la cire d'Espagne colorée dissoute dans l'alcool jusqu'à la plus grande saturation possible. On conserve ces substances dans des flacons à large ouverture bouchés à l'émeri, pour les garantir de la poussière et de l'évaporation de l'essence pour les premières, et de l'alcool pour les secondes. Il est très important qu'elles soient dépourvues de toute impureté pour prévenir l'engorgement des canules qui peut quelquefois faire manquer l'injection lorsqu'on ne parvient pas à les déboucher avec les aiguilles, ainsi qu'il a été dit plus haut.

Ces matières doivent avoir à peu près la consistance de la crème au moment où on les injecte; alors une fois que les capillaires en son pleins, ils ne se vident pas, lors même qu'on coupe le tissu, parce que la substance est retenue par capillarité. Du reste, au bout de quelque temps, si c'est une pièce sèche, le liquide s'évaporant, la matière colorante reste dans les capillaires et ne tend plus à couler. Je me sers principalement des couleurs à l'huile délayées dans l'essence, parce que, soit qu'on fasse sécher les pièces, soit qu'on les conserve dans l'alcool, l'huile et l'essence se soliditient à demi et finissent par ne plus couler; les capillaires et même les vaisseaux d'un demi-millimètre s'affaissent sur eux-mêmes et s'aplatissent à peine. De plus, l'huile des couleurs broyées préserve les matières colorantes contre l'action des acides, quand on est obligé de faire macérer une pièce dans l'acide nitrique par exemple. Pour certaines préparations, le jaune de chrome seul blanchit un peu, mais ce changement de teinte ne gêne pas l'observation.

Cette matière présente cependant un inconvénient, c'est que, lors même qu'on a poussé une matière solidifiable dans les gros vaisseaux derrière la couleur liquide, il s'échappe toujours des gouttes de cette dernière, soit des gros vaisseaux que le suif n'a pas remplis, soit des capillaires coupés pendant la dissection. Ces gouttes viennent s'étaler à la surface de l'eau sous laquelle est la pièce, et l'huile produit des teintes irisées qui gênent l'observation. Il faut alors changer assez souvent l'eau du baquet à dissection; mais la pièce le dégorge bientôt, et cet inconvénient diminue beaucoup ou disparaît après quelques lavages. Il ne se reproduit que rarement quand la pièce a séjourné quelque temps dans un liquide conservateur et que la couleur s'est solidifiée à demi.

16. Les couleurs que l'on doit avoir ainsi toutes prêtes pour les injecter dès qu'on a besoin de le faire, sont les suivantes : 1° le vermillon. 2° le bleu de Prusse, 3° le jaune chrome, 4° le blanc d'argent.

Il faut toujours prendre des couleurs de première qualité, parce que les teintes sont plus vives, ce qui est important pour l'étude au microscope. Le bleu de Prusse étant beaucoup trop foncé pour être employé pur, et colorant beaucoup, il faut le mêler de blanc d'argent dans les proportions en poids d'une partie de bleu pour cinq de blanc ; sans cela il ne réfléchit pas assez la lumière pour que les capillaires soient vus facilement sous le microscope. Le vermillon demande aussi qu'on y ajoute un peu de blanc, ce qui rend sa teinte plus éclatante ; mais cette précaution n'est pas indispensable.

Pour le jaune chrome, il faut prendre parties égales de deux teintes les plus claires, désignées par les numéros 1 et 2. Le numéro 3 est trop foncé, trop rougeâtre ; le numéro 2 seul également, à moins d'y ajouter du blanc ; le numéro 1 est trop clair, le mélange des deux donne une teinte satisfaisante ; il vaut mieux cependant que ce soit le plus clair que le numéro 2 qui domine dans le mélange.

17. Ces couleurs servent chacune pour les ordres de vaisseaux suivants. Le bleu, pour les artères ; le jaune, pour les veines ; le rouge, pour les veines portes hépatique ou rénale, ou des conduits excréteurs quand il n'y a pas trois ordres de vaisseaux sanguins, et le blanc pour les conduits hépatiques ou urinifères.

Ce changement, dans les usages habituels, est nécessaire en anatomie générale, parce qu'il faut que les injections soient assez bien faites pour que les matières se trouvent en contact dans les capillaires. Or, le rouge et le bleu, habituellement employés, donnent une couleur brune roussâtre, pâle, qui réfléchit mal la lumière et empêche de voir facilement les vaisseaux sous le microscope. Cet inconvénient se montre surtout lorsqu'ils ne sont pas tout à fait superficiels et que des tissus peu transparents ne les laissent apercevoir qu'à demi. Mais le jaune et le bleu, tels qu'ils sont employés, donnent une belle teinte verte qui réfléchit bien la lumière et se distingue immédiatement de la couleur de tous les tissus. Vues isolément, sans mélange, dans les parties assez éloignées du point de contact pour qu'il n'ait plus pu se faire, elles présentent les mêmes avantages ; le jaune surtout.

Lorsqu'on emploie le rouge et le jaune, le mélange dans les capillaires est d'une couleur orangée qui n'est pas aussi vive ni aussi tranchée que le vert, et qui prend une teinte rougeâtre quand elle est vue au travers des tissus par demi-transparence. Néanmoins elle peut, dans un grand nombre de circonstances, être utilisée aussi bien que le bleu qu'elle doit remplacer ; mais on ne doit pas les employer ensemble.

18. Le bleu ne doit pas être injecté dans les veines par les raisons suivantes : l'étude des injections fait reconnaître que les divisions des dernières branches artérielles, formant presque des réseaux capillaires et se continuant avec eux, se distinguent des veines correspondantes qui partent immédiatement des réseaux veineux, par une forme spéciale de leurs ramifications, de leurs flexuosités, de leurs contours, qui sont plus nets et réguliers, et surtout par un moindre volume et par un nombre moins considérable. En même temps les réseaux capillaires, proprement dits, intermédiaires aux précédents, s'injectent en général plus facilement par les veines que par les artères, du moins là où il y a de véritables surfaces de réseaux, comme dans les muqueuses, les vésicules closes de la thyroïde, etc., et constituent un véritable système capillaire bien net (il existe dans les autres organes comme ici, mais le mode de texture fait qu'il est moins caractérisé).

Il résulte de là que, lorsqu'on pousse le bleu dans les veines, on a de plus grandes surfaces couvertes de cette teinte que du jaune, et que sous le microscope on a une masse bleue noirâtre qui absorbe la lumière, rend l'observation très difficile et empêche de distinguer les autres organes. Si l'on pousse le jaune dans les veines au contraire, comme celles-ci sont à la fois plus nombreuses et plus grosses, la lumière est réfléchie en grande quantité, et les artères remplies de bleu se dessinent nettement avec leur petit volume et leur régularité sur les veines à la surface desquelles elles semblent ramper.

19. Le vernis coloré est plus difficile à être employé que les couleurs précédentes, parce qu'il empâte les seringues et les canules, surtout quand elles sont très fines, et oblige à chaque fois de les laver dans l'alcool ou l'essence de térébenthine. De plus, pendant la dissection des pièces sous le microscope, il s'attache quelquefois avec plus de persistance que les autres matières à la pointe des instruments. Il pénètre aussi certainement avec moins de facilité dans les derniers capillaires. L'huile, chargée directement, par broiement dans un mortier, de couleurs en poudre avec addition d'un peu de térébenthine molle de Venise (Hischfeld, thèse 1848), pénètre plus facilement que le vernis ; mais elle ne pénètre pas mieux que les couleurs broyées délayées dans l'essence de térébenthine, et pendant la dissection elle présente très exagérés les inconvénients de celles-ci.

Comme, pour injecter les très petits animaux, tels que les insectes, les vers intestinaux, etc., etc., on est obligé d'employer des canules excessivement fines qui s'engorgent facilement, on laisse reposer la couleur délayée dans l'essence de térébenthine avant d'en remplir la seringue, et on fait cette sorte d'émulsion toujours très claire. Souvent on peut se contenter de couleurs à l'aquarelle délayées dans un godet avec de l'eau en quantité voulue comme pour dessiner, ce qui est ordinairement suffisant pour colorer et rendre bien distincts les vaisseaux de ces petits animaux.

20. Les substances qui ne sont liquides qu'à une température élevée sont la gélatine ou les matières grasses.

La gélatine s'emploie dissoute dans l'eau chaude en telles proportions qu'elle puisse prendre une consistance assez grande par le refroidissement. On la colore en y délayant avec soin des couleurs en poudre. Mais cette matière ne peut servir que pour des pièces devant servir à l'étude ; car dans tous les liquides conservateurs, même l'alcool, la gélatine se ramollit, se dissout, et les vaisseaux s'affaissent sur eux-mêmes. Lorsqu'on veut en faire des pièces sèches, ils se racornissent et se déforment. Tous ces inconvénients se manifestent même dans les capillaires. Lorsqu'on veut se servir de canules très fines, il faut avoir soin de passer la gélatine fondue dans de la flanelle pour la débarrasser des détritus de matières animales ou autres impuretés qu'elle renferme toujours.

Cette masse à injection présente encore d'autres désavantages : c'est de laisser transsuder au travers des parois vasculaires la gélatine, lorsqu'on est obligé de pousser un peu fort pendant un certain temps, même au travers des artères à parois épaisses, comme la crurale. On sait qu'on peut, en injectant de l'eau dans les vaisseaux, œdématier les tissus ; il en est de même avec tout autre liquide, sans en excepter les liquides denses, comme la gélatine. Les tissus ainsi empâtés sont difficiles et ennuyeux à disséquer. En somme, l'emploi de la gélatine est un mauvais moyen, qui ne donne pas de plus beaux résultats que les autres procédés, offre autant de difficultés à être injectée, et présente de nombreux désavantages consécutifs.

21. On sait que la gélatine, quand elle transsude ainsi, passe incolore ou à peine teintée. Ce fait pourrait servir à démontrer, s'il en était besoin et s'il n'y avait pas d'autres arguments nombreux qui le prouvent, que les parois des vaisseaux ne peuvent laisser passer que des matières liquides, soit par transsudation, soit par absorption. Il montre, en outre, que les globules de sang ne peuvent sortir des vaisseaux que lorsqu'il y a rupture de ceux-ci, et quel peut être le compte qu'on doit tenir des prétendues hémorrhagies par transsudation encore admises par quelques pathologistes. Le fait est d'autant plus frappant, que les poussières colorantes employées pour faire les injections sont formées de granules microscopiques infiniment plus petits que les globules de sang.

La matière la plus grossière est le jaune de chrome; même broyé à l'huile, il est formé de petits cristaux allongés en aiguille, ayant 7 à 8 dix-millièmes de millimètre de large, sur 3 ou 4 millièmes de millimètre de long. Ces cristaux les plus volumineux ne sont pas les plus abondants; la plupart sont bien plus petits, et beaucoup sont en poussière si fine, qu'on ne peut pas en mesurer les granules, même à l'aide des plus forts grossissements du microscope.

Le blanc de plomb ou le blanc d'argent (carbonate de plomb, deuxième et première qualité) viennent ensuite avec le vermillon et le bleu de Prusse. Les deux premiers sont formés de petits grains sphériques, ou à peu près, ayant au plus 6 dix-millièmes de millimètre, et le reste est formé d'une poussière d'une finesse incommensurable au microscope et dont il est difficile de se faire une idée. Le bleu de Prusse est peut-être encore plus fin que les substances précédentes ; les plus gros corpuscules qui le forment sont plutôt allongés que sphériques, et leur plus grand diamètre ne dépasse pas celui indiqué pour le vermillon et la céruse. Avec ces grains se voit aussi cette poussière tellement impalpable, qu'on s'aperçoit de son existence sous le microscope, plutôt par la teinte donnée au liquide que par la vue de granules moléculaires colorants.

Il est probable que, dans les cas où les matières à injection transsudent au travers des vaisseaux légèrement teintés sans qu'il y ait rupture de capillaires, c'est cette poussière, impalpable même à l'œil aidé de l'objectif le plus fort, qui est entraînée. Lorsque dans le bleu, le blanc et le rouge on trouve des grains plus volumineux que ceux indiqués plus haut, on peut s'assurer, en pressant les lames de verre entre lesquelles ils sont placés sous le microscope, que ce sont des amas dus à l'agglomération de plusieurs fins granules de poussière colorante.

22. Derrière l'injection liquide, après avoir laissé se vider les gros troncs par la canule, il faut toujours pousser une matière colorée comme celle-là, mais chaude et solidifiable. Cette masse peut servir également à remplir les réseaux quand on fait plonger l'animal dans l'eau tiède, ou à remplir les gros troncs et leurs bran-

chies quand on ne veut injecter que celles-ci ; alors il est inutile de se servir d'eau tiède.

Il suffit pour cela d'injecter du suif ramolli et rendu moins cassant, par addition d'un tiers ou de moitié d'axonge, suivant qu'on fait l'injection en été ou en hiver. On peut quelquefois se contenter de le ramollir avec de l'essence de térébenthine ou en ajouter avec l'axonge. Ce dernier corps est la masse qui offre le plus de liant et qui est la plus pénétrante. En hiver on peut l'injecter seule ; mais il faut cependant y ajouter du suif, parce que si l'on conserve les préparations jusqu'à l'été, elles se ramollissent trop pour permettre une dissection facile à cette époque. Cet inconvénient se montre surtout quand on la pousse derrière une masse liquide à l'huile ou à l'essence, parce que le mélange de ces substances au corps gras solidifiable le rend plus mou ; dans ces circonstances, il faut ajouter moins d'axonge au suif que dans le cas contraire.

Du reste, les proportions des unes et des autres varient suivant les usages et les habitudes, sans qu'on puisse rien donner de précis ; d'autant plus que pour bien colorer le suif ou l'axonge, il faut mettre préalablement en suspension dans la térébenthine la couleur en poudre et l'ajouter ensuite, ou mieux les colorer avec la matière même qu'on veut injecter liquide à froid. On arrive par tâtonnements à voir si la masse est assez chargée de couleur, en étant prévenu que les quantités indiquées dans les livres comme nécessaires sont en général beaucoup trop considérables.

Il faut chauffer les injections solides au bain-marie, autrement la température du suif monte trop haut, et

le vermillon devient noirâtre ou brun, le bleu de Prusse
grisâtre, et le jaune de chrome prend une teinte jaune
rougeâtre sale.

CHAPITRE III.

CONDITIONS ANATOMIQUES A REMPLIR POUR FAIRE LES INJECTIONS.

25. Il faut, pour que les injections réussissent bien,
que le sujet ne soit pas mort depuis trop peu de temps :
les vaisseaux contractés, revenus sur eux-mêmes, ne se
laissent pas distendre et les capillaires se remplissent
difficilement. Ce fait, que J. Hunter avait déjà fait remarquer, tient très probablement à la contractilité des vaisseaux (artériels surtout), qui reviennent lentement sur
eux-mêmes, et approprient ainsi leur calibre à la quantité de sang qu'ils renferment.

Aussi les injections réussissent-elles mieux vingt-
quatre ou quarante-huit heures après la mort, en été, et
trois jours en hiver, que plus tôt ; probablement parce
que, après ce temps écoulé, toute propriété contractile
ayant cessé dans les vaisseaux, ils se laissent distendre
et pénétrer facilement.

Les globules du sang que renferment les vaisseaux
ne gênent pas autant qu'on pourrait le croire au premier abord. L'injection chasse devant elle le liquide
qu'ils contiennent, en laissant appliqués contre leur
face interne les caillots ou la matière colorante
qui s'est déposée. Lorsqu'on pousse ensuite l'injection par l'ordre de vaisseaux opposés au premier, le
sérum comprimé transsude au travers des parois vasculaires ; comme lorsqu'on injecte de l'eau ou de la géla-

tine on voit ces substances s'infiltrer dans les tissus sans rupture des tuniques.

Les globules sanguins ou leurs détritus tenus en suspension dans ce liquide, restent appliqués contre la face interne des vaisseaux mêmes des capillaires et n'empêchent pas l'injection de passer et de les remplir.

Il se rencontre cependant presque toujours quelques points, quelquefois assez étendus, où les parties solides du sang s'accumulent et empêchent l'injection de pénétrer. On observe ce fait constamment dans les tumeurs cancéreuses et épidermiques, dans diverses altérations des muqueuses, etc., où le sang, coagulé déjà pendant la vie dans les capillaires, et même dans des vaisseaux non capillaires, empêche l'injection de pénétrer ; mais il y a toujours des parties injectées dans le voisinage de celles-ci. L'étude des injections à la loupe ou au microscope fait constater tous ces faits.

24. Si les injections réussissent mieux quand l'animal est mort depuis un certain temps, et en été surtout, il faut cependant prendre garde que l'altération des tissus ne soit déjà trop avancée. On ne peut pas donner de signes précis du degré nécessaire d'altération qu'il faut éviter d'attendre pour satisfaire à toutes les conditions ; car elle varie trop suivant la température, l'humidité, les espèces animales et les divers organes. L'habitude seule peut servir de guide à cet égard.

C'est lorsque les tissus sont trop altérés que l'on voit les lymphatiques de l'organe s'injecter très facilement par les artères ou par les veines, par ces dernières principalement. Quand on injecte les conduits des

glandes ou les bronches, les lymphatiques se remplissent
du véhicule de la matière colorante, le suif par exemple,
ou la gélatine, sans que toujours la couleur les pénètre
elle-même; mais c'est par un mécanisme différent du
précédent. Ici c'est une transsudation du suif ou de la
gélatine au travers de la muqueuse du conduit, et
cette substance pénètre plus facilement dans les lymphatiques que dans les vaisseaux sanguins, sans qu'on
sache pourquoi. C'est probablement par un mécanisme
analogue à celui de la transsudation de la gélatine au
travers des parois artérielles dont nous avons parlé plus
haut. Peut-être passe-t-elle plutôt dans les lymphatiques que dans les capillaires sanguins, parce qu'ils
ont leurs parois bien plus minces que celles de ces
derniers, et parce qu'ils sont plus superficiels.

Lorsqu'après avoir rempli les capillaires sanguins par
un seul ordre de vaisseaux, et fait passer l'injection
des artères dans les veines, ou quand, après avoir injecté successivement ces deux ordres de conduits, on
vient à continuer trop longtemps la pression et surtout
à l'exagérer, on voit apparaître ce qui a été décrit sous
le nom de *capillicules* par M. Bourgery. C'est en même
temps que se forment ces capillicules plus petits que
les globules du sang, que s'injectent aussi les lymphatiques, et le fait se produit surtout quand on pousse
l'injection par les veines, ainsi que l'a remarqué déjà
M. Hirschfeld (1).

Longtemps auparavant, M. Lambotte (2) avait signalé
dans les séreuses l'existence de vaisseaux plus petits
que le diamètre des globules du sang. Il avait dit

(1) Thèse, Paris, 1848.
(2) Journal *l'Institut*. Paris, 1840, nᵒ 371.

aussi que les lymphatiques, comme les veines, se continuent avec les artères par l'intermédiaire d'un réseau commun formé de ces vaisseaux plus étroits que les globules de sang. Peu de temps après, MM. Doyère et de Quatrefages sont arrivés aux mêmes résultats, en injectant par double décomposition les artères d'un chien, etc., et ils ont obtenu ainsi des vaisseaux dont le diamètre est quatre ou cinq fois plus petit que celui des globules sanguins, et même plus (0^{mm}, 001 à 0^{mm}, 004) (1).

25. Il ne faut pas croire à une contradiction entre le fait de l'injection des lymphatiques par les artères, constaté par MM. Lambotte, Doyère et de Quatrefages, et celui de l'injection des mêmes vaisseaux par les veines, que beaucoup d'anatomistes ont signalé. On les injecte en effet par l'un et l'autre ordre de conduits, dès qu'on arrive à remplir ces capillaires plus petits que les globules du sang, mais plus facilement par les veines que par les artères, sans qu'on sache encore pourquoi.

Seulement il faut être prévenu que ces *capillicules* (en prenant le nom introduit par M. Bourgery, quoiqu'il doive être rejeté) sont dus à un accident d'injection et ne sont pas naturels; car on peut remplir complétement les vaisseaux des villosités intestinales et ceux du péritoine, des muscles, du foie, du rein, du tissu cellulaire, sans que l'injection pénètre ni dans les chylifères, ni dans les lymphatiques. Et cependant on ne saurait douter que l'injection ne fût complète, puisqu'on voit le bleu et le jaune, en contact

(1) Journal *l'Institut.* Paris, 1841, n° 73.

dans des capillaires, variant de volume entre $0^{mm},009$ et $0^{mm},014$; et si l'on ne s'est servi que d'une seule matière colorante, on trouve qu'elle a passé des artères dans les veines.

On obtient ce dernier effet très nettement avec la térébenthine ou l'huile colorées et avec la matière à double décomposition, pourvu qu'on ne prolonge pas trop longtemps l'opération, en raison de causes dont il sera question plus loin. Toutefois on remarque qu'avec cette dernière les capillaires, vus au microscope, sont pleins d'un précipité floconneux qui est loin de présenter la netteté des bords des autres matières à injection dont on les remplit, lorsque la pièce a été mise dans l'alcool ou a été desséchée, même incomplétement.

Aussi les dimensions prises sur ces vaisseaux ainsi injectés ne peuvent pas être mises en comparaison avec celles des capillaires injectés autrement, ou vus sans injection au microscope; car elles sont toujours plus petites. En effet, sur le chien, le lapin et le cochon d'Inde, MM. Doyère et de Quatrefages ont constaté, comme nous l'avons vu, à l'aide d'injections par double décomposition, des canaux beaucoup plus petits que le diamètre des globules du sang dans lesquels ils arrivaient avec la plus grande facilité et presqu'à coup sûr. « Les muscles en particulier ont présenté des canaux de cette nature en nombre aussi considérable que celui des fibres musculaires elles-mêmes. M. Doyère fut le premier à tirer de ces faits la conclusion que ces canaux n'étaient autre chose que les *espaces interfibrillaires*, c'est-à-dire *de véritables lacunes*, et non point des vaisseaux capillaires proprement dits (1). »

(1) De Quatrefages, *Bulletins de la Soc. philom.*, 1845, p. 33.

Les muscles sont, à la vérité, très vasculaires ; le nombre de leurs vaisseaux, comme on peut le voir sur des pièces fraîches ou sèches coupées en travers, est à peu près le double de celui des faisceaux primitifs striés, dits fibres striées. Ces capillaires, ainsi qu'on peut le constater sur les muscles non injectés ou injectés de tous les vertébrés, ont un diamètre de 0^{mm},008 au moins à 0^{mm},014 et au delà, quand apparaît une seconde paroi ; car ils possèdent tous la membrane caractéristique des capillaires. Ces dimensions sont de cinq à huit fois plus petites que les vaisseaux primitifs striés, mais plus grosses que les globules sanguins, dont quelques uns se voient presque toujours dans leur cavité. Par conséquent, si les diamètres donnés par les auteurs précédents ont été pris sur les capillaires si nombreux des muscles, ces vaisseaux n'étaient certainement pas remplis complétement, ou bien étaient desséchés et revenus sur eux-mêmes.

26. Si ces vaisseaux étaient réellement des espaces interfibrillaires et non des capillaires incomplétement pleins, il faudrait les ranger avec ces produits d'un accident d'injection décrits par M. Bourgery (1) sous le nom de *capillicules*, comme formant un ordre de vaisseaux bien plus petits que les globules sanguins et distincts des capillaires.

On peut, en effet, obtenir des injections de ce genre distinctes des capillaires dans tous les tissus, et par tous les procédés d'injection. Cependant je n'en ai jamais pu faire dans le cerveau, les aponévroses et autres tissus cités tout à l'heure. Ces capillicules sont

(1) *Comptes rendus de l'Académie des sciences*, 1848.

des conduits fins ayant de 0^{mm},002 à 0^{mm},004 de diamètre, et dans certains points beaucoup plus, de manière à être vus facilement à l'œil nu, tandis que les
globules de sang ont de 0^{mm},007 à 0^{mm},008. Leurs bords
ne sont pas aussi nets que ceux des capillaires proprement dits, qui ont toujours au moins un diamètre de
0^{mm},007 ; car ce sont là les plus petits, et ordinairement
ils ont davantage aussi bien dans le cerveau que dans les
séreuses, la peau, les muqueuses, le poumon, etc. Ce
sont ces capillaires, les plus petits n'étant pas plus
larges que les globules du sang, qui, à cause de l'épaisseur de leurs parois qu'il faut déduire de ce diamètre,
se trouvent avoir un calibre moyen plus petit que le diamètre des globules du sang, et alors forcent ceux-ci à
s'étirer un peu pour les traverser quand ils y pénètrent ;
ainsi qu'on le voit quelquefois lorsqu'on étudie la circulation sur des animaux vivants.

L'aspect des bords de ces traînées les fait facilement
reconnaître pour des conduits sans parois propres.
Elles forment des réseaux à mailles régulières, en général à angles aigus, variant de forme suivant les tissus,
toujours très élégantes. Mais elles peuvent, quand on
a déjà étudié les vaisseaux des mêmes tissus, sans produire ces capillicules, être distinguées des capillaires
proprement dits ; quoique cependant ces derniers forment des réseaux dont les mailles partagent les caractères généraux de direction propres à la texture des
fibres de chaque tissu. En examinant au microscope, à
dissection surtout, il ne peut rester de doutes sur la
nature des uns et des autres. Les contours arrondis, les
caractères des ramifications des capillaires et de leurs
flexuosités surtout, dans chaque tissu, comparés aux

contours moins réguliers, parfois aux traces d'épanchement et aux différences de volume déjà signalées, feront distinguer les premiers des traînées précédentes qui peuvent simuler un état normal.

Enfin, il faut rappeler que l'étude des vaisseaux, indépendamment des autres éléments de chaque tissu et de leur arrangement réciproque, ne mène à rien, et expose à de nombreuses erreurs dont il serait facile de signaler beaucoup d'exemples. Dans l'étude de la texture d'un parenchyme ou d'un tissu proprement dit, celle de la vascularité est la dernière à faire et forme le complément des autres sans lesquelles elle devient presque inutile.

Le placenta ne fait pas même exception ; on sait que dès avant la formation de cet organe les villosités du chorion sont creuses et ramifiées (1). Plus tard, lorsque l'allantoïde s'applique à sa face interne, ses vaisseaux pénètrent dans les villosités, qui sont alors parcourues par un double conduit sanguin, l'un artériel, l'autre veineux. Chez les animaux à placenta, elles s'atrophient bientôt partout, à l'exception de l'endroit où se forme le gâteau placentaire ; là, au contraire, elles se développent et leurs ramifications se multiplient. De leur intrication résulte le parenchyme de cet organe ; or, quand on en porte un fragment sous le microscope sans injection préalable, on peut parfaitement reconnaître le double canal dont les villosités sont parcourues, surtout quand elles sont pleines de sang coagulé. On peut reconnaître en même temps leur intrication, leur terminaison, en petits prolongements arrondis en doigt de gant, qui se détachent

____

(1) Coste, *Embryogénie comparée.* Paris. 1837.

çà et là des branches principales ou forment leurs
extrémités. On voit de plus qu'elles sont formées, comme
le chorion, d'une membrane dense, homogène ou fi-
broïde, parsemée de granulations moléculaires, jaunâtres, brillantes au centre, et de noyaux particuliers,
plus abondants dans certains endroits que dans d'autres.

Tous ces faits ne peuvent plus être vus sur les pla-
centas injectés; l'injection en est, du reste, facile et
la densité de la membrane spéciale qui, à proprement
parler, n'est pas vasculaire par elle-même, fait que les
transsudations et les ruptures arrivent très rarement.
J'ai reconnu sur une pièce, présentée à la Société de
biologie par M. le docteur Désir, que les môles hydati-
ques sont formées par une hydropisie des villosités
creuses qui, d'espace en espace, sont distendues par des
accumulations de liquides séparées l'une de l'autre par de
minces filaments. Elles représentent ainsi des sortes de
chapelets de petits kystes simulant des grappes de rai-
sins. A la surface des kystes, et çà et là sur les filaments
qui les unissent, on voit des terminaisons en doigt de
gant qui conservent l'aspect normal. Je n'ai pu en reconnaître la structure propre à cause de l'action de
l'alcool (1).

27. Ces prétendus capillicules ou lacunes ne sont
rien autre chose que les interstices des fibres de chaque

(1) J'ai retrouvé la même disposition sur une pièce fraîche, analogue à la précédente, que M. Follin a présentée à la Société de Biologie. La structure des parois des vésicules ou kystes hydatiformes et
des filaments ramifiés qui les unissent entre eux, est la même que
celle indiquée plus haut pour le chorion et ses villosités ; l'aspect de
leurs ramifications est reproduit par celui des grappes de kystes. Ces

tissu qui ont été remplis par la matière à injection épanchée lentement. Ces espaces n'existent pas primitivement; mais quand les capillaires (et non un gros vaisseau) viennent à se rompre, comme il faut bien que la matière qui s'échappe petit à petit du mince conduit rompu se place quelque part, elle écarte lentement les fibres les unes des autres en glissant dans le sens de leur longueur et se creusant un canal entre elles par suite de leur écartement forcé. Lorsqu'on connaît déjà la texture du péritoine, de la plèvre, du poumon, du foie, des muscles, du tissu cellulaire, on voit ces traînées de matière colorante reproduire la direction des fibres, ou des vaisseaux primitifs des fibres et leur mode d'entrecroisement.

Aussi forment-elles des mailles entrecroisées à angles aigus dans le tissu cellulaire, la plèvre, le derme, le péritoine, etc., ou on les remplit quelquefois avec du mercure en voulant injecter les lymphatiques. Cependant au bout de peu de temps on les distingue des réseaux d'origine de ces vaisseaux, quoique, dans quelques cas, on voie le mercure partir de ces traînées pour remplir, soit des réseaux, soit des troncs lymphatiques.

28. Pour tous ceux qui ont vu, dans tous les tissus quels qu'ils soient de tous les vertébrés, et même des Céphalopodes, que les capillaires sont constitués de la même manière, c'est-à-dire par une membrane homogène, in-

parois, les granulations et noyaux dont elles sont parsemées, sont insolubles dans l'acide acétique. Le liquide contenu est une sérosité renfermant quelques cellules épithéliales libres à divers degrés de développement, des noyaux libres semblables à ceux de ces cellules, et quelques granulations moléculaires.

soluble dans l'acide acétique, ayant 1 ou 2 millièmes de millimètre d'épaisseur pour les capillaires les plus fins, qui n'ont jamais au-dessous de 0^{mm},008 de diamètre total chez l'homme, ce qui est le diamètre des globules du sang, il serait inutile d'insister sur l'impossibilité où se trouve quelque poussière que ce soit de sortir des vaisseaux. Je ne l'aurais pas fait s'il n'était nécessaire de prévenir de cet accident ceux qui se proposent de faire les injections, et si l'on ne voyait encore ces erreurs être admises et se propager sans examen.

Henle (1) fait déjà remarquer que nulle part on ne voit d'orifices aux parois des capillaires, et s'il y en avait on le verrait bien, puisqu'on aperçoit dans leur épaisseur des granulations moléculaires qui ont à peine 1 ou 2 dix-millièmes de millimètre.

On a déjà vu plus haut que cette injection des interstices fibrillaires se produit quand on pousse l'injection outre mesure, et principalement avec beaucoup de facilité quand les tissus sont trop altérés ; il est alors presque impossible de l'éviter. D'autre part, en se plaçant dans d'autres conditions, cet accident ne se montre pas ; on peut faire les injections les plus riches dans lesquelles on voit les matières en contact au milieu de tous les réseaux capillaires sans que ces interstices soient remplis, non plus que les lymphatiques. Les faits précédents sont simplement des faits d'observation.

Il faut ajouter encore que l'opérateur peut voir quelquefois ce mode particulier d'épanchement se produire brusquement sous ses yeux dans un point du tissu qu'on injecte, et se propager peu à peu par places plus

____

(1) *Traité d'anatomie générale.* Paris, 1843, t. II.

ou moins étendues, suivant l'état de la pièce et la force de la pression.

En tenant compte de tous ces faits, et lorsqu'on les a vus avoir lieu ou manquer un grand nombre de fois, constamment dans telles ou telles circonstances, on ne peut s'empêcher de reconnaître que les capillaires déjà altérés se rompent plus facilement que ceux qui sont encore frais et laissent infiltrer la matière à injection. C'est alors aussi que les lymphatiques s'injectent facilement par les vaisseaux sanguins, comme lorsqu'on pique dans le tissu cellulaire avec le tube à mercure.

29. La méthode à injection par double décomposition, qui consiste à injecter d'abord de l'acétate de plomb, puis du chromate de potasse, ce qui donne un précipité jaune de chromate de plomb, est susceptible aussi de donner lieu à quelques erreurs. Sachant que l'eau, la gélatine, le suif même, poussés dans les vaisseaux, transsudent au travers des parois sans les rompre, comme le sérum du sang lui-même transsude continuellement au travers des mêmes parois pendant la vie; sachant que ces substances infiltrent les tissus, en écartent les fibres, comme sur un sujet légèrement œdématié, il ne faut pas être étonné de voir les solutions plombiques et chromiques transsuder de la même manière, et précipiter aussi bien au dehors que dans les capillaires.

Je me suis assuré, en effet, qu'avec l'une et l'autre de ces solutions on produit un œdème artificiel aussi facilement qu'en injectant avec de l'eau; ce liquide surabondant se trouvant nécessairement entre les fibres qu'il maintient écartées, le précipité qui résulte de l'addition d'une autre dissolution ne peut pas occuper une autre place, les fibres des tissus n'étant pas creuses. C'est aussi ce que montre le microscope, car on obtient ainsi les mêmes formes de réseaux que par la rupture des capillaires dont il a été question à propos de l'injection des matières colorantes; et il est impossible qu'il en soit autrement, puisqu'elles dépendent de la texture du tissu. Il se forme aussi un précipité tout le long des capillaires, et les traînées interfibrillaires de chromate de plomb qui sont en communication avec lui font croire, souvent à s'y méprendre, qu'elles communiquent avec les capillaires eux-mêmes. Les tissus très serrés et vasculaires, comme le périoste, ou très serrés et peu vasculaires, comme les tendons, ligaments, aponévroses, ne présentent, du reste, jamais cet accident; ce sont seulement les tissus fibrilleux à texture peu serrée.

Cet inconvénient, qui est des plus graves, quoique pouvant être évité, doit faire rejeter cette méthode d'injection; elle ne peut être employée que pour faire une étude préliminaire des vaisseaux, et il ne faut pas pousser longtemps, ni fort, afin d'éviter la transsudation. Elle a fait croire, dans beaucoup de cas, à des *lacunes* là où il n'y en a pas, d'autant plus facilement, que le précipité hors des vaisseaux a lieu sans rupture de ceux-ci et en conservant toutes les apparences de l'état normal à la préparation, vu la régularité de l'arrangement des fibres des tissus. En outre, le précipité floconneux de jaune de chrome obtenu ainsi diminue beaucoup de volume quand la pièce se dessèche, ou seulement quand elle perd son eau dans l'alcool ou autre liquide conservateur. Les parois des capillaires reviennent en même temps sur elles-mêmes, s'appliquent plus ou moins exactement sur ce précipité; en sorte que les dimensions des vaisseaux prises sur ces pièces sont nécessairement inférieures au diamètre réel des capillaires, tel qu'on l'obtient sur les préparations injectées autrement, et sur les capillaires qu'on a isolés sans injection et portés sous le microscope.

30. On sait que lorsque l'estomac contient des aliments, le suc gastrique sécrété pour les digérer attaque après la mort les parois de l'estomac aussi bien que son contenu. Cette action est générale; mais chez les poissons, elle est tellement énergique (chez les cartilagineux en particulier), que les parois de l'estomac, dans toute leur épaisseur et une partie de celle des parois abdominales, sont altérées en quarante-huit heures, au point de faire manquer toute injection. Le même fait a lieu, mais moins énergiquement, dans le cœcum ou dans la partie correspondante de l'intestin chez les animaux qui n'en ont pas : telle est l'extrémité inférieure de l'intestin à valvule spirale des plagiostomes.

Comme immédiatement au-dessous de l'épithélium, les muqueuses sont couvertes d'un réseau très serré, il est le premier attaqué, et l'on a une fuite à toute la surface interne du viscère.

Cet inconvénient se produit dans l'intestin grêle et le gros intestin lorsqu'il renferme des matières alimentaires, mais d'une manière moins prononcée ; de sorte qu'on a plus de chance d'y voir réussir l'injection. Du reste, dans tous les cas, pour bien injecter d'assez grandes surfaces, il est rare qu'on ne soit pas obligé de pousser au point de déterminer quelque rupture

des capillaires, sans que pour cela l'injection soit toujours manquée.

C'est cette pluie d'injection qui a lieu par une infinité
de petits orifices quand la muqueuse est digérée ou déjà
trop altérée qui a fait croire et fait croire encore, à
quelques anatomistes, que les capillaires ont des orifices
à la surface des villosités ou ailleurs ; mais lorsqu'elle a
lieu, l'étude de la muqueuse, faite au microscope, montre
des orifices ou ruptures par lesquelles on voit toujours
une petite gouttelette faire saillie. Lorsqu'au contraire
il n'y a pas de fuite ou qu'elle ne se produit que par
places, on n'observe rien de semblable, et l'on peut constater l'intégrité des parois et la netteté des contours
des capillaires. Alors seulement l'injection est bien
réussie, les réseaux bien remplis ; ce qui n'est pas dans
l'autre cas, aussi bien dans l'intestin grêle où il y a des
villosités, que dans l'estomac et le gros intestin qui en
manquent.

31. Il faut tirer parti des faits dont nous venons de
parler pour prendre les précautions suivantes, auxquelles j'ai été amené par l'expérience. C'est que chez
les animaux dont on veut faire une injection artérielle
fine et générale, et qui ont l'intestin rempli, il faut lier
les troncs intestinaux, autrement on aura des fuites
qui feront manquer l'injection. Leur tube digestif ne
peut recevoir alors qu'une injection grossière. Lorsque
ses parois sont digérées dans une certaine épaisseur,
on voit le liquide, injecté par les artères, revenir par
les veines, ou *vice versâ*, dès qu'il est arrivé à des vaisseaux d'un demi-millimètre de diamètre. Ceci a lieu
surtout chez les poissons et les reptiles, mais ne se
présente pas quand on prend un animal dont l'intestin

est vide, condition à laquelle il faut se conformer pour faire une bonne injection des artères et des veines, à moins d'injecter peu d'heures après la mort.

32. Outre les précautions précédentes à peu près les seules à prendre quand on veut faire une injection générale, il en est d'autres qui concernent les injections partielles. Ainsi toutes les glandes et tout le tube digestif s'injectent mieux seuls, isolés des autres parties du corps, que lorsqu'on fait une injection générale. Cela est surtout vrai lorsqu'on veut remplir les deux ordres de vaisseaux, parce qu'on voit mieux où en est la première injection, et le moment où il faut s'arrêter pour pousser la seconde.

Pour injecter la peau, les muscles, les centres nerveux, il faut faire une injection aussi générale que possible ; néanmoins on est forcé de se borner à un membre, ou pour la tête, aux artères carotides, en liant les sous-clavières et les vertébrales. Mais lorsqu'on fait une injection générale, celle de la peau ne réussit pas parfaitement, à moins de pousser très longtemps, jusqu'à ce que l'injection soit revenue d'un ordre de vaisseaux dans l'autre. En effet, le foie, l'intestin, les reins, la rate, etc., se laissant pénétrer plus facilement que la peau, les muscles, etc., ils se remplissent énormément pendant que les autres s'injectent à peine. Par conséquent, quoiqu'il soit possible, avec de l'habitude, de distinguer sous le microscope les artères des veines injectées de la même couleur, quoiqu'on ait besoin d'étudier les organes injectés uniquement, tantôt par les veines, tantôt par les artères ; comme il faut toujours en venir à les étudier avec tous les ordres de vaisseaux autant que possible également remplis, lorsqu'on voudra faire une injection de ce genre, c'est une injection partielle qu'il faut faire. Si l'on veut injecter par l'aorte, il faut tout au moins lier les troncs viscéraux pour les injecter à part.

La tête et les organes du petit bassin seuls doivent être injectés en masse, la première par la carotide, les seconds par l'iliaque interne; quant aux veines, il faut ordinairement faire plusieurs injections successives dans diverses branches. Il faut préalablement lier toutes les branches qui ont de grosses anastomoses ; celles qui, étant coupées, donneraient des fuites, et cautériser les surfaces coupées ou déchirées, pour éviter les pertes par les capillaires.

33. Pour les viscères pris séparément, il faut exprimer le sang des gros troncs, sans y faire entrer d'air, et les lier ensuite, ainsi que les branches nombreuses qui peuvent avoir été coupées à cause des anastomoses. C'est surtout l'injection de l'estomac, du duodénum et du pancréas, qui exige le plus grand nombre de ligatures et de cautérisation. Il en est de même de la thyroïde ; les veines variant beaucoup, il faut enlever le larynx, un morceau de l'œsophage et les jugulaires internes tout à la fois, fendre cette dernière veine et lier les branches thyroïdiennes à leur embouchure, sauf une ou deux principales de chaque côté et la jugulaire antérieure, qui ne reçoivent que des ligatures provisoires pour être injectées successivement.

Ces injections successives de plusieurs vaisseaux de même ordre, surtout des veines, de la thyroïde, de l'estomac, du duodénum, etc., font sentir la nécessité d'employer une injection liquide à froid, ou, dans le cas contraire, de tenir l'organe dans l'eau tiède.

Les préparatifs, ligatures, cautérisation, etc., prennent toujours beaucoup de temps, ordinairement une heure ou deux, et exigent de bien réfléchir d'abord à tous les vaisseaux de l'organe et à leurs anastomoses. Il est rare que quelque variété ou des branches inaperçues ne donnent pas lieu à des suites ; il faut alors saisir le vaisseau à l'aide des pinces à pression continue, le cautériser s'il est très petit, ou suspendre l'injection pour faire une ligature.

CHAPITRE IV.

DES PRÉCAUTIONS A PRENDRE PAR L'ANATOMISTE, ET DU MANUEL OPÉRATOIRE.

54. Le vaisseau qu'on veut injecter étant mis à nu, il faut y introduire la canule, après l'avoir incisé dans une partie de sa circonférence. On peut, pour en faciliter l'introduction, la remplir par un mandrin de bois conique à son extrémité, qui fait saillie au dehors et qui écarte les parois de vaisseaux revenues sur elles-mêmes ; pour les petites canules, il faut un mandrin de métal, ceux en bois, étant trop fragiles, se brisent très facilement.

Comme il est très important de ne pas pousser d'air dans les vaisseaux, parce que ses bulles ne pouvant traverser les capillaires en déterminent la rupture, il faut, quand on ne met pas de mandrin dans la canule, la remplir préalablement d'eau ou d'essence de térébenthine ou de la couleur qu'on veut injecter. Ce liquide reste sans s'écouler, quand on met un bouchon à l'extrémité de la canule qui doit s'adapter à la seringue (pl. I, fig. 4). Lorsqu'on ne prend pas cette précaution d'avance, il faut, avant d'y fixer le porte-canule, faire couler du liquide goutte à goutte dans la canule liée déjà au vaisseau, jusqu'à ce qu'elle soit pleine.

Il faut, en général, passer deux fils au-dessous de la canule, afin de lier au delà, dès que l'injection est finie, et empêcher le retour, ou si le premier fil casse, le second le remplace. La ligature doit être faite avec précaution, de manière à ne pas trop couper les parois du vaisseau, celles des artères surtout. Le fil qui a servi à lier la canule devra être ramené en arrière et lié sur l'oreille de celle-ci (pl. I, fig. 4) pour empêcher qu'elle ne sorte du vaisseau.

55. Après s'être assuré que la seringue ne contient pas d'air, et l'avoir fixée sur la canule, il faut pousser l'injection. Une des principales conditions pour qu'une injection des capillaires réussisse bien, c'est de pousser avec lenteur et d'une manière égale, afin de distendre les vaisseaux sans les rompre. Lorsqu'on a reconnu que la matière colorante a pénétré jusque dans les capillaires du premier ordre de vaisseaux par lequel on a commencé l'injection, on recommence de la même manière pour les autres. Peu importe, du reste, l'ordre de vaisseaux par lequel on commence. Néanmoins, comme le volume et le nombre des veines gênent pour lier les artères, c'est en général celles-ci qu'il faut remplir en premier lieu.

Quel que soit l'organe qu'on injecte, il faut toujours une heure et demie à deux heures pour chaque système de vaisseaux. Toutes les fois que l'on veut aller plus vite, ou bien l'injection ne réussit pas de manière à avoir les deux matières en contact l'une de l'autre dans les capillaires, ou bien il survient des ruptures.

On s'aperçoit facilement quand survient cet accident à la diminution brusque de l'obstacle que l'on éprouve à faire avancer le piston dans la seringue, et à sa marche rapide, tandis qu'auparavant elle était lente et graduelle. Lorsqu'on voit l'endroit où se fait la rupture, si elle n'a pas lieu sur le tronc principal, on oblitère la branche rompue avec une pince à pression continue. Si la fuite a lieu par de minces capillaires qu'on ne peut ni cautériser ni pincer, on peut continuer l'injection qui ne réussit pas moins pour cela ; seulement il faut perdre une partie de la matière et pousser pendant plus longtemps, parce que, dès que survient une fuite, une partie de la force employée se perd à chasser l'injection par cette issue, et diminue d'autant la pression exercée auparavant sur les capillaires. Aussi la marche de l'injection dans ces vaisseaux diminue aussitôt de rapidité.

Lorsque les épanchements ne se font pas par des capillaires proprement dits, cas où ils laissent la matière à injection s'infiltrer dans les tissus, on les distingue immédiatement par les petites bosselures qu'ils forment et la manière dont ils soulèvent les membranes. Ces petites bosselures, mamelonnées, d'un aspect particulier, se forment souvent sur une surface assez étendue au-dessous des séreuses, fibreuses, etc., qui les laissent voir par transparence, ou dans les interstices des muscles, le long des nerfs, etc. Si la pression vient à être exagérée, ou si l'injection arrive dans un endroit où les faisceaux de fibres du tissu cellulaire offrent moins de résistance, au lieu de petites locules séparées incomplétement par ces derniers, il se forme un épanchement plus ou moins volumineux ou arrondi. Dans quelque cas que ce soit, il est toujours assez facile de reconnaître que c'est un accident de l'injection et non quelque chose de régulier, pour ne pas être obligé d'insister davantage sur ce point. Dans les cas même où il s'agit d'un tissu érectile, les aréoles ou lacunes circonscrites par les trabécules de ce tissu se distinguent toujours de ces épanchements par plus de régularité dans leur ensemble, et par un aspect tout spécial qui ne peut guère être décrit.

56. Il est toujours facile, en faisant une injection, de la réussir quand on ne s'inquiète que d'un seul ordre de vaisseaux, parce qu'alors il suffit de pousser fort et longtemps, et le liquide qui pénètre par les artères revient par les veines. Mais comme on ne fait pas les injections pour remplir le plus de vaisseaux possible d'un seul ordre, mais bien pour étudier comparativement la distribution de chacun d'eux, il n'y a pas un grand mérite à rougir toutes les surfaces d'un animal avec du vermillon poussé dans les artères, ou à le bleuir en poussant de l'indigo dans les veines, puisqu'on ne peut plus étudier la disposition réciproque des vaisseaux. On fait de la sorte de belles injections, mais elles ne sont pas bonnes pour le but qu'on doit se proposer en les faisant. Il est vrai qu'on parvient avec un peu d'habitude à distinguer à l'aide du microscope les artères des veines, même remplies d'une seule couleur; mais dans nombre de circonstances on peut se tromper, et l'étude faite ainsi est très difficile.

Il faut, il est vrai, quelquefois étudier les artères injectées seules et les veines aussi, mais à la condition précisément que la matière n'aura pas passé des unes dans les autres. Aussi, les injections dans lesquelles on a tout rempli par les mêmes vaisseaux n'ont rien de caractéristique, ni d'instructif, parce qu'on ne voit que des surfaces chargées de réseaux, sans distinguer ce qui est artère de ce qui est veine.

37. La principale difficulté des injections est de remplir également les deux ordres de vaisseaux dans les limites de leur capacité, jusqu'à ce que les deux matières se touchent dans les réseaux capillaires. Cette difficulté est d'autant plus grande, que l'habitude seule conduit à savoir quand il faut s'arrêter de pousser dans un vaisseau pour injecter l'autre, sans qu'on puisse rien dire qui serve de guide. Aussi faut-il toujours s'attendre à manquer deux ou trois injections avant d'en réussir une; plus ou moins suivant les organes et l'habitude qu'on a déjà. Toujours aussi, à côté de parties bien réussies, on en trouve qui ne le sont pas, soit à cause de rupture, soit à cause de la transsudation du suif à travers les parois capillaires, ce qui empâte le tissu, soit par les causes déjà indiquées plus haut ou d'autres dont on ne se rend pas compte.

Très souvent l'aspect extérieur des surfaces ou leur examen à la loupe font croire que l'injection est bien réussie, mais le microscope montre qu'il n'y a que les principaux capillaires de pleins et que les réseaux ne le sont pas ou le sont très imparfaitement. Mais ces injections mal réussies peuvent toujours être utilisées en ce qu'elles permettent d'étudier la disposition des principaux *troncs capillaires*, comparativement aux réseaux qui, lorsqu'ils sont pleins, masquent les précédents.

Les bonnes injections sont la partie la plus difficile de l'art anatomique, surtout au point de vue de l'anatomie générale; mais il ne faut pas aller jusqu'à se

figurer, comme le font quelques personnes, même parmi
celles qui font de belles injections, que chacun ne peut
en faire autant. Le principal en cela, comme pour le
microscope et beaucoup d'autres points d'anatomie, est
de mettre le temps nécessaire à l'accomplissement de
toutes les conditions qu'exige la réussite du travail.

CHAPITRE V.

ÉTUDE DES INJECTIONS.

38. La dissection des injections destinées à être vues
au microscope doit être faite sous l'eau, ainsi que
toutes les dissections faites à l'aide de cet instrument,
à quelques exceptions près.

Il faut faire une étude assez longue de chaque injection avant de savoir si elle est réussie ou non, et il
faut étudier ainsi plusieurs injections du même tissu. Il
faut, comme pour l'étude des éléments anatomiques à
l'aide du microscope, faire son éducation sous ce rapport avant de savoir distinguer ce qui est utile de ce
qui n'a aucune importance. On ne peut pas non plus,
dès la première vue, distinguer les plans divers des
capillaires superposés.

Ce qui frappe d'abord, c'est la teinte générale de la
pièce suivant la couleur employée, et ce n'est qu'à la
longue qu'on apprend à reconnaître les faisceaux des
tissus, les lobules glandulaires, etc., et la distribution,
les flexuosités des vaisseaux qui les accompagnent ou
les couvrent. De même pour les muqueuses, les ondu-
lations, les anastomoses des capillaires, leur distribution au pourtour des orifices glandulaires, ces orifices
eux-mêmes, etc., ne peuvent être bien étudiés qu'autant

qu'on met plusieurs heures, quelquefois plusieurs jours à les examiner. Aussi il est rare que les injections que l'on montre en passant soient bien interprétées, quand déjà ceux qui les voient n'ont pas encore l'habitude d'en examiner; il est rare aussi qu'il leur reste autre chose que le souvenir de l'élégance des réseaux colorés.

59. Les dissections des tissus injectés se font surtout à l'aide des ciseaux, des pinces et des aiguilles droites ou courbes (pl. I, fig. 8 et 9). Il est souvent plus utile de procéder par tractions lentes et graduelles que par section, parce qu'on ménage beaucoup plus les vaisseaux. Le microtome de Straus (pl. I, fig. 10) est ordinairement très utile pour ces dissections, à cause de la précision avec laquelle on coupe tel ou tel filament, sans que la main tremble et dérange la préparation.

Fig. 3.

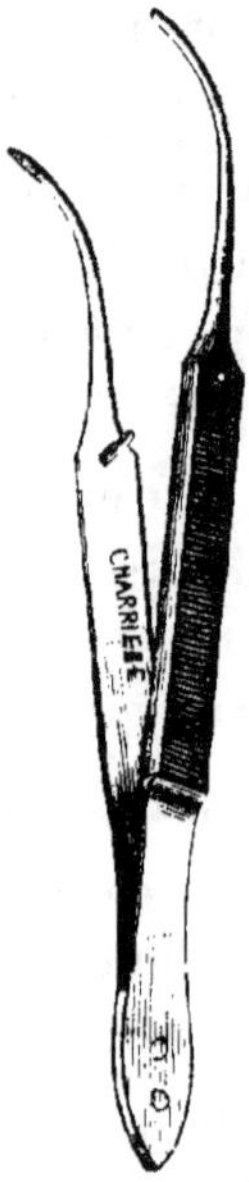

Les pinces dont il faut se servir sont, ou des pinces fines ordinaires droites, ou courbes de champ (fig. 3). Dans beaucoup de circonstances, les pinces à talon élargi, de manière à ce que les pointes prismatiques et aiguës ne dévient pas, sont indispensables. Il faut en avoir de droites (fig. 4, b); d'autres courbées sur le côté (fig. 4, c); d'autres droites, différant des premières par leurs pointes effilées comme des aiguilles (fig. 4, c): celles-ci permettent de saisir les parties les plus fines en ne masquant qu'une très petite étendue du champ du microscope ou de la loupe.

Pour étudier les muqueuses, il faut d'abord en laver la surface par un filet d'eau qui en enlève le mucus, et

ordinairement l'épithélium. Celui des muqueuses laryn-
giennes, trachéales
et des grosses bron-
ches, donne plus de
peine à être enlevé
que les autres. Dans
les parties où il
reste, il gêne l'ob-
servation et fait pa-
raître les vaisseaux
tapissés d'un voile
grisâtre.

Dans l'étude des
glandes et autres
parenchymes, il ne
faut jamais se con-
tenter d'examiner la
surface, mais il faut

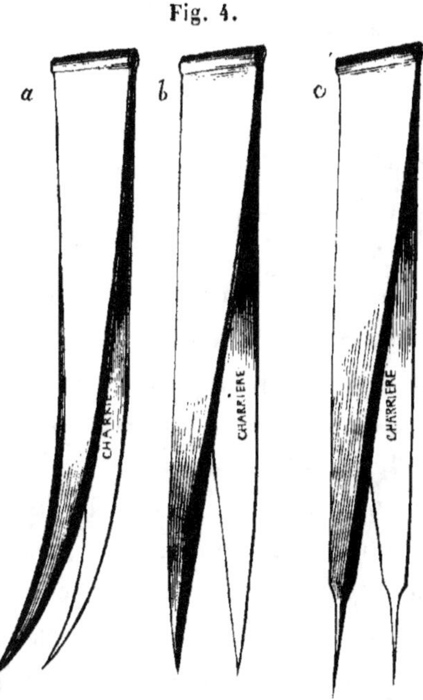

Fig. 4.

poursuivre les vaisseaux le long des conduits glandulaires, ce qui constitue la partie la plus difficile des
dissections de ce genre ; mais les procédés à suivre pour
cela ne présentent rien d'assez invariable pour qu'il
soit utile de le signaler, chacun s'ingéniant à sa manière pour arriver au but.

40. Les injections une fois faites, et disséquées de
manière à en avoir de bonnes préparations, peuvent
être conservées de plusieurs manières. Beaucoup d'entre
elles doivent être étalées sur des plaques de verre noir
couvertes de térébenthine de Venise ou de baume du
Canada, et l'on recouvre le tout d'une autre plaque de
verre transparent. On peut, au lieu de verre noir en
employer du blanc, et pour examiner la préparation, on

la place sur de la cire ou du drap noir, ou d'autre couleur, suivant celle qu'on trouve plus convenable. Les préparations relatives aux injections du placenta, aux muscles, à un grand nombre de glandes, peuvent être conservées ainsi. Certaines membranes, comme la peau, le péritoine, la plèvre, peuvent être desséchées simplement et recouvertes ensuite de vernis à l'alcool première qualité.

Cependant pour beaucoup de tissus, les procédés précédents présentent plusieurs inconvénients. Ainsi, pour les muqueuses qui ont des villosités, pour celles qui, sans en avoir, présentent de petits bourrelets caractéristiques autour des orifices glandulaires, et pour quelques glandes, comme la thyroïde, la dessiccation ou la conservation entre deux plaques de verre déforment ou font disparaître ces particularités. Il faut, par conséquent, les conserver simplement dans l'alcool étendu, et à chaque observation on les place dans l'eau. Dans diverses circonstances que l'usage amène à connaître, il est bon d'avoir pour les mêmes choses des pièces conservées ainsi, et d'autres desséchées et placées entre deux lames de verre, parce qu'alors certaines particularités pouvant être mieux vues de cette manière, on sacrifie les autres pour elles.

41. Il faut toujours avoir soin, en donnant les diamètres d'un vaisseau, d'indiquer si la pièce est desséchée, si elle est injectée et conservée dans un liquide, ou si c'est sur un capillaire non injecté qu'on a pris les mesures ; car la dessiccation, ainsi que nous l'avons déjà dit, détermine un rétrécissement des vaisseaux. Les parois s'appliquent sur la matière à injection, celle-ci diminue d'autant plus de volume qu'elle est plus liquide

et qu'une plus grande quantité du véhicule s'évapore. On remarque aussi que dans les injections trop liquides, dans celle par double décomposition surtout, les vaisseaux s'aplatissent, leurs bords deviennent moins réguliers qu'avec d'autres substances, lors même que les pièces sont conservées dans l'eau alcoolisée.

DEUXIÈME SECTION.

Des Microscopes simples et composés.

PRÉLIMINAIRES.

42. Le *sens de la vue* nous sert à reconnaître la couleur des tissus et des liquides, le volume des organes, ce qui quelquefois suffit pour les distinguer entre eux. Il nous montre, en outre, leur opacité ou leur transparence, leurs reflets, leur disposition fibreuse, ou granulée, ou homogène, etc.; la direction des fibres, leur état lâche ou serré, la richesse en vaisseaux, la distribution de ceux-ci, qui exige presque toujours l'emploi de la loupe ou du microscope pour bien être étudiée.

La demi-transparence des tissus animaux, leur teinte, les reflets qu'ils donnent en faisant jouer la lumière sur eux, leur manière de la réfracter par transparence, donnent à beaucoup d'entre eux un aspect général qui a un cachet spécial et tout caractéristique. On ne peut qu'imparfaitement le rendre par la description ou le dessin, et l'on ne peut s'en faire une idée juste par la lecture. On en tire néanmoins des caractères importants dans la pratique de l'anatomie normale et pathologique, surtout par la comparaison de ces deux états. Plus on voit de ces tissus divers, plus on prend l'habitude de tenir compte à la fois de la couleur, de la transparence, de la disposition réciproque habituelle des parties, de leur volume, etc., en même temps que des caractères de forme et d'autres plus ou moins spéciaux, d'où résulte cet aspect des tissus souvent si caractéristique.

CHAPITRE PREMIER.

DES LOUPES OU MICROSCOPES SIMPLES, ET DE LEUR EMPLOI.

ARTICLE PREMIER.

45. En anatomie générale, la loupe ne sert qu'à un examen préliminaire et non à un examen définitif des tissus. Cet instrument est utile pour observer préalablement une injection naturelle ou artificielle, afin d'étudier la distribution générale des capillaires principaux. Mais le grossissement est toujours insuffisant pour en faire une étude approfondie. Les loupes grossissant dix à douze fois ont déjà un champ trop peu étendu et un foyer trop court pour être faciles à employer; il faut, du reste, ordinairement un pouvoir amplifiant plus considérable pour arriver à de bons résultats à cet égard. C'est au microscope à dissection qu'il faut recourir, instrument qui remplit d'une manière favorable les deux conditions précédentes, et permet de placer les préparations sous l'eau, ce qu'il est indispensable de faire dans la plupart des cas, surtout lorsqu'il s'agit d'une surface couverte de villosités.

Les loupes servent aussi à examiner les orifices glandulaires à la surface des membranes, les filets nerveux très fins, etc. Le plus souvent elles ne sont directement utiles que pour prendre de très petites portions d'un tissu, comme les *acini* des glandes ou des parcelles d'une tumeur, pour les placer ensuite sous le microscope. Dans ces circonstances, il est nécessaire de les fixer à un porte-loupe.

44. Il faut, pour les différents cas qui peuvent se présenter, avoir des loupes grossissant depuis trois ou quatre fois en diamètre jusqu'à dix à douze fois ; du reste, les diverses espèces de ces instruments qu'on peut employer sont à peu près également bonnes, et l'on peut en laisser le choix à chaque anatomiste, suivant ses habitudes.

Celles auxquelles je me suis arrêté sont des loupes formées d'un cylindre de verre dont les deux extrémités ont reçu la courbure appropriée au grossissement qu'on veut obtenir. Au milieu, le cylindre est échancré (fig. 5, c) circulairement dans une partie de son épaisseur, de manière à prendre la forme

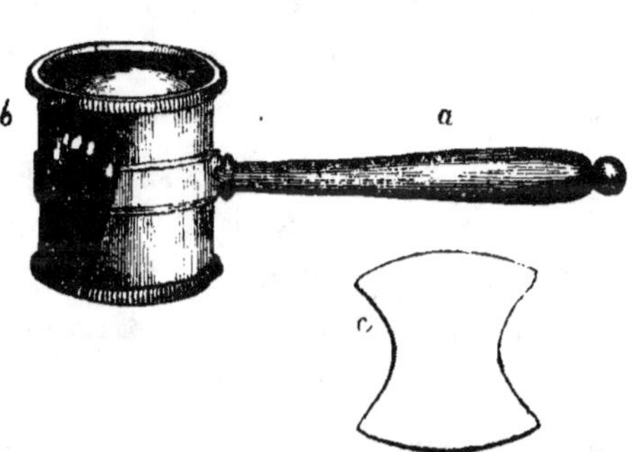

Fig. 5.

d'un sablier. La partie échancrée du cylindre est noircie de manière à empêcher le passage des rayons lumineux ; elle joue ainsi le rôle d'un diaphragme qui ne laisse passer que les rayons du centre et éteint ceux de la circonférence. L'aberration de sphéricité est détruite à peu près complétement. Elles ont l'avantage de faire perdre beaucoup moins de lumière que les loupes achromatiques, parce qu'elles ne présentent que deux surfaces de verre à traverser, au lieu de quatre comme ces dernières, tout en montrant les objets avec autant de netteté.

Le cylindre de verre échancré est protégé par un cylindre creux en cuivre, lequel porte un manche qui sert à les tenir pendant qu'on observe (fig. 5, *b*). Ce manche permet de les adapter directement aux pinces de tous les porte-loupes. Elles deviennent très utiles pour un grand nombre de dissections. Il en faut plusieurs pour les divers grossissements, de 2 à 5, 5 à 8 et 10 à 12 diamètres; mais celles qui donnent le grossissement moyen suffisent dans la presque totalité des cas, surtout pour disséquer les tissus, les animaux ou les plantes de petit volume, mais assez gros pour ne pas exiger l'emploi du microscope à dissection.

45. *Porte-loupe* (pl. I, fig. 11).— On est très-souvent obligé d'avoir les deux mains libres pour examiner les objets à la loupe, comme nous venons de le voir pour disséquer; pour cela il faut que cet instrument soit fixé et puisse cependant être tourné en tous sens.

Le porte-loupe le plus commode est celui de Straus. Il est composé d'un pied quadrilatère en laiton *a*, surmonté à ses extrémités de deux supports, l'un droit *b*, l'autre courbe *c*. Une tige articulée et susceptible de se démonter, *d*, *e*, joue autour d'un centre représenté par un genou articulé *f*, qui surmonte le support courbe *c*. Cette ligne porte à son extrémité fixe un anneau *g* que l'on fait glisser à volonté sur la tige droite *b*, de manière à faire monter ou descendre l'extrémité libre *d* de la tige autour du genou *f*. Cette extrémité porte une pince *h*, serrant par un anneau à coulisse ; elle est susceptible de s'élargir beaucoup, de manière à pouvoir saisir le manche de toute espèce de loupe, ou celui de diverses sortes d'anneaux que l'on achète tout faits ou que l'on fait soi-même avec du fil de fer pour supporter, soit des loupes d'horloger, soit des *doublets* (fig. 12). On pourrait encore perfectionner ce porte-loupe en ajoutant à la tige une articulation destinée à lui faire exécuter de faciles mouvements de latéralité.

ART. II. — Théorie de la loupe.

46. Les loupes sont des instruments d'optique qui ont la propriété de faire paraître les objets plus gros qu'ils ne sont ; ils ont, comme on dit, la propriété de grossir (en apparence) les objets. Elles sont formées d'une lentille biconvexe ou plan convexe.

Leur action réelle n'est autre que de fournir le moyen de voir distinctement à une très petite distance, 2 ou 5 centimètres par exemple, un objet qu'il faudrait sans cela placer à environ 22 centimètres. Cette seule circonstance rend l'angle visuel beaucoup plus grand (fig. 6), et en même temps un grand nombre des faisceaux lumineux qui (outre les rayons parallèles), partis de tous les points de l'objet *a b*, seraient

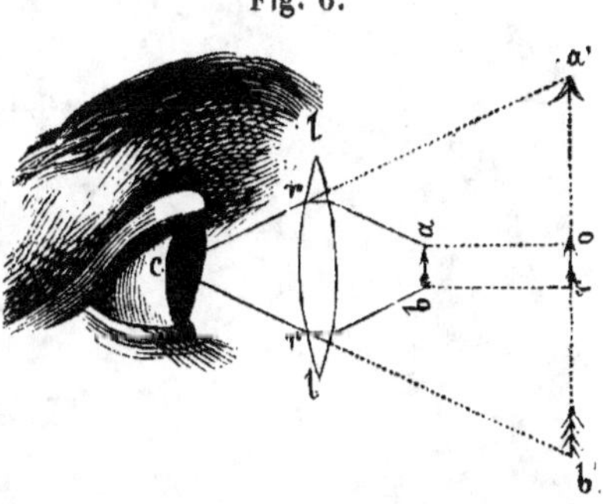

Fig. 6.

allés tomber en s'irradiant sur les côtés de l'œil *c*, peuvent pénétrer dans la pupille. Ils sont, en effet, rendus parallèles et même convergents par la lentille ll, pourvu que l'objet soit placé très près de son foyer principal.

C'est cette double raison de la situation de l'objet près de l'œil, et des rayons divergents rendus très convergents par la loupe, de manière à s'entrecroiser au centre optique de l'œil sous un angle bien plus ouvert que si cette lentille n'avait pas été employée (voy. fig. 7), qui fait paraître l'objet considérablement grossi. Ce fait permet en même temps d'en apercevoir les plus petits détails dont auparavant les rayons lumineux n'auraient pu former un angle optique assez ouvert pour que l'image comprise entre les deux côtés fût perçue par la rétine.

Soit, par exemple, pour rendre la démonstration du fait plus évidente, un objet (fig. 7) qui, pour être vu distinctement, devrait être placé en $a\,b$, et enverrait les rayons en $a\,r$, $b\,r$, qui, après s'être entrecroisés dans le cristallin $c\,c$, iraient former au fond de l'œil, sur la rétine, l'image $r\,r$, représentant l'objet renversé. Si au-devant de l'œil, entre lui et l'objet, on place une lentille $L\,L$, on cessera de voir ce même objet; pour le voir

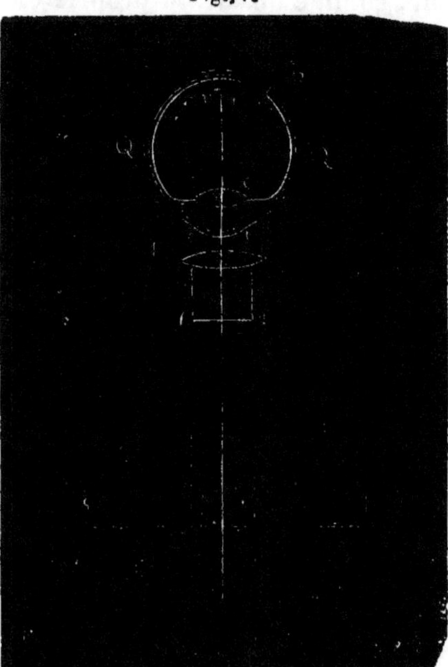

Fig. 7.

directement, il faudra le rapprocher en *df*. Alors les rayons lumineux *fe*, et *d k* qui en partent, recueillis par toute la surface de la loupe et rendus convergents par elle, iront former au fond de l'œil une image *g h* beaucoup plus grande que la première ; d'où la sensation d'un objet beaucoup plus grand que n'est réellement celui qui est examiné.

Mais par l'habitude que nous avons de rapporter les corps à une certaine distance (qui n'est pas celle de la vision distincte, contrairement à ce que disent les auteurs, ainsi que nous le verrons), nous sommes conduits à supposer cet objet plus grand, placé en *s l* par exemple, c'est-à-dire plus loin que *fd*, pourvu toutefois que l'œil soit suffisamment garanti de la vision des corps voisins, sans quoi l'illusion est détruite, et nous ne le supposons plus reporté plus loin qu'il n'est réellement situé. Le pouvoir amplifiant des loupes est exprimé à peu près par le chiffre qui représente le nombre de fois dont la longueur focale des lentilles est contenue dans la distance à laquelle l'objet est reporté. Ainsi que nous l'avons vu plus haut, l'objet doit être placé au foyer de la loupe, qui ne fait que donner aux rayons lumineux qui la traversent, en partant de *d f*, le même degré de convergence que s'il était réellement aussi grand que *l s*, et placé à cette distance de l'œil.

Art. III. — Influence de la myopie et de la presbytie sur la grandeur des objets vus à la loupe.

47. Etant donné un objet d'une grandeur déterminée (fig. 8, *a b*), un myope étant obligé pour le voir distinctement de le placer très près de l'œil, en *a b*, le verra plus grand que le presbyte pouvant le voir à une distance plus considérable $a'\,b'$; en effet, l'angle optique

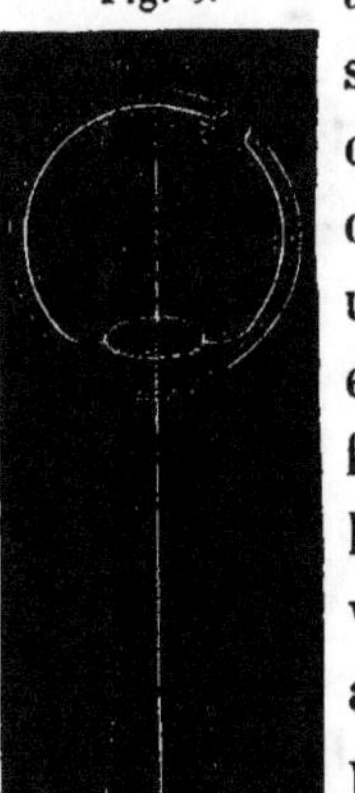

Fig. 8.

$a\,o\,b$ est plus ouvert $a'\,o\,b'$, d'où résulte sur la rétine une image $r\,s$ plus grande que l'image $m\,n$. Si le presbyte regarde ce même objet par un trou percé dans une carte, il pourra le voir distinctement en le plaçant aussi près de son œil que le fait le myope (en $a\,b$ par exemple, au lieu de le placer en $a'\,b'$) ; mais alors il verra l'objet plus gros qu'il ne le voyait auparavant. Il le verra aussi grand que peut le voir le myope, parce que la distance de l'objet à l'œil nu étant la même, l'ouverture de l'angle optique est la même aussi. Comme le myope aussi, le presbyte verra des détails qui lui étaient restés inaperçus, parce que les rayons lumineux qui en partaient ne formaient pas auparavant un angle aussi grand, quoique assez ouvert, pour que l'image limitée par ses côtés pût être perçue par la rétine.

La loupe a, comme on se le rappelle, pour action (fig. 7) de recueillir les rayons partis de l'objet placé en $d\,f$ (trop près de l'œil pour y pénétrer sans l'aide de cet instrument). Elle les fait converger de manière à ce qu'ils forment un angle optique ou visuel $e\,o\,k$ bien plus ouvert que l'angle $a\,o\,b$ que donne l'objet placé à la distance de la vision distincte, et allant peindre sur la rétine une image $g\,h > r\,r$, laquelle est reportée, en vertu de l'habitude, en $l\,s > a\,b$. Ainsi $l\,s$, image de l'objet vu à la loupe, est une image virtuelle.

Comme la distance de la vision distincte est naturellement plus petite chez les myopes, il semble au premier abord que l'image virtuelle $a'b'$ (fig. 6) devra être reportée moins loin pour lui que pour le presbyte et l'image lui paraître plus petite, puisque la distance de la vision distincte est moindre.

Mais il n'en est rien ; car, d'une part, nous verrons que les myopes reportent l'image vue à la loupe à la même distance que tous les presbytes ; d'autre part, enfin, la loupe et l'œil ne formant qu'un seul système optique, et les myopes, pour voir nettement les objets à l'aide d'une lentille, étant obligés de les placer plus près de celle-ci que ne font les presbytes, les rayons plus convergents forment un angle optique plus ouvert, comme nous l'avons dit plus haut (voyez fig. 7, $ros > nom$).

Ainsi les myopes, placés dans les mêmes conditions que les presbytes, voient les objets plus gros que ne les aperçoivent ces derniers, parce qu'en rapprochant la lentille de l'objet, l'augmentation de l'ouverture de l'angle optique qui en résulte détermine la formation sur la rétine d'une image plus grande.

Ce qui, outre la théorie, le prouve encore, c'est que les myopes dessinent toujours les objets vus à la loupe un peu plus grands que ne le font les presbytes, et lorsqu'ils comparent la grandeur de l'image des corps qu'ils étudient à un autre corps, leur appréciation est toujours plus forte que celle des personnes qui ont une vue ordinaire. Nous verrons plus loin que le même fait se reproduit pour les microscopes, et que les myopes sont aussi obligés, quand ils se servent de cet instrument après un presbyte, de rapprocher un peu plus l'objectif de l'objet.

CHAPITRE II.

DES MICROSCOPES A DISSECTION.

Préliminaires.

48. Les microscopes sont indispensables pour l'étude des réseaux vasculaires des muqueuses, pour celle de la disposition des vaisseaux dans les villosités et les papilles, autour des orifices des glandules des muqueuses. Ce n'est qu'à l'aide de ces instruments et en s'aidant de diverses espèces de pinces, d'aiguilles et de scalpels droits et courbes, qu'on parvient à reconnaître la distribution des vaisseaux dans les glandes avec ou sans conduits excréteurs, la distribution des nerfs dans beaucoup d'organes, etc. Ils sont nécessaires encore pour un grand nombre de dissections dans lesquelles l'emploi des loupes ne suffit plus, pour la dissection des organes de l'embryon, ou des animaux de petit volume, etc.

ART. I. — Des doublets.

49. Les microscopes à dissection sont presque tous des microscopes simples, c'est-à-dire des loupes ordinaires ou des *doublets*. Ceux-ci sont des loupes formées de deux lentilles, rapprochées de telle sorte, que la supérieure grossit l'image formée par l'inférieure. Un diaphragme interposé entre elles détruit en grande partie l'aberration de sphéricité.

Il en existe un grand nombre d'espèces, dont chacune est préférée par l'anatomiste qui a pris l'habitude de s'en servir à l'exclusion des autres. Les plus simples doivent, d'une manière générale, être regardées comme les meilleures. Ces loupes sont montées de manière à permettre l'examen des objets par *transparence* et par *réflexion*, c'est-à-dire à l'aide de la lumière transmise au travers de l'objet plus ou moins transparent, ou réfléchie à la surface des corps opaques. Dans le premier cas, on place le corps à étudier dans un vase de verre, et celui-ci sur le plateau ou table de la monture du microscope, qui est percée circulairement pour laisser passer la lumière qu'on transmet à l'aide du miroir réflecteur dont est muni l'instrument.

Pour l'étude des corps opaques, il suffit de fixer l'objet à étudier au fond de vases en verre ou en faïence, dans lesquels on a coulé de la cire noire; on colle une plaque de liége avec de la cire à cacheter ou par tout autre moyen que l'on imagine suivant que l'exigent les circonstances.

On peut disséquer à l'aide de la lumière du jour ou la lumière directe du soleil, quand on se sert de faibles grossissements; mais avec les jeux plus puissants il faut concentrer la lumière sur l'objet à l'aide d'une lentille volumineuse (pl. II, fig. 1, *a*) pouvant se mouvoir en tout sens sur une tige articulée *b* que supporte un pied *c* assez lourd pour lui donner de la solidité. Cette lentille accompagne ordinairement les doublets et autres microscopes à dissection, et doit avoir sa place dans la boîte qui renferme ces instruments.

A. *Monture des doublets.*

50. La première condition que doit remplir la monture des doublets comme de tous les microscopes, c'est d'être aussi simple que possible. Il faut en outre que le pied soit lourd pour présenter beaucoup de solidité, et surtout que la platine soit tout à fait immobile et peu

élevée, afin de permettre de disséquer facilement les objets qu'elle renferme tout en laissant le poignet prendre son point d'appui sur la table.

Le pied décrit et figuré ici remplit beaucoup mieux les conditions précédentes qui sont indispensables à remplir, que les montures fixées sur la boîte qui doit les renfermer et que les montures à trépied. Il se compose (pl. II, fig. 2) d'une plaque circulaire en laiton *a a* creuse en dessous et remplie de plomb. Sur elle est vissé ou soudé un tambour *b* qui est largement échancré en avant et renferme le miroir réflecteur *m*. Ce tambour est recouvert d'une platine fixe *cc* en bronze ou en laiton noirci, carrée ou circulaire.

Au centre de la platine est un trou circulaire destiné à laisser passer la lumière réfléchie par le miroir *m* pour éclairer les objets disséqués par transparence. Ses angles sont munis chacun d'un petit tube fendu *dd* destiné à recevoir un chevalet en laiton *e e* qui sert à tirer les bouquets ou autres objets qu'on place sur la platine. En arrière, la platine porte une oreille *f* prolongée en bas par un tube prismatique à quatre pans *g*, dans lequel on fait mouvoir, en tournant le pignon *h* d'une roue dentée, une tige carrée verticale *i*. Celle-ci porte une branche cylindrique horizontale *k* creusée à l'intérieur, et dans laquelle glisse à frottement doux un cylindre *l* terminé par un anneau *p ;* on le fait avancer et reculer à volonté à l'aide du pignon *n* d'une vis de rappel engagée dans le cylindre. Cet anneau est placé au-dessus du centre de la platine, et reçoit les doublets *o* qu'on fixe par quelques tours de vis et qu'on peut changer à volonté. On peut même faire faire un corps de microscope (pl. II, fig. 5, *r*) qui puisse se visser dans l'anneau *p* à la place des doublets, afin d'avoir sous un petit volume à la fois un microscope à dissection et à observation.

B. *Composition optique des doublets.*

51. Les doublets sont formés de deux lentilles planoconvexes tournées dans le même sens, la face convexe du côté de l'œil ou en haut, la face plane du côté de l'objet ou en bas. Ces deux lentilles ne sont pas de même largeur : la plus large, qui a la longueur focale la plus grande, est placée en bas ; la plus étroite est en haut.

La monture de chaque doublet se compose de trois pièces ; l'une, inférieure (pl. II, fig. 4), est un court cylindre creux *a a*, ouvert en haut et en bas. De ce côté il porte la lentille inférieure ; il est un peu conique et s'engage à frottement ou par un ou deux tours de vis dans l'anneau du porte-doublet (pl. II, fig. 2, *p*). Sur son ouverture supérieure se visse la pièce oculaire *b b* du doublet (pl. II, fig. 4). Celle-ci est évasée et noircie du côté de l'œil, de manière à le garantir pendant la dissection de toute lumière étrangère, qui serait très fatigante pour l'observateur. Elle porte la petite lentille ou lentille supérieure de l'appareil. En outre, un diaphragme circulaire *e c* est vissé à cette pièce, de manière à être interposé aux deux lentilles et à supprimer les rayons périphériques, ce qui diminue beaucoup l'aberration de sphéricité.

C. *Théorie du doublet.*

52. Les doublets sont construits d'après les principes suivants, démontrés expérimentalement et théoriquement en physique. On sait, en effet, que pour des lentilles de même longueur focale, l'aberration de sphé-

ricité est plus grande, et par conséquent la largeur du champ de vision distincte moindre pour une lentille bi-convexe que pour une lentille plan convexe, recevant par sa face plane un faisceau de rayons parallèles. On a re-connu, d'autre part, que deux lentilles superposées produisent une aberration de sphéricité beaucoup moindre qu'une seule lentille dont la longueur focale est égale à celle de l'assemblage des deux premières.

On peut voir (fig. 9) que, quel que soit le nombre des lentilles qu'on aurait superposées pour diminuer l'aber-ration de sphéricité, elles agissent, quant au pouvoir amplifiant et à la formation de l'image, comme une loupe ou microscope simple (fig. 7) formé d'une seule lentille, dont la longueur focale serait égale à celle du système de ces lentilles agissant toutes ensemble. Le doublet n'est par conséquent encore, à proprement par-ler, qu'un microscope simple.

En effet (fig. 9), l'objet $i\,i$ examiné avec la loupe $e\,q$ seule donnerait un angle optique $c\,o'\,v$ limitant une image $c\,v$ reportée à une certaine distance avec la grandeur $a'\,b'$. Mais si au lieu de laisser les rayons réfractés par cette loupe se croiser en o', on les re-çoit avant cet entrecroise-ment en $g\,h$, à l'aide d'une autre loupe d'un foyer plus court que la pre-

Fig. 9.

mière, on forcera les rayons à converger beaucoup plus encore qu'auparavant. Ils s'entrecroiseront en o, de manière à aller former sur la rétine une image **r s** beaucoup plus grande que *c v*, et reportée à une certaine distance dans le prolongement des rayons *r o* et *s o*, de manière à former l'image virtuelle $ab > a'b'$ qu'aurait donnée la lentille unique *e*. La théorie du doublet s'applique aussi aux loupes qui, fixées au nombre de deux ou trois à un manche en corne, peuvent être employées seules ou superposées.

53. Plus on augmente la courbure des lentilles employées, plus le pouvoir amplifiant devient considérable ; mais plus aussi on perd de lumière, et le champ du microscope se rétrécit comme dans les loupes. Néanmoins, comme on l'a vu plus haut, ces doublets et leur monture sont bien préférables aux microscopes Raspail, dont les lentilles sont simples et biconvexes, ce qui entraîne beaucoup d'aberration de sphéricité et en limite considérablement l'emploi. L'usage des doublets de 5 millimètres de longueur focale, et au delà, est encore très commode ; mais au-dessus ils deviennent très fatigants pour les yeux.

On peut, pour les doublets comme pour les loupes simples, calculer très approximativement le pouvoir amplifiant, en cherchant combien de fois leur longueur focale est contenue dans la distance de la vision distincte. Mais le chiffre obtenu de cette manière est trop considérable, en vertu d'un phénomène visuel qui sera exposé au chapitre du microscope composé proprement dit.

Art. II. — Des microscopes composés à dissection.

54. Les loupes montées et les doublets ont le désavantage d'obliger de tenir l'œil appliqué très près de la loupe et la tête continuellement baissée, ce qui est très fatigant pour l'observateur. Ils ont, en outre, une longueur focale si courte, qu'ils deviennent très difficiles à employer dès qu'on arrive à des grossissements un peu considérables. Si l'on excepte ceux dont le pied est tel que celui que nous venons de décrire, ils forcent à tenir les mains élevées au-dessus de la table sur laquelle on travaille ; aussi elles tremblent dès que survient un peu de lassitude, ce qui gêne beaucoup pendant les dissections. Enfin, dès que la température est au-dessous de la moyenne, l'haleine vient se condenser sur les lentilles et les rendre ternes à chaque instant.

Ces inconvénients n'existent pas dans le microscope pancratique de Georges Oberhaueser, qui est un microscope composé, dans lequel l'image est redressée par un deuxième objectif ajouté au premier. On peut obtenir avec cet instrument des grossissements divers, depuis cinq fois jusqu'à environ quatre-vingts ou cent, par la seule variation des distances focales des objectifs et en conservant une distance assez considérable entre l'objectif et le corps à disséquer. Mais la perte de netteté des images, et surtout la lumière, est telle, qu'il est presque impossible de l'employer, et depuis longtemps j'ai renoncé à son emploi pour quelque genre de travail que ce soit.

A. *Microscope à prismes redresseurs, de Nachet.*

55. J'ai été conduit par la nécessité d'étudier la disposition des réseaux vasculaires des muqueuses et des autres tissus, de disséquer des glandes, des helminthes et d'autres animaux de petit volume, à imaginer un microscope qui ne présente pas ces inconvénients. Il répond

à peu près à tous les besoins des anatomistes, et depuis je ne me sers plus même des doublets. Il a été construit par M. Nachet, qui l'a exécuté d'une manière bien plus parfaite, au point de vue de la longueur focale, de la largeur du champ et de la quantité de lumière nécessaire à de bonnes observations, que je ne le croyais possible. Depuis que je l'ai montré à quelques anatomistes et zoologistes, il a été adopté par plusieurs. Cet instrument (pl. III, fig. 1) peut, en effet, s'appliquer aussi bien à l'étude de la forme des organes extérieurs des petits insectes, arachnides, ou des ovules et des organes des végétaux, qu'à l'anatomie proprement dite, et surtout à la dissection des embryons.

56. C'est un microscope composé, mais dont l'image est redressée à l'aide de deux prismes disposés à angle droit. L'objectif est formé de quatre lentilles d'un pouvoir amplifiant faible, et variant pour chacune d'elles, de telle sorte qu'on peut les employer séparément, ou deux à deux, ou toutes les quatre ensemble. On a ainsi un grand nombre de grossissements qui varient entre 6 ou 8 et 40 diamètres, avec une longueur focale qui est encore de 1 centimètre dans ce dernier cas, et de 4 ou 5 pour les faibles grossissements.

Dans le *tube* ou *corps* du microscope (pl. III, fig. 2, *a*), se trouve un premier prisme qui redresse l'image dans un seul sens. L'autre prisme a été ingénieusement disposé par M. Nachet fils, de manière à former le verre oculaire ou supérieur de l'oculaire (fig. 2, *b*, et 3, *b*). La nécessité d'incliner ce prisme sous un angle de 45° environ (fig. 3, *b*) est devenue un moyen de faciliter l'emploi de ce microscope. Au lieu d'avoir besoin de pencher la tête sur l'oculaire, c'est le prisme qui, disposé de manière à en former la lentille supérieure, est dirigé vers l'observateur.

Le verre de champ (fig. 2 et 3, *c*) ayant concentré un peu les rayons lumineux comme dans l'oculaire des microscopes composés ordinaires (pl. IV), ceux-ci éprouvent dans le prisme *b* le même effet qu'en *a*; ce qui n'a pu être figuré ici. Ceci achève de redresser l'image. Les rayons rencontrant la face inclinée du prisme en *d*, sont réfléchis, et vont former dans l'œil une image qui est reportée à une certaine distance dans la direction des rayons *d o*, en *e f* par exemple. La lumière n'a par conséquent à traverser de plus que dans les autres microscopes que les deux surfaces du prisme *a* placé entre l'objectif et le verre de champ de l'oculaire.

Aussi on n'en perd qu'une petite quantité, et les forts grossissements sont les seuls qui nécessitent l'emploi de la lentille destinée à concentrer la lumière.

Le champ de ce microscope est assez large pour permettre de voir une assez grande étendue de l'objet qu'on dissèque et des instruments qu'on emploie. Sous ce rapport il l'emporte déjà de beaucoup sur les doublets, dont pourtant l'usage ne présente pas de difficulté à cet égard.

57. Le pied du microscope est une large plaque de cuivre (pl. III, fig. 1, *g*) dont le poids donne beaucoup de solidité à l'instrument, et permet de disséquer dans les baquets à fond de liége ou de cire, tout en laissant le poignet reposer sur la table ou sur ce pied lui-même, ce qui prévient toute fatigue. Cette plaque a 18 centimètres de long sur 16 de large; à l'une de ses extrémités (fig. I, *h*) est fixée une forte colonne de cuivre, haute de 12 centimètres, et coudée à angle droit à son

sommet. Cette portion coudée s'avance horizontalement (fig. 1 , *k*) jusqu'au centre de la plaque. Elle porte à ce niveau un anneau (fig. 1 , *r r r*) dans lequel on fait monter et descendre un tube mobile (fig. 1, *i*), à l'aide d'une crémaillère dont il est pourvu (fig. 1, *m*), et qui est engrenée dans une roue dentée qu'on tourne à l'aide d'un pignon *n*. Ce tube mobile *i* reçoit le corps ou tube du microscope *o* qu'on y fait glisser par frottement doux, et dont on peut ainsi tourner en tout sens le prisme oculaire oblique *b*.

Du centre de la plaque *g* à la colonne verticale *h* on compte 8 centimètres, et autant en hauteur de la branche horizontale *k* à la plaque *g*. Ceci permet de se servir de baquets de 16 centimètres de diamètre sur 8 de hauteur, et de disséquer ainsi sous l'eau de grandes pièces ou d'en étudier les injections. Le peu d'élévation du pied laisse concentrer la lumière à l'aide d'une lentille, bien plus facilement qu'avec tout autre microscope à dissection.

58. Lorsqu'il s'agit d'étudier un objet par transparence, on enlève le corps du microscope du tube mobile où il est placé par glissement, et on le porte sur un autre pied qui ne diffère du précédent que parce qu'il est disposé comme celui des autres microscopes. Il est formé d'un tambour cylindrique renfermant un miroir qui réfléchit la lumière, et éclaire l'objet par transparence au travers d'un large trou circulaire percé au centre de la platine qui recouvre le tambour. On peut aussi se servir de ce pied pour disséquer les corps opaques, mais l'élévation du tambour rend la dissection et l'éclairage plus difficiles.

Comme du reste les cas de ce genre sont rares, que

le plus souvent il s'agit alors d'observer des corps transparents sans être obligé de les disséquer, le microscope composé, qui ne redresse pas les objets, est suffisant; aussi, quand on ne veut pas acheter les deux sortes de pieds du microscope à dissection, c'est le premier qu'il faut choisir.

Le pied, formé d'une plaque quadrilatère (pl. III), peut être remplacé par un pied à trois branches (fig. 10,

Fig. 10.

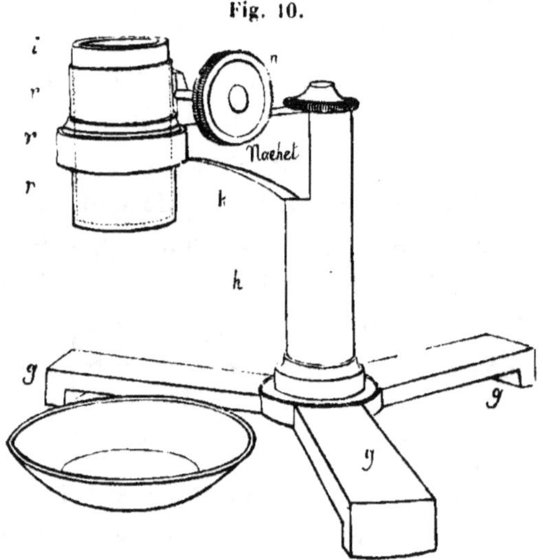

$y\,g\,g$, imaginé par M. Lacaze, au centre duquel est fixée la colonne verticale h, de telle sorte qu'elle peut tourner sur son axe, et porter ainsi le corps du microscope au-dessus de plusieurs baquets placés entre chaque branche du pied, sans être obligé de déranger celui-ci. Les baquets sont aussi plus immobiles avec ce pied qu'avec les autres. Les seuls inconvénients de ce pied sont d'être difficile à mettre dans une boîte lorsqu'on veut le trans- porter en voyage. Comme une des branches du pied est toujours tournée vers l'observateur, il force de pencher le corps en avant pour placer l'œil contre l'oculaire, ce qui le rend un peu plus fatigant à employer que l'autre.

59. Lorsqu'on n'a pas encore fait usage de cet instrument, il semble toujours que le champ n'en est pas assez large. Il n'est pas d'essai qu'on ne veuille tenter à cet égard et de questions dont on n'accable les opticiens. Pourtant, lorsqu'on arrive à s'en servir, on reconnaît bientôt que le champ a une étendue en général plus que suffisante, et lors même qu'il serait plus grand, on ne se servirait jamais que de sa partie centrale. En effet, le point qu'on dissèque n'est jamais aussi large que le champ du microscope, et lorsqu'il se trouve hors du centre ou à peu près, on l'y ramène toujours instinctivement à l'aide d'un léger glissement imprimé au baquet à dissection. Aussi, quand on a disséqué à l'aide d'instruments grossissants, on reconnaît aux plaintes ou aux désirs relativement à l'étendue du champ du microscope, que ceux qui les émettent n'en ont pas encore fait usage ou ne font que commencer à s'en servir.

Il en est aussi de même pour ce qui concerne les forts grossissements, et quoique l'on puisse disséquer avec ceux qui grossissent trente fois, il est extrêmement rare d'être obligé d'employer ceux qui dépassent 10 à 18 diamètres. La plupart des dissections de filets nerveux, de capillaires les plus fins, de vers intestinaux et d'insectes même les plus petits, etc., se font avec un grossissement de 8 à 12 diamètres, sans qu'on cherche jamais à les grossir davantage. Ainsi l'expérience montre bientôt que, sous le point de vue de la largeur du champ, de la longueur de la distance focale et du grossissement, les microscopes tels que nous les avons remplissent toutes les conditions nécessaires aux observations zoologiques et aux dissections, toutes les fois qu'on veut y mettre la patience que nécessitent tous ces travaux.

Plus on se sert de ces instruments, plus on s'aperçoit que les modifications qu'on avait crues nécessaires dans les commencements n'ont pas les avantages qu'on supposait ou sont inutiles. On peut par conséquent les employer tels que nous les avons sans trop se préoccuper de perfectionnements qu'on croit indispensables par hypothèse ; car ceux qu'on peut avoir à faire exécuter suivant certaines circonstances spéciales ne sont jamais ce qu'on avait supposé d'abord.

B. *Instruments accessoires.*

60. Avec ce microscope il faut, pour étudier les tissus, des aiguilles d'acier fortes et inflexibles, droites et courbes, une paire de chaque, dites aiguilles de Straus ou de Lebert, à manche hexagone (pl. I, fig. 8 et 9) ; d'autres minces et flexibles, à manche rond, comme celles qui accompagnent les microscopes tels que les livrent les opticiens. Souvent on a besoin d'une aiguille à cataracte droite et d'une autre courbe sur le plat ; un ou deux petits scalpels très fins, deux ou trois fois plus gros que les aiguilles à cataracte, les uns aigus et droits, les autres courbés en serpette.

Il faut en même temps une paire ou deux des pinces suivantes : pinces ordinaires fines et très fines, droites et courbes (fig. 11) ; pinces à dents de rat ; deux paires de pinces à pointes lisses et effilées, aiguës presque comme des aiguilles (fig. 12, *a*), mais aplaties

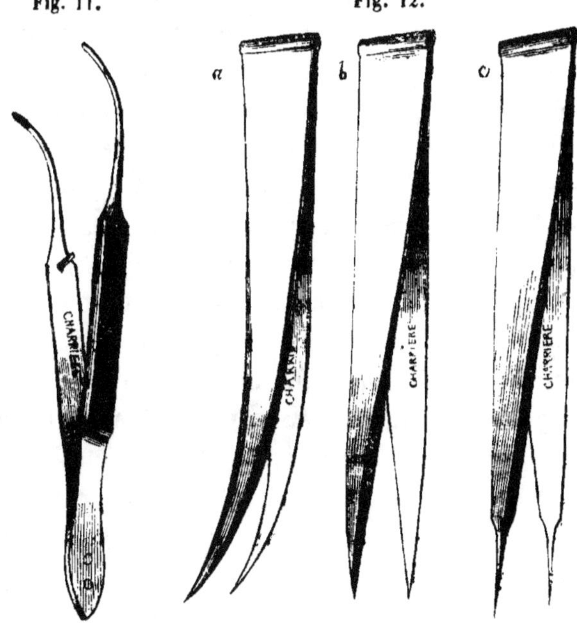

en dedans, et d'autres à branches fortes, à pointes aiguës prismatiques, dites pinces de Straus, les unes droites, les autres courbes (fig. 12, *b* et *c*). Il faut encore une paire ou deux de petits ciseaux droits et courbes, en général à pointes fines; et enfin un microtome de Straus, tel qu'on le trouve, ainsi que les aiguilles ci-dessus et autres instruments, chez M. Charrière, exécutés d'après les dessins et les conseils de l'inventeur (pl. I, fig. 10). Le microtome est utile dans la plupart des dissections délicates qui demandent une grande assurance de la main.

La plupart de ces instruments sont nécessaires pour les préparations destinées à être étudiées au microscope composé proprement dit, dont il va être question, et quelquefois doivent être modifiés, suivant le genre d'études ou les habitudes de l'observateur

61. Les dissections et les observations qu'on fait à l'aide du microscope à dissection doivent être toujours pratiquées sous l'eau, qui maintient les organes soulevés et empêche chaque saillie de l'objet de réfléchir la lumière en tout sens ; ce qui empêcherait de rien voir nettement. Pour cela on emploie des baquets de verre au fond desquels on fixe une plaque de liége couverte de drap noir, ou bien en coulant tout autour du liége de la cire noire, rendue moins cassante par addition de 1/5ᵉ environ d'axonge. On noircit la cire avec du noir de fumée ; il faut en verser jusqu'à ce que le liége soit recouvert d'une couche de 3 ou 4 millimètres ; cette couche facilite la pénétration, dans la plaque de liége sous-jacente, des épingles fines dont on se sert pour fixer les objets à disséquer.

CHAPITRE III.

DU MICROSCOPE COMPOSÉ PROPREMENT DIT OU A OBSERVATION.

ART. I. — But et limites de l'emploi du microscope.

62. Le microscope, on ne saurait trop insister sur ce point, n'est pas pour le biologiste et le médecin un instrument dont suivant sa volonté il peut indifféremment ou se servir ou se passer. C'est un instrument dont l'emploi est parfaitement déterminé. Il est destiné à nous faire connaître un ensemble considérable de parties appartenant aux êtres organisés ; parties dont l'étude ne peut être faite à l'œil nu, ni à l'aide d'un autre instrument.

Il est indispensable au zoologiste pour l'étude des animaux ou parties d'animaux de petit volume ; à l'anatomiste pour l'étude des éléments anatomiques des tissus et la texture de ceux-ci ; pour celle des éléments des produits et leur arrangement ; pour observer les organes si petits que leur anatomie descriptive ne peut être faite à l'œil nu, etc.

En physiologie un nombre considérable de phénomènes se passant dans des organes d'un très petit volume, ou chez des êtres transparents ou invisibles à l'œil nu, exigent l'emploi du microscope. Tels sont les phénomènes du cours du sang, les mouvements des cils vibratiles, la contraction des fibres musculaires, etc.

Or, il se trouve que dans cette série si étendue d'objets à observer, il y en a un grand nombre de remarquables par leur forme, leurs couleurs, et bien d'autres caractères. Mais pour nous ce ne sont pas là des objets de simple curiosité, nous avons en vue en premier lieu leur utilité dans tel ou tel appareil, dans tel ou tel ordre de fonctions. C'est pourquoi nous devons les étudier avec ordre et chacun à la place qu'il doit occuper, comme ayant pour but de remplir une fonction déterminée.

Ainsi c'est à l'étude des éléments anatomiques des tissus et des produits, et souvent des tissus, qu'en anatomie normale nous devons limiter l'usage du microscope.

63. Si maintenant nous arrivons à son emploi en pathologie, nous voyons qu'il est indispensable pour l'étude des altérations de toutes les parties envisagées précédemment à l'état normal. Mais il n'a d'utilité réelle et durable qu'autant que la disposition des organes à

l'état normal est déjà bien connue, autrement il conduit inévitablement à des déductions erronées ou illusoires.

Une fois des connaissances positives acquises à l'aide de cet instrument, les applications relatives à l'art médical se présenteront en grand nombre. Déjà les recherches sur l'urine, le pus, le lait, le sperme, et d'autres liquides, dont la constitution plus facile à étudier est la mieux connue, ont conduit MM. Donné (1), Rayer, Lallemand, et plusieurs savants français ou étrangers, à des applications directes à la pratique médicale qui ont été utiles plus d'une fois.

Mais il est souvent difficile au savant de dire d'une manière précise aux praticiens de quelle nature peuvent être ces applications ; il doit, au contraire, les abandonner à eux, car elles varient à l'infini, suivant le génie de chacun. C'est à eux de se servir des données fournies par la science d'une manière appropriée à leurs besoins, comme d'un instrument. En médecine légale, un grand nombre d'applications en a été fait ou peut encore en être fait, dans diverses circonstances encore indéterminées.

Art. II. — Des propriétés générales des corps que nous fait connaître le microscope, et des erreurs qui ont régné ou règnent encore à cet égard.

64. Les limites de l'emploi du microscope étant ainsi posées d'une manière générale, il y a quelques erreurs qu'il faut prévenir.

En premier lieu, il faut reconnaître que si l'étude des éléments anatomiques et en partie celle des tissus ne peuvent être faites qu'à l'aide du microscope, l'emploi

(1) *Cours de microscopie*, Paris, 1844, in-8 et atlas.

de cet instrument ne constitue pas pour cela une branche distincte de l'anatomie devant en recevoir le nom. C'est pourtant une erreur encore répandue et consacrée même par plusieurs auteurs qui ont fait de l'emploi du microscope une spécialité, à laquelle ils croient donner le rang de science, par les noms de *micrographie*, *d'anatomie microscopique*, etc.

Si dans le principe il a été indispensable que quelques hommes employassent une partie de leur vie à vulgariser un instrument dont, vu son imperfection, l'emploi était difficile et encore mal limité, et suivissent en cela l'exemple de Ruysch relativement à l'art des injections, il n'en est plus de même aujourd'hui. Aussi les mots précédents n'ont-ils jamais eu un sens précis, et ils n'en ont plus aucun au point de vue scientifique ; car il faut le répéter, le microscope est un instrument destiné à perfectionner la vision, mais voilà tout. Il nous permet alors de constater sur les corps de très petit volume tous les caractères, toutes les propriétés statiques ou dynamiques, déjà étudiés dans les corps visibles à l'œil nu ; mais il ne nous fait pas connaître un ordre nouveau de caractères particuliers et distincts des autres. Il n'y a de plus qu'à l'ordinaire qu'un instrument placé entre l'œil et l'objet.

Si l'on voulait continuer de raisonner ainsi, à côté de l'anatomie microscopique, il faudrait ajouter la physiologie, la zoologie microscopiques ; à côté des fibres musculaires, des tubes nerveux de l'homme ou du cheval, il faudrait étudier les cordons du grand sympathique de la musaraigne, etc., qui, aussi bien les uns que les autres, nécessitent l'emploi du microscope.

65. Une fois un élément anatomique placé sous le

microscope, nous ne faisons qu'étudier sur lui les caractères généraux que nous présentent les autres corps, et ces caractères comparés les uns aux autres nous montrent des différences qui distinguent ces éléments, d'une part, des corps quelconques, et d'autre part, les font ranger en plusieurs espèces.

Ainsi dans les objets que nous étudierons à l'aide de cet instrument, nous aurons à envisager, en premier lieu, leur forme, leur volume, leur couleur, la régularité ou l'irrégularité de leurs bords, leur netteté ou les caractères de leurs dentelures.

Il faut ensuite étudier la masse limitée par ces bords, appelée aussi, *contenu*, des éléments anatomiques, d'une manière générale, parce que dans les cellules proprement dites, les bords indiquent l'existence d'une paroi qui entoure réellement un contenu d'une nature différente du contenant. Le corpuscule étudié peut être homogène, il faut alors noter sa teinte générale, sa manière de réfracter la lumière. Il peut, au contraire, contenir des granulations plus ou moins serrées, un ou plusieurs noyaux, ceux-ci un nucléole, et en outre, des granulations ou n'en pas avoir. Il peut se faire qu'une de ces parties existe à l'exclusion des autres, etc.

A leur tour, les noyaux, nucléoles et granulations doivent être étudiés sous le rapport de la forme, du volume, des granulations et de leur masse, comme le corps tout entier.

Comme ce sont des corps très petits vus par transparence, ils ont un aspect qui diffère de celui des objets que nous avons habituellement sous les yeux. Aussi faut-il étudier longtemps avant de prendre l'habitude de tenir compte d'une manière complète et exacte de caractères d'un volume aussi petit, mais constant, et pouvant être comparés les uns aux autres.

66. D'autres caractères encore tendent à donner un cachet spécial à chaque élément anatomique des tissus ; ils sont tirés principalement de la manière dont les corps réfractent la lumière. Tantôt ils jouissent d'un pouvoir réfringent très fort, ce qui les rend brillants au centre, foncés sur les bords lorsqu'ils sont au foyer de l'objectif, et *vice versa*, lorsqu'ils n'y sont pas : tels sont les corps gras et d'autres encore d'une nature indéterminée. Souvent le pouvoir réfringent du corps n'a rien de particulier, mais ses bords peuvent être pâles ou foncés, noirâtres, nets, étroits ou élargis, moins nettement limités, etc.

Souvent il faut, par pression des verres entre lesquels est placé l'objet ou par addition d'un liquide, faire rouler le corpuscule pour voir s'il est plat ou arrondi, si c'est de champ ou de face qu'on le voit, ou bien pour mieux en observer le contenu ou la surface, etc. Ce moyen est un des plus importants.

67. Enfin, comme le microscope ne montre nettement que les objets qui se trouvent au plan à peu près mathématique de son foyer, ceux qui sont au-dessus ou au-dessous peuvent, dans les commencements, causer quelque incertitude, parce qu'on ne les voit pas d'une manière précise. Mais on prend bientôt l'habitude de faire, à l'aide d'une vis appropriée à cet usage, monter et descendre continuellement l'objectif ; il en résulte qu'on dissèque en quelque sorte, par autant de tranches successives qu'on le veut, l'épaisseur de la préparation.

On se rend compte, par des mouvements inverses de l'objectif, des divers aspects qu'on obtient ainsi lorsqu'on ne les comprend pas de suite; l'on peut en même temps s'aider, suivant les circonstances de pression, avec l'ongle ou une aiguille sur les plaques de verre. Ces divers moyens sont souvent utiles pour faire connaître l'arrangement réciproque des éléments, leur texture, en un mot. On parvient de la sorte à s'en faire une idée très exacte, qu'il faut compléter par l'étude des vaisseaux injectés, vus par réflexion de la lumière, à l'aide du microscope à dissection.

68. Les caractères physiques observés, il faut recourir à l'emploi des réactifs chimiques, tels que l'eau, les acides acétique, citrique, nitrique, sulfurique, chlorhydrique; la potasse, la soude, l'ammoniaqee, l'alcool, l'éther, l'essence de térébenthine, et surtout la teinture aqueuse ou alcoolique d'iode qui colore en jaune brun foncé les substances azotées.

Il n'est pas nécessaire de les employer tous dans tous les cas, parce qu'après quelque temps d'étude on finit par reconnaître quels sont ceux qui sont caractéristiques pour tel ou tel ordre de corps; mais il est souvent très utile de faire agir successivement deux ou trois réactifs sur le même élément. Tels sont les globules blancs du sang sur lesquels l'action successive de l'eau et de l'acide acétique diffère de la même action sur les globules du pus, etc. L'action des agents chimiques demande surtout à être suivie avec soin pendant plusieurs minutes sans cesser de l'observer. Du reste, tous les éléments ne sont pas dans ce cas, et toutes ces particularités seront indiquées à propos de l'histoire de chaque corps.

Il n'y a, comme on le voit, dans ce qui précède, rien de plus que ce que nous étudions dans les autres corps, ce sont les mêmes caractères, les mêmes propriétés; il n'y a de nouveau que la manière de les observer, qui n'est elle-même qu'une modification de nos moyens ordinaires d'observation appropriée à leur petit volume.

69. Nous venons de voir d'une manière générale ce que nous enseigne le microscope, son but et son utilité en anatomie générale, etc. Nous avons reconnu par là de combien il faut réduire les prétentions des anatomistes qui ont cru voir dans l'emploi de cet instrument la source d'une science nouvelle et lui en donner le nom, au lieu d'y reconnaître un simple moyen de perfectionnement du sens de la vue.

Mais il est d'autres erreurs générales qui règnent encore dans quelques esprits, qui exagèrent en sens inverse. Nous ne nous arrêterons pas à combattre ceux qui nient l'utilité du microscope ou se vantent de ne pas croire aux résultats qu'il donne, non seulement parce qu'on est autorisé par ce fait même à ne pas croire ce qu'ils avancent comme opposé aux résultats fournis par cet instrument, mais encore parce qu'il n'en est plus guère besoin. Toutes les fois que quelque fait nouveau est mis en avant on se contente d'abord de nier le résultat, puis on cherche à montrer qu'il n'a rien de plus utile que ce qu'on savait déjà, ou bien que depuis longtemps il était connu ; sans songer que toute découverte vient, suivant sa généralité, ou renverser ou modifier plus ou moins les théories existantes sur lesquelles sont basées toutes nos déductions pratiques.

Cette première période est à peu près passée en France, et depuis longtemps à l'étranger. L'exposition simple et exacte d'observations laborieuses, publiées à Paris par MM. Donné et Lebert, a fait cesser la défiance exagérée inspirée par les hypothèses souvent hasardées des premiers auteurs qui se sont occupés de ce sujet; auteurs dont quelques uns ont cru, à l'aide d'un instrument nouveau, pouvoir dire le pourquoi de phénomènes qu'il faut savoir se contenter de décrire et de grouper d'après leurs relations de similitude et de succession.

70. Quant à ceux qui disent « qu'avec le miscroscope on voit tout ce qu'on veut, » ces mots seuls montrent que c'est là tout leur savoir en cette matière. En effet, tous les anatomistes qui ont fait des recherches d'anatomie générale ont remarqué depuis longtemps que les figures et les descriptions des mêmes objets, faites à l'aide du microscope dans les mêmes conditions, depuis Leeuwenoeck jusqu'à nos jours, sont toutes semblables, à part les différences du grossissement employé. Il n'y a de différentes que les théories fondées sur ces observations ou les hypothèses auxquelles elles ont donné lieu; hypothèses qui varient nécessairement suivant la généralité ou la spécialité des connaissances de l'auteur, suivant qu'il tiendra compte des modifications d'un élément dans un seul ou dans un grand nombre d'êtres.

« Et d'abord, ces contradictions sont plus apparentes que réelles : elles portent sur l'interprétation plutôt que sur la forme des éléments histologiques; de plus, elles sont rares et n'existent que dans quelques détails accessoires. Est-il un observateur, même médiocre, qui nie aujourd'hui l'existence des globules de sang, de lymphe, de pus, celle des animalcules spermatiques, celle des corpuscules osseux ? Non. Seulement on a pu se demander si les spermatozoïdes sont ou ne sont pas des animaux, si les globules de lymphe se changent ou non en globules de sang, si les corpuscules osseux sont ou non en communication avec les grands canalicules vasculaires par l'intermédiaire des petits canalicules calcaires. Mais, je le demande, est-il un point de la plus grossière anatomie sur lequel on n'ait discuté plus longuement encore?

» Sans parler des luttes entre Vésale et les galénistes; sans rappeler les glandes articulaires, les conduits hépato-cystiques, le canal de Cochwitz, et tant d'autres mystifications anatomiques; sans opposer Sabatier qui donne à l'urètre un pied de longueur, à M. Malgaigne qui ne lui accorde pas six pouces, trouverons-nous seulement deux anatomistes qui s'entendent sur les aponévroses de l'aine ou du périnée? Peut-on exiger des études microscopiques une précision supérieure à celle de l'anatomie visible à l'œil nu? N'est-il pas plus qu'évident que le microscope est aussi innocent des erreurs des micrographes, que le scalpel de celles des anatomistes? C'est une réflexion qu'on ne fait pas généralement, surtout lorsqu'on acquiert la preuve qu'on s'est trompé, parce qu'on aime mieux accuser un instrument que de s'accuser soi-même (1). »

Pour montrer, du reste, que l'image des objets que nous fait voir le microscope ne se peint pas sur notre rétine autrement que celle des corps vus sans cet instrument, il suffit de prendre des cristaux cubiques de sel marin, ou des octaèdres d'oxalate de chaux, ou les corpuscules ganglionnaires des nerfs des poissons déjà visibles à l'œil nu, etc.; en les examinant ensuite successivement à la loupe, puis à tous les grossissements

____

(1) Paul Broca, *De la propagation de l'inflammation. Quelques propositions sur les tumeurs dites cancéreuses.* Thèse. in-4. p. 60. Paris, 1849.

du microscope, on reconnaîtra sans peine qu'on ne voit que des cubes, des octaèdres, ou des corps ovoïdes ou arrondis, et nullement toute autre chose que l'on voudrait voir. Seulement à chaque nouveau grossissement plus fort, on aperçoit de nouveaux détails restés jusqu'alors invisibles ou peu distincts.

71. Il ne faudrait pas croire non plus que le microscope peut donner brutalement la solution de toute question de structure, comme par exemple celle de savoir si tel fragment de tissu est ou n'est pas une muqueuse ou un produit morbide, sans avoir préalablement étudié avec soin ce qui caractérise ces tissus. A cet égard, les médecins qui oublient trop que l'anatomie normale est un sujet très complexe, que sans elle l'anatomie pathologique, bien plus complexe encore, est impossible, prennent en quelque sorte le microscope pour un instrument de divination.

Or il faut avant tout pouvoir constater non seulement la présence des éléments caractéristiques du tissu, mais encore leur arrangement réciproque qui a quelque chose de spécial pour chacun d'eux, et dont la comparaison avec la texture des autres tissus doit toujours être faite par l'anatomiste ; comparaison qui le guide dans les cas difficiles où il s'agit de tissus différents formés par les mêmes éléments anatomiques.

72. Du reste, il faut reconnaître que les médecins ne se servent que de l'aspect extérieur pour distinguer les diverses altérations des tissus dont la structure leur est généralement inconnue. Mais en dehors de cela ils négligent tous les caractères précédents tirés soit des éléments du tissu, soit de la texture. Il n'est pourtant rien de plus varié que les nombreux aspects que peut

prendre un même tissu sous des influences peu différentes au fond, mais pouvant présenter des degrés très
divers dont chacun est la cause d'un aspect différent.
Ainsi, par exemple, la seule différence de vascularité
d'un tissu, sans qu'interviennent des changements dans
les autres éléments, peut déjà modifier à elle seule à l'infini l'aspect d'un organe, d'une membrane.

Les modifications se compliquent bien davantage
quand plusieurs de ces corpuscules augmentent de
quantité ou diminuent, comme dans le foie et les
autres parenchymes qui renferment un si grand nombre
d'éléments divers. Les changements d'aspect, de volume, de consistance, de vascularité, etc., sont encore
bien plus variés quand aux particules propres du tissu
vient s'ajouter un élément hétéromorphe, comme le
cancer, le tubercule, etc., etc., dont le chirurgien ne
peut jamais tenir compte d'une manière certaine à cause
de leur petit volume.

Or tant que leur présence n'est pas constatée, il
serait impossible de juger de la nature d'un tissu morbide, parce qu'il est reconnu que l'aspect extérieur
qu'ils présentent quand ils sont réunis en masse se
rencontre souvent d'une manière plus ou moins appro-
chée dans des tissus formés par d'autres éléments. Réciproquement, des tumeurs qui en renferment peuvent
ressembler beaucoup à celles qui n'en contiennent pas.

75. Habitués à juger par les seuls caractères extérieurs, les pathologistes ne doivent donc pas être étonnés
de voir beaucoup des résultats qu'ils obtiennent ainsi
renversés par le microscope qui vient prêter à notre
jugement deux points d'appui entièrement nouveaux:
en premier lieu par la connaissance des éléments

anatomiques, en second lieu par celle de leur texture. Aussi quelle que puisse être d'autre part la valeur des objections qu'on a voulu tirer contre les déterminations faites à l'aide du microscope, de la marche de la maladie, de ses symptômes qui n'ont jamais été en contradiction réelle avec des observations bien faites, ces arguments seront toujours incomplets, puisque la nature des éléments qui composaient le tissu n'a pas été déterminée.

Du reste, y eût-il contradiction entre les déterminations du microscope de telle tumeur comme cancéreuse ou tuberculeuse, et les symptômes attribués antérieurement à ces produits morbides, ceci indiquerait seulement que la nature de ces tissus n'ayant pu être déterminée d'une manière positive (puisqu'on n'en connaissait ni les éléments ni la texture), on a bien pu attribuer à des tumeurs cancéreuses, etc., des symptômes qui ne leur appartiennent pas, et réciproquement.

Aussi, loin de croire que la faute vient des connaissances nouvelles ajoutées aux autres par le microscope, et qu'il faut les rejeter en ce qu'elles ont de contradictoire avec les notions acquises antérieurement, ce sont celles-ci qu'il faut modifier; c'est l'histoire des maladies qu'il faut reprendre et reviser, en partant des notions nouvelles et beaucoup plus précises sur les tissus que nous fournit l'anatomie générale.

Du reste, il faut remarquer que la présence d'un élément anatomique nouveau dans un tissu entraînant toujours un changement d'aspect, il en résulte que le microscope habitue le plus souvent à voir coïncider avec un élément spécial certains caractères extérieurs dont on ne tenait pas toujours compte. On arrive ainsi quelquefois à constater déjà à l'œil nu des différences entre les tissus homœomorphes et les tissus hétéromorphes qu'on ne prenait pas en considération, faute d'en connaître la valeur.

ART. III. — Du microscope comme instrument.

74. Le microscope est composé essentiellement de deux parties, la partie optique et la partie mécanique. La première est fondamentale, invariable dans sa construction au point de vue théorique; c'est principalement de sa perfection que résulte la bonté du microscope. L'autre, quoique secondaire, pouvant varier à l'infini, doit pourtant remplir un certain nombre de conditions de solidité et de précision qui facilitent beaucoup l'observation, et dont il sera question plus loin.

A. *Partie optique du microscope.*

75. Elle se compose de deux appareils distincts : 1° l'*objectif* (pl. III et IV, fig. 1 et 2, x) qui est tourné du côté de l'objet; et 2° l'*oculaire* contre lequel est appliqué l'œil de l'observateur (pl. III et IV, fig. 1 et 2, et pl. III, fig. 3, bc).

1° L'*objectif* (fig. 1, a, et 2, x) est composé d'une seule lentille pour les faibles grossissements et de deux ou trois placées à peu près au foyer l'une de l'autre pour les grossissements supérieurs. On l'appelle alors quelquefois indifféremment jeu de lentille ou objectif. Chaque lentille de l'objectif est achromatique, et pour cela formée de deux verres différents collés ensemble à l'aide de térébenthine sèche. L'un est plano-concave, en flint-glass; l'autre biconvexe, en crown-glass, à moitié enfoncé dans la concavité de l'autre. Il en résulte une lentille plano-convexe dont la face plane doit être tournée vers l'objet. Chacune d'elles est portée par une monture séparée, qui dans les objectifs composés se visse avec celle des autres.

2° *L'oculaire* (pl. IV, fig. 2, *b c*) est toujours composé de deux lentilles simples plano-convexes, à convexité tournée vers l'objectif, et plus ou moins écartées l'une de l'autre. La lentille inférieure la plus éloignée de l'œil reçoit le nom de *verre de champ* (pl. III et IV, *c*). La lentille supérieure la plus rapprochée de l'œil reçoit le nom de *verre oculaire* ou *supérieur*, ou encore de *verre de l'œil* et de *loupe de l'oculaire*. Chacune d'elles a une monture séparée, formée d'un anneau de laiton noirci.

76. L'objectif est vissé sur une pièce conique, appelée le *cône* (pl. IV, fig. 1, *o'*, et 2), fixée elle-même à l'extrémité inférieure d'un tube cylindrique en laiton, qui porte le nom de *corps du microscope* (fig. 1 et 2, *o o*). L'objectif se dévisse facilement du cône avec les doigts, afin de pouvoir être remplacé à volonté par un autre. Dans quelques microscopes c'est le cône lui-même qui se dévisse du corps ; il y a alors autant de cônes que de jeux de lentilles ou objectifs.

77. L'oculaire est formé d'un tube cylindrique en laiton qui entre exactement dans l'extrémité supérieure du corps du microscope, mais sans frottement, de manière à pouvoir être remplacé par un autre avec facilité et sans rien déranger. Le verre de champ est fixé à son extrémité inférieure à l'aide des vis de sa monture qu'on peut dévisser au besoin afin de le nettoyer. Le verre supérieur, ou oculaire, est fixe, et peut être enlevé de la même manière ; seulement sa monture est plus large

que le tube du corps pour empêcher l'oculaire de descendre trop avant (fig. 1 et 2, *b*).

L'intérieur des tubes du corps et de l'oculaire doit être enduit d'une couleur noire ou garni de velours, pour éviter la réflexion de la lumière qui les traverse, ce qui fatiguerait l'œil et nuirait à la netteté de l'image.

78. Un objet assez petit pour être examiné, étant placé au-dessous de l'objectif, la lumière réfléchie par les nuages ou celle d'une loupe est concentrée sur lui de bas en haut à l'aide d'un miroir concave (fig. 1 et 2, *m*). Ce faisceau de lumière traverse l'objet et la série des lentilles de l'objectif et de l'oculaire, et arrive dans l'œil après avoir éprouvé une suite de convergences et de divergences qui ont pour résultat de peindre sur la rétine une ombre de l'objet, qui peut être huit cents fois plus grande que celle qui se peindrait dans un œil assez sensible pour le voir directement.

Un objet ainsi examiné n'est aperçu que parce que la lumière qui passe autour de lui n'étant arrêtée par rien, vient impressionner vivement la rétine, autour de la portion de cette membrane qui reçoit les rayons moins nombreux qu'il a laissés passer. Si le corps est opaque, on ne distingue que les bords, et sa masse se peint en noir; s'il est transparent, on voit dans son intérieur toutes les parties qui ont une densité et une puissance réfringente autres que celles de la masse du corps.

α. *Usages des différentes parties optiques du microscope composé.*

79. Si l'objet était au foyer même, les rayons, après avoir traversé l'objectif, sortiraient parallèlement, ou ils divergeraient s'il était entre l'objectif et le foyer, et

l'image serait indéfinie. Il est par conséquent placé un peu au delà du foyer (pl. IV, fig. 2, *i i*). Alors les rayons lumineux qui le traversent quand il est vu par réflexion, sont rendus convergents par les lentilles de l'objectif et s'entrecroisent presque immédiatement au-dessus de lui, de manière à ce que ceux de droite passent à gauche, et réciproquement.

En recevant sur un verre dépoli le faisceau lumineux au-dessus du croisement des rayons, on aurait une image renversée de l'objet (pl. IV, *I I*, fig. 2), et d'autant plus grandie qu'on la recevrait plus loin au-dessus de l'objectif. Mais comme cette image serait très vague et irisée sur les bords (parce que l'entrecroisement de tous les rayons ne se fait pas précisément au même point), un premier *diaphragme* (pl. IV, fig. 2, *D D*) est placé au niveau de la jonction du corps et du cône du microscope, et arrête les rayons les plus divergents.

80. Le *verre de champ* (pl. IV, fig. 2, *c*) de l'oculaire a pour but de recueillir les rayons divergents les plus centraux que laisse passer ce premier diaphragme, et qui sans lui viendraient former une image en *I I*. Il les rapproche et les fait entrecroiser plus tôt, ce qui rend le grossissement deux ou trois fois moins considérable ; mais du rapprochement des faisceaux et de la concentration de la lumière qui en résulte, l'image devient beaucoup plus lumineuse et plus nette. En même temps ces faisceaux, devenus convergents, peuvent arriver à l'œil en beaucoup plus grand nombre, et par conséquent faire voir une plus grande étendue de la préparation à la fois, puisque, au lieu d'être abandonnés isolément à eux-mêmes, si l'on peut ainsi dire, ils sont rassemblés d'une grande surface et rendus convergents vers l'œil.

Le champ de la vision est donc agrandi par cette lentille, de là le nom de *verre de champ*.

81. Lorsqu'en effet on supprime le verre de champ, et qu'on tient l'œil près du verre supérieur, on ne voit de la préparation qu'une étendue très petite et circulaire, qui est limitée par l'ouverture de la pupille. En outre, à chaque mouvement de la tête ou de l'œil, ce point éclairé se déplace dans le même sens que la pupille; de sorte qu'il est impossible de fixer, même pendant un temps assez limité, le même point de la préparation qu'on étudie. Si au lieu de tenir l'œil près de l'oculaire, on l'éloigne peu à peu, le champ s'agrandit jusqu'à ce qu'il soit limité par le diaphragme, parce que les rayons qui sont reçus dans l'œil étant de plus en plus divergents, limitent un angle optique plus grand. Les objets vus ainsi paraissent bien plus grands, mais leur image est bien moins nette; ses bords sont diffus et irisés, et en outre les faisceaux de lumière n'étant pas rassemblés, l'image est peu éclairée.

Comme le champ est d'autant plus restreint que le pouvoir amplifiant obtenu à l'aide des objectifs est plus considérable (parce qu'on ne voit alors qu'à l'aide des rayons passant très près de l'axe), il en résulte qu'un oculaire dépourvu de verre de champ ne pourrait être utile que pour des grossissements très faibles.

82. Ce verre n'est pas achromatique, mais sa convexité étant tournée en bas, c'est-à-dire opposée à celle des lentilles de l'objectif, l'aberration de réfrangibilité de celui-ci, dont l'achromatisme n'est pas parfait, se trouve corrigée par l'aberration même du verre de champ, d'après le mécanisme que nous indiquerons plus loin.

Il ne reste que l'aberration de sphéricité; mais elle est très diminuée par la concentration même des rayons à l'aide du verre de champ. De plus, au niveau de son foyer se trouve dans l'oculaire un diaphragme (pl. IV, fig. 2, *dd*) qui la réduit à peu de chose, en rétrécissant seulement un peu le champ de la vision.

83. Le pouvoir concentrateur du verre de champ varie avec chaque oculaire. Il est d'autant plus grand que le verre de l'œil grossit davantage; pour cela on leur donne une courbure telle que la longueur focale des plus faibles oculaires est d'environ 54 millimètres; celle des plus forts (ayant 5 centimètres de longueur, par exemple) est de 40 millimètres.

84. L'image (pl. IV, fig. 2, *i' i'*) ainsi formée est une image réelle; on peut la recevoir sur un verre dépoli, ce que j'ai fait souvent, et l'examiner à l'œil nu, quand elle est assez grande (comme celle obtenue avec une écaille de papillon), et à la loupe, ainsi qu'on le fait d'un objet quelconque. Mais le grossissement n'est que de 40 à 50 diamètres pour de forts objectifs; l'emploi du *verre supérieur de l'oculaire* (pl. IV, fig. 2, *b*), *verre oculaire* ou *verre de l'œil*, vient compléter le grossissement. Il sert, en effet, à grossir de 5 à 10 fois encore l'image formée dans l'intérieur du tube oculaire par l'objectif et le verre de champ.

85. Cette lentille n'est autre chose qu'une simple loupe non achromatique, qui sert dans ce cas à amplifier cette image *i' i'*, comme le fait une loupe ou microscope simple pour tout autre corps. Mais comme l'image grossie de tout objet vu à la loupe (fig. 15, *d*) est une image virtuelle qu'on dit être reportée par habitude à la distance de la vision distincte (fig. 15, *a' b*), il en

résulte qu'en examinant un objet au microscope, c'est l'image virtuelle ($I'I'$, pl. IV, fig. 2) de son image réelle $i'\,i'$ que nous avons sous les yeux.

β. *De la distance à laquelle est reportée l'image d'un objet vu au microscope.*

86. Cette image étant vue avec la loupe ou verre supérieur de l'oculaire, se trouve reportée par les centres nerveux à une certaine distance (en $I'I'$, par exemple) qu'on dit être celle de la vision distincte, comme dans le cas de la loupe ordinaire (fig. 13).

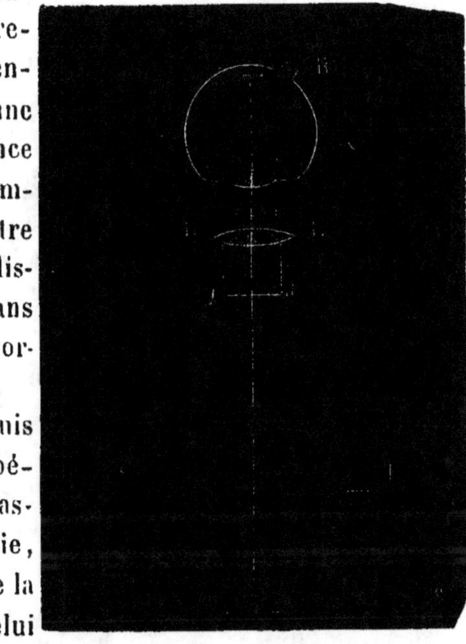

Fig. 13.

87. Mais je me suis assuré, par expérience, que cette assertion n'est vraie, ni dans le cas de la loupe, ni dans celui de l'oculaire, qui n'en diffère pas au fond.

Le fait physiologique du report de l'image vue à la loupe au delà du point où est placé l'objet déterminé est bien vrai ; mais cette distance n'est pas celle de la vision distincte.

D'une part, elle est toujours moindre que celle de la vision distincte ordinaire, même avec les plus forts grossissements. D'autre part, elle varie avec chaque

système optique donnant un pouvoir amplifiant différent, soit qu'on l'obtienne en changeant les oculaires
et laissant le même objectif, soit qu'on change les objectifs sans toucher à l'oculaire.

Plus le pouvoir amplifiant est considérable, plus l'i-
mage est reportée loin ; plus la distance se rapproche
de celle de la vision distincte. Plus il est faible, moins
l'image est reportée loin, plus la distance diffère de
celle de la vision distincte.

Pour chaque système grossissant (oculaire et objectif), la distance à laquelle l'image est reportée est la
même, quel que soit le point de la vision distincte des
individus, depuis le cas de myopie ordinaire jusqu'à
celui de vision distincte habituelle à 24 ou 26 centimètres. Elle est encore la même, quels que soient le volume de l'objet étudié et l'intensité de la lumière employée.

Pour faire cette expérience exactement, il faut se servir d'un oculaire micromètre (qui sera décrit plus loin)
dont le verre supérieur grossit exactement dix fois, et
rend par conséquent égal à 1 millimètre chacun des
dixièmes de millimètre tracés sur la plaque de verre
dont il est formé. On mesure alors exactement les dimensions linéaires de l'image d'un objet déterminé, une
écaille de papillon, par exemple, placée au foyer de l'objectif. Cette image ainsi mesurée est reportée à l'aide
d'une chambre claire sur une feuille de papier que l'on
place à toutes les distances de l'œil qu'il est nécessaire
pour l'expérience.

On trouve ainsi qu'avec un pouvoir amplifiant réel
de 400 diamètres, il faut que l'image soit mesurée à
13 centimètres 3/4 du prisme réflecteur, pour que ses

dimensions coïncident exactement avec celles de l'image
du même objet mesurée au microscope. Si la distance
est moindre, l'image faite à la chambre claire sera plus
petite que celle vue dans l'instrument. Si elle est plus
considérable, elle sera de plus en plus grande, et à
22 centimètres indiqués comme distance ordinaire de
la vision distincte, on aura un dessin qui sera environ
le double de l'image vue dans le microscope.

88. Voici, du reste, le tableau des chiffres que j'ai obtenus pour chacun des objectifs de mon microscope et
l'oculaire précédemment indiqué qui est le plus fort.
Les oculaires plus faibles donnaient avec les mêmes objectifs des chiffres intermédiaires.

Avec l'objectif	et l'ocul.	Pouv. amplifiant.	Dimens. de l'image de l'objet dans le microscope.	Dist. a laquelle elle est vue avec les mêmes dimensions à la chambre claire	Dimens de l'image vue avec la ch. claire a 22 cent
0	3	(46)	10 mill.	11 $\frac{1}{3}$ centim.	19 mill.
1	id.	(100)	10	12	18
2	id.	(200)	19	12 $\frac{1}{2}$	38
3	id.	(256)	26	13 $\frac{1}{4}$	46
4	id.	(341)	21	13 $\frac{1}{2}$	38
5	id.	(400)	38	13 $\frac{3}{4}$	59
6	id.	(545)	47	14	68
7	id.	(688)	40	14 $\frac{1}{4}$	58
8	id.	(800)	16	14 $\frac{1}{2}$	25

89. Ces mesures sont susceptibles d'une assez grande
précision, quand on a pris un peu l'habitude de les faire
et qu'on y met le soin nécessaire. Mais lors même qu'en
les répétant avec diverses chambres claires et des objets
d'autres dimensions on ne tombe pas exactement sur
les mêmes chiffres, les différences ne dépassent jamais
1 ou 2 millimètres. En outre, on retrouve toujours que
la distance à laquelle est reporté l'objet varie avec
chaque système d'oculaire et d'objectif, et que plus le

pouvoir amplifiant est considérable, plus l'image est reportée loin, et *vice versa.*

C'est là un fait physiologique expérimental curieux qui démontre que l'hypothèse qui veut que l'image virtuelle d'un objet vu à la loupe soit reportée à la distance de la vision distincte, ne se vérifie pas par l'expérience, et que par conséquent elle doit être rejetée.

Il explique pourquoi les dessins faits à la chambre claire, à la distance de la vision distincte, sont toujours à peu près deux fois plus grands que l'image vue directement dans le microscope.

Il explique aussi pourquoi, en divisant le chiffre 20 ou 22 centimètres donné comme étant celui de la vision distincte, par la longueur focale d'une loupe, afin d'en obtenir le pouvoir amplifiant, on obtient un chiffre qui est plus fort au moins d'un tiers (plus ou moins) que le pouvoir amplifiant indiqué par la comparaison directe d'un objet d'une grandeur connue (et grossi avec cette loupe) à 1 mètre divisé exactement en millimètres.

Ainsi ce procédé est inexact, et appliqué au microscope il a causé des erreurs analogues, et comme nous le verrons, il doit être abandonné dans ce cas comme dans l'autre, et à bien plus forte raison.

γ. Théorie des avantages du verre de champ.

90. C'est à Huygens qu'on doit le perfectionnement des oculaires, qui consiste à leur ajouter un verre de champ et, depuis cette époque, on les appelle quelquefois oculaires de Huygens. Il avait ajouté le verre de champ dans le but d'augmenter le champ de la vision et de diminuer l'aberration de sphéricité en produisant les réfractions des deux verres au lieu d'un

seul. Mais Huygens ne reconnut pas toute la valeur de cet oculaire : ce fut le savant jésuite de Raguse, Boscowich, qui démontra le premier que par cette importante disposition des deux verres de l'oculaire, il avait, sans le savoir, corrigé une grande partie de l'aberration de réfrangibilité.

91. Nous savons déjà que l'aberration de sphéricité est diminuée beaucoup par le fait du rapprochement des rayons lumineux vers l'axe du microscope par le verre de champ, ce que prévoyait Huygens, et enfin par le diaphragme qui supprime les rayons les plus divergents.

Fig. 14.

Quant à l'action du verre de champ sur l'aberration de réfrangibilité, elle est plus compliquée. Soit (fig. 14), un oculaire formé de deux verres plans convexes $L E. C N$, séparés par un diaphragme et placés à une distance l'un de l'autre qui égale la moitié de leurs longueurs focales ; ayant leurs plans tournés vers l'œil et leur convexité vers un objectif non achromatique ou non parfaitement achromatique, ce qui est le cas ordinaire.

Si le verre de champ manquait, les rayons extrêmes partis des bords et du centre de l'objet viendraient de rr en vv former une image colorée, composée d'autant d'images qu'il y a de couleurs dans la lumière blanche et sous-tendant tous l'angle o. Les couleurs les moins réfrangibles, comme le rouge, sont les plus extérieures rr ; les plus réfrangibles, comme le violet, sont au contraire les plus intérieures vv.

Il faut remarquer, en outre, que les images rr et vv sont courbées en sens inverse de ce qu'il faudrait pour être vues distinctement par le verre convexe LE.

Or l'action du verre de champ CN est précisément de modifier la disposition des images de manière à ce que les couleurs rr et vv sous-tendent l'angle visuel VaV, ouvert *en sens inverse* de l'angle ror, et soient enveloppées par lui en RV, RV, de telle sorte que les rayons rouges rr, au lieu d'être placés en dehors des violets vv, soient au contraire en dedans, en un mot qu'on ait $RR < VV$.

L'œil se trouve alors au sommet d'un cône qui enveloppe toutes les images, ce qui n'a pas lieu quand le verre de champ manque, ainsi que le montrent les angles $rar > vav$; d'où $rr > vv$ ne seraient pas superposés, et les rayons rouges se trouveraient en dehors des rayons violets formant ainsi des anneaux concentriques diversement colorés.

Enfin, en même temps que le verre de champ fait

converger les rayons or, or' en oir, oir', il renverse
aussi la courbure des images rr et vv pour leur donner
la forme $r'r'$ et $v'v'$. C'est la courbure nécessaire pour
qu'elles soient vues nettement avec le verre de l'œil
LE, à l'aide duquel on obtient les images virtuelles à
peu près droites RR, VV, sous-tendant, comme nous
l'avons dit, toutes les couleurs dans le même angle
VaV. Les images rouges et bleues ont été aussi ame-
nées très près l'une de l'autre en $r'r'$, $v'v'$ par le verre
de champ, ce qui tend encore à les faire passer presque incolores par le verre de l'œil.

Ainsi les faisceaux de rayons ffo partis d'un objet
concourent, après leur réfraction dans un objectif non
achromatique ou incomplétement achromatique, vers
des images colorées placées entre le foyer conjugué r
situé sur l'axe oa, correspondant aux rayons rouges, et le
foyer v des rayons violets ; toutes ces images, ainsi que
l'objet, sous-tendent le même angle au centre optique o.
La lentille CN reçoit en ii les faisceaux réfractés par
l'objectif avant leur concours en rr ; les nouvelles réfractions qu'elle leur fait subir déterminent la formation d'autres images $r'r'$ et $v'v'$, plus petites et plus
rapprochées de l'objet que rr et vv ; chaque image
r' ou v' sous-tend le même angle au centre optique p du
verre de champ que l'image r ou v correspondante.
Mais cet angle p varie d'une couleur à l'autre ; il est
plus grand pour les rayons les plus réfrangibles, qui sont
les rayons violets.

D'après cela, quoique l'image rr soit plus grande que
vv, la nouvelle image $r'r'$ qui sous-tend le petit angle
npr' peut devenir plus petite que $v'v'$, qui sous-tend
le grand angle mpv', et sous-tendre conséquemment le

même angle que cette dernière au centre optique *a* de l'oculaire *L E* ; en sorte que les images virtuelles *R R*, *V V* soient vues sous le même angle et reportées à une certaine distance de l'œil de l'observateur.

92. Nous venons de voir quelles sont les modifications que le verre de champ fait subir à la direction des faisceaux lumineux qui, en traversant l'objectif, ont subi une dispersion plus ou moins considérable, et se sont colorés. Il nous reste à voir comment l'action dispersive du verre de champ, qui n'est pas achromatique, se trouve corrigée par le verre de l'œil, qui lui-même n'est pas achromatique (fig. 15). C'est là le progrès que Boscowich a fait faire à la théorie du perfectionnement de l'oculaire par le verre de champ.

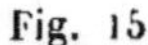

Fig. 15

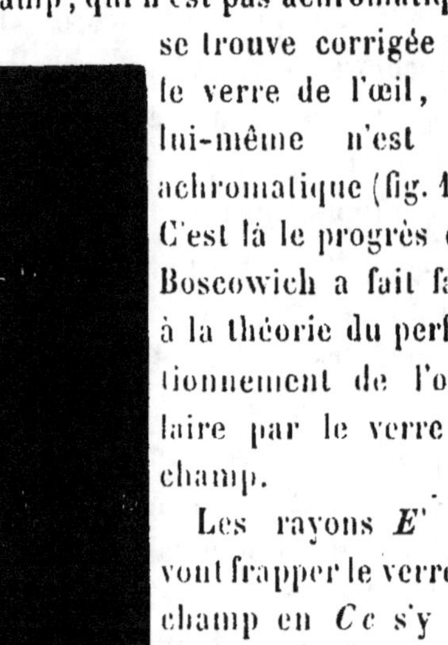

Les rayons *E'* qui vont frapper le verre de champ en *C c* s'y décomposent, car ce verre n'est pas achromatique; les rayons rouges se dirigent en dehors en *C E* et *C a*, les violets plus en dedans *c e* et *c e'*. Or, si les rayons n'étaient pas ainsi séparés en différentes couleurs à leur arrivée au verre de l'œil *L L*, celui-ci n'étant pas achromatique non plus, ils se chromatiseraient, et sortiraient en direction non parallèle, de manière à aller produire sur la rétine des images colorées. Mais la séparation même, effectuée par le verre de champ, fait que les rayons ponctués violets $C e$ et $c e'$ tombent plus près du centre du verre oculaire que les rouges $C E$ et $c a$. Or, comme le pouvoir réfringent de cette lentille, à cause de sa courbe sphérique, est plus petit vers le centre qu'au bord, et que les rayons violets sont justement les plus réfrangibles, il en résulte : que l'action du verre de l'œil compense exactement la dispersion produite par le verre de champ, et que les rayons E et e, a et e' sortent sensiblement parallèles. Ils peuvent conséquemment rencontrer tous l'axe optique $a\ o$ très près l'un de l'autre, et agissent sur la rétine comme un seul point lumineux. Ce qui se passe ici pour un seul faisceau et les couleurs extrêmes rouge et violet se passe aussi de la même manière pour les faisceaux et les couleurs intermédiaires.

93. Dans tout ce que nous avons vu jusqu'à présent, relativement au microscope composé, on a pu reconnaître que l'image se peint renversée dans l'œil (pl. IV, fig. 2), telle qu'on peut la recevoir au-dessus de l'objectif. Tous les mouvements qu'on veut faire exécuter dans une direction donnée à l'image vue dans le microscope ne sont par conséquent obtenus que par un mouvement en sens inverse de l'objet lui-même, ce qui offre du reste peu d'inconvénients, car on en prend vite l'habitude. Pour la redresser, il faudrait employer deux prismes croisés à angle droit ou deux objectifs superposés ; moyens déjà indiqués à propos des microscopes à dissection, mais qui entraînent une perte de lumière telle que l'instrument ne pourrait plus recevoir de forts

objectifs, en sorte qu'il est impossible de les employer.

B. *Partie mécanique du microscope.*

94. C'est surtout sous le point de vue mécanique qu'on voit les microscopes varier à l'infini, sous le rapport de la forme, du volume, de la solidité, de l'élégance, etc. C'est surtout à cet égard que chacun vante au détriment des autres instruments celui auquel il est habitué. On peut en général regarder ce fait comme indiquant peu d'habitude du microscope, ou au moins des habitudes restreintes au seul instrument dont on parle, car rien ne vient justifier d'une manière bien frappante ces éloges ou ces reproches exagérés. On reconnaît bientôt qu'ils ne sont basés que sur la nécessité de s'accoutumer à tenir les mains dans une position un peu différente de celle à laquelle on est habitué, ou à les porter à une vis placée dans un autre endroit, etc.

95. On ne saurait contester qu'en anatomie les plus simples microscopes et les plus solides sont les meilleurs; ce sont même là des conditions indispensables. Il faut en outre que le poignet puisse être appuyé sur la table où est placé l'instrument, afin de pouvoir travailler longtemps sans fatigue, pendant que les doigts reposent sur la platine du microscope et y exécutent divers mouvements.

Une certaine pesanteur du pied destinée à lui donner de la solidité, tout en laissant ses dimensions limitées à 10 ou à 12 centimètres de diamètre, sont encore des conditions nécessaires au microscope de l'anatomiste qui est obligé de le porter dans un laboratoire, ou en voyage, sans qu'il occupe trop de place et qu'il risque d'être ébranlé, faute d'une table disposée exprès. Il est encore indispensable que la platine soit horizontale et en verre noir dépoli, inattaquable à l'eau de mer et aux réactifs acides dont à chaque instant il faut se servir, ce qu'on ne peut faire sans en répandre sur elle.

Il est incontestable aussi que ceux qui remplissent ces conditions nécessaires pour l'étude de l'anatomie sont également propres à tous les autres genres d'études, soit botanique, anatomie végétale, zoologie, physiologie, etc., qui en général sont bien plus simples, demandent l'emploi de moins de réactifs et de moins de manœuvres que les études d'anatomie animale.

96. Ces divers motifs doivent décider à repousser l'emploi de ces grands microscopes qui demandent souvent une table faite exprès, soit à cause de leur hauteur, soit à cause de leur complication. Ceux qui se vissent sur la boîte qui doit les renfermer, dont le volume est toujours gênant, sans parler de la hauteur et du peu de solidité de leur platine, doivent aussi être laissés de côté. Ceux dont la platine est oblique ne doivent pas nous arrêter non plus, parce que, dès qu'on est obligé de mettre l'objet à examiner dans une quantité de liquide un peu considérable, ce qui est à chaque instant indispensable, la plaque de verre supérieure glisse sur l'autre et la préparation se perd. Ceux-là ne sont guère bons que pour les préparations sèches.

La complication de ces microscopes entraîne beaucoup d'autres inconvénients qu'il est inutile d'énumérer, sans qu'il y ait compensation réelle par d'autres avantages.

On trouvera la description de ces instruments et de beaucoup d'autres accessoires de toute espèce, dans les traités du microscope de MM. Chevalier, Dujardin,

Mandl, Quekett, etc., où ils sont longuement décrits. Je ne parlerai pas de tous ces accessoires, parce que le plus souvent ils ont été inventés théoriquement sans jamais avoir été mis en pratique, soit à cause de leur inutilité, soit à cause de l'existence de moyens plus simples. D'autres ne sont utiles que dans certains cas spéciaux, dans lesquels il est ordinairement plus vite et mieux fait d'inventer ou fabriquer soi - même un appareil directement approprié au cas dont il s'agit. Dans ces cas-là il sera bon de consulter les ouvrages de F. Dujardin (1), de Quekett (2), et les préliminaires du *Traité d'anatomie comparative* de Straus (3).

α. *Description des différentes pièces du microscope.*

97. La description qui suit se rapporte aux grand et moyen modèles des microscopes de Charles Chevalier, de George Oberhaueser et de Nachet, qui ont été imités par beaucoup d'autres opticiens, mais ordinairement avec des modifications nuisibles. La longueur du corps rend moins commode des microscopes d'un modèle analogue qui se font en Allemagne. Il sera question plus loin des objectifs séparément.

98. Le *pied* du microscope se compose d'une *base* circulaire de 10 centimètres environ de diamètre (pl. IV, fig. 1, *g*), épaisse de 2 centimètres ; elle est en laiton creux, et du plomb coulé dans sa cavité lui donne le poids auquel est due en partie sa grande solidité. Une

(1) *Manuel de l'observateur au microscope.* Paris, 1843. 1 vol. in-18, avec fig.

(2) Quekett, *Practical treatise on the use of the microscope.* Londres et Paris, 1848, in-8, avec figures.

(3) *Traité d'anatomie comparative.* Paris, 1842, 2 vol. in-8.

lame de cuir est collée en dessous, afin d'empêcher l'instrument de glisser.

La base est surmontée d'un *tambour* cylindrique haut de 6 ou 7 centimètres (fig. 2, *t*), qui présente une ouverture quadrilatère pour laisser arriver la lumière sur un *miroir* (fig. 2, *m*). La monture de celui-ci est fixée dans le tambour à l'aide de deux vis, dont les pignons saillants en dehors servent à faire varier son inclinaison à volonté pour éclairer l'objectif (fig. 2, *i*).

Cette monture doit porter sur une de ses faces un miroir *m*, concave, destiné à concentrer la lumière, et un miroir plan sur l'autre face. Ce dernier sera employé dans les cas où l'on se sert de faibles grossissements, ayant un champ trop vaste pour que les rayons réunis par le miroir concave puissent l'éclairer en entier.

Le tambour est fermé en haut par la *platine* (fig. 2, *p*, formée d'une plaque circulaire de verre noir dépoli, enchâssé exactement dans une épaisse plaque de cuivre, dont les bords sont percés de deux ou quatre trous (fig. 2, *v v'*), dans lesquels on engage de petits *chevalets* (fig. 2, *v'*) en laiton, destinés à fixer le porte-objet à une place déterminée.

La platine peut être *fixe* ou à *tourbillon*. Elle est dite à tourbillon quand elle peut, à l'aide d'un mécanisme particulier, tourner en tout sens autour de son centre. Ce moyen est très utile pour placer un objet que l'on veut dessiner dans un sens déterminé, sans être obligé de tourner la plaque qui porte la préparation, ce qui souvent dérange celle-ci. Cette platine est encore utile dans beaucoup d'autres circonstances, et peut être regardée comme indispensable en anatomie et encore plus en zoologie.

Au centre de la platine se trouve un orifice circulaire que traverse la lumière, et au-dessus duquel on amène l'objet à étudier. Dans ce trou (fig. 2, *a*) glisse verticalement, au moyen d'un genou articulé et d'un manche qui fait saillie hors du tambour par une fente pratiquée à son côté gauche (fig. 2, *l*), un petit tube destiné à recevoir des diaphragmes, à ouvertures de diverses grandeurs. Ces diaphragmes à mouvement vertical peuvent être rapprochés plus ou moins de l'objet, et sont surtout utiles lorsqu'on observe à l'aide de la lumière artificielle.

La plaque de cuivre de la platine porte sur un point de la circonférence une *oreille* (fig. 2, *e*) à laquelle est fixée solidement, à l'aide de trois vis, une colonne de laiton ou de bronze, haute de quelques centimètres (fig. 2, *z*) ; elle est entièrement cachée par un *tube de laiton* (fig. 2, *h*) qui glisse exactement sur elle. Celui-ci porte à son extrémité une branche horizontale, carrée, épaisse (fig. 2, *k*), qui s'avance jusqu'au niveau du centre de la platine. Là cette branche est munie d'un *tube* vertical *r r r* dans lequel glisse à frottement doux le corps du microscope *o o*, qu'on peut ainsi enlever et replacer à volonté.

La colonne de bronze est traversée dans toute sa longueur par une *vis micrométrique* en acier, qui s'engage dans un écrou dont est pourvu le sommet du tube de laiton qui la recouvre. Cette vis est entièrement cachée ; elle peut être mise en mouvement à l'aide d'un pignon (fig. 2, *n*) que porte son extrémité inférieure, et qui se trouve au-dessous de l'oreille de la platine. Chaque tour de cette vis fait monter ou descendre, d'une très petite quantité à la fois, le tube qui glisse sur la colonne, ainsi que la branche horizontale qu'il porte à son sommet.

Comme à son tour le corps du microscope est placé dans l'anneau de la branche horizontale, il monte et descend avec elle. Un ressort élastique, placé dans le tube, sert à rendre uniformes les mouvements déterminés par la vis ; il tend surtout à faciliter les mouvements d'ascension par la pression continue qu'il exerce de bas en haut.

99. L'axe du miroir réflecteur, le centre du trou de la platine et les diaphragmes qu'on y met, les objectifs, le corps du microscope et les verres de l'oculaire sont tous exactement centrés les uns par rapport aux autres.

C'est là une condition indispensable pour que les observations soient possibles et que le champ soit uniformément éclairé. Par conséquent, il faut éviter de porter le microscope par le support vertical, de peur que quelques unes de ses parties ne soient faussées par le poids du pied, qui est considérable, et, par suite, n'amène une décentration : c'est par le tambour qu'il faut le saisir.

β. *Des mouvements que l'on fait exécuter aux diverses parties du microscope, et des précautions qu'ils nécessitent.*

100. Il y a, comme on le voit, deux moyens d'éloigner ou de rapprocher l'objectif du porte-objet : l'un dans lequel on ne fait que glisser le corps du microscope dans l'anneau de la branche horizontale. Il n'est employé que pour exécuter les grands mouvements qu'exigent les faibles objectifs, ou pour mettre les forts approximativement *au point de vision nette*, ou *au foyer*. Quelquefois

on prend l'habitude d'employer ce moyen seul dans tous les cas.

L'autre moyen consiste dans l'emploi de la vis micrométrique. Elle sert à mettre d'une manière précise l'objectif *au point*, quand, par glissement du corps du microscope, ce dernier a déjà été rapproché de manière à n'avoir que quelques tours de vis à exécuter.

On doit, pendant l'examen, avoir toujours la main au pignon de cette vis, afin de mettre ainsi au point successivement toutes les parties de chaque objet qui se trouve dans le champ du microscope.

L'expérience a montré que le moyen de mettre les objets au foyer, qui consiste à faire mouvoir le corps du microscope avec les branches qui le supportent, est bien plus précis et moins sujet à dérangement que celui qui consiste à monter ou à descendre la platine. Les platines mobiles ne sont jamais assez solides pour rester fixes sous le poids de la main, et elles ne peuvent pas être faites de matière inattaquable aux acides, ni à tourbillon. Avec les platines mobiles, dès que la main vient à s'appuyer sur elles, on voit qu'elles fléchissent, et l'objet cesse dès lors de se trouver au foyer de l'objectif, ce qui gêne beaucoup pendant l'observation, surtout avec les grossissements un peu forts.

101. Le microscope que nous venons de décrire est vertical; sa hauteur est de 30 centimètres environ, de sorte que placé sur une table de hauteur ordinaire, telles qu'on les trouve partout (70 à 75 centim.), son oculaire est situé à la hauteur de l'œil d'une personne assise. Il suffit d'incliner un peu la tête, comme on la tient pour lire ou écrire, pour que la lumière qui traverse le microscope vienne frapper la rétine. Aussi les

reproches qu'on lui fait de fatiguer, de donner mal à la tête n'ont certainement jamais été faits par ceux qui s'en servent et sont complétement dénués de fondement.

Après avoir travaillé huit à douze heures par jour à cet instrument, on n'est pas fatigué plus que par quelque travail que ce soit. Si après deux ou trois heures d'attention continue ou souffre de la tête, il est facile de remarquer que c'est le même genre de fatigue que l'on éprouve après un temps égal ou même moindre de lecture attentive ou de tout autre travail intellectuel. Ainsi ce qui fatigue dans les études microscopiques, c'est la grande attention souvent continue qu'on est obligé d'y mettre, mais nullement la situation de la tête.

102. Les microscopes horizontaux demandent certainement plus de temps pour s'habituer à s'en servir sans fatigue, parce qu'ils forcent de tenir la tête un peu redressée, d'où résulte bientôt une lassitude marquée et pénible des muscles du cou. De plus étant coudés par le milieu, leur hauteur est diminuée de près de moitié, ce qui exige qu'on les place sur une table élevée ou sur un support qui les élève, ou bien que leur pied soit très élevé, ce qui les complique et rend leur emploi difficile.

On peut, du reste, à l'aide de la chambre claire du microscope de G. Oberhaueser, rendre horizontaux les microscopes qu'il fabrique, si on le veut; mais on les rend de la sorte très incommodes. Le corps de ceux de Nachet peut être dévissé par le milieu et recevoir un prisme qui le rend oblique et dirige l'oculaire vers l'œil : cette forme n'est pas fatigante du tout, et c'est certainement la plus commode de toutes ces modifications, après la forme verticale. Le prisme qu'on emploie pour rendre les microscopes horizontaux ou obliques, allongeant un peu le corps de l'instrument, grossit de quinze à vingt fois les objets ; mais en même temps il fait perdre un peu de lumière et de netteté, à cause des deux surfaces nouvelles que rencontre la lumière.

C. *Instruments accessoires.*

103. Outre les aiguilles, pinces, ciseaux, baquets à fond de liége ou de cire (ou mieux à fond de liége sur lesquels on coule de la cire noire ou blanche pour les fixer) dont il a été question à propos du microscope à dissection, il faut encore quelques autres instruments. Ce sont des lames ou plaques de verre, quelques verres de montre montés ou non sur un anneau de cuivre, ou un petit baquet en cuivre à fond de verre, des tubes pour mettre différents objets, etc.

α. *Des plaques de verre.*

104. Elles sont en verre à glace d'Allemagne parfaitement poli. Les plaques faites en verre à vitre ne peuvent pas être employées, à cause des petites saillies de leurs surfaces et des impuretés contenues dans leur épaisseur, comme tous les verres de mauvaise qualité. De plus il est rare qu'elles ne soient pas un peu courbées, ce qui fait que, dès qu'on les touche d'un seul côté à la fois, elles oscillent sur la platine, qui est parfaitement horizontale.

Il faut avoir deux sortes de plaques de verre poli. Les unes sont larges de 2 ou 3 centimètres, longues de 4 ou 5, et épaisses de 1 millimètre. Ce sont celles qui servent de *porte-objet ;* il suffit d'en avoir trois ou quatre douzaines au plus.

Les autres sont des *lamelles* carrées de 1 centimètre et demi de côté. Elles servent à recouvrir l'objet ou la préparation que l'on veut étudier. Leur épaisseur doit être appropriée au grossissement de l'objectif qu'on emploie. Comme plus le pouvoir amplifiant est considérable, plus est courte la longueur focale, plus aussi doivent être minces les lamelles.

Les lamelles minces doivent être de trois sortes distinguées par leur épaisseur : les unes, très minces, serviront pour les deux ou trois objectifs les plus puissants ; les autres, un peu plus épaisses, seront employées avec les objectifs d'un pouvoir amplifiant moyen ; enfin les dernières, épaisses de un demi-millimètre ou un peu plus, servent pour les faibles objectifs.

Elles doivent être tenues dans des boîtes qui portent le numéro de l'objectif le plus fort avec lequel elles peuvent être employées, afin de reconnaître immédiatement qu'on peut les employer avec tous les jeux de lentilles d'un numéro plus faible.

Lorsqu'on étudie un objet avec un faible grossissement, et qu'on pense être obligé d'en employer un plus fort ensuite, il faut recouvrir tout de suite la préparation avec une mince lamelle, car on la détruit ordinairement quand on change la lamelle qui la recouvre.

105. Il faut dès le commencement de ses études microscopiques étudier les plaques et lamelles au microscope indépendamment de toute préparation, afin de ne pas prendre pour l'objet qu'on cherche les différents *défauts* du verre. Ces *défauts* sont des raies quelquefois produites accidentellement ; des points rougeâtres en général oblongs qui sont de très petits creux, des lames, remplis par l'émeri et l'oxide de fer qui servent au

polissage du verre. Enfin les fissures des lamelles minces, invisibles à l'œil nu, mais présentant la forme d'étoiles, de lignes courbes, de cassure écailleuse, etc., doivent être aussi étudiées ; car on voit à chaque instant les personnes qui se servent du microscope depuis peu ou rarement, prendre ces accidents pour quelque chose de particulier.

Les plaques et lamelles doivent être, dans l'intervalle des observations, tenues dans une soucoupe à fond concave et pleine d'eau alcoolisée. On les nettoie au fur et à mesure des besoins au moment d'observer. L'eau alcoolisée conseillée par M. Lebert est le liquide qui en rend le nettoyage le plus facile et le plus parfait ; on

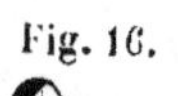

Fig. 16.

les débarrasse ainsi avec la plus grande facilité des corps gras ou autres, et l'on évite de les briser beaucoup plus qu'avec tout autre liquide.

β. *Du compresseur.*

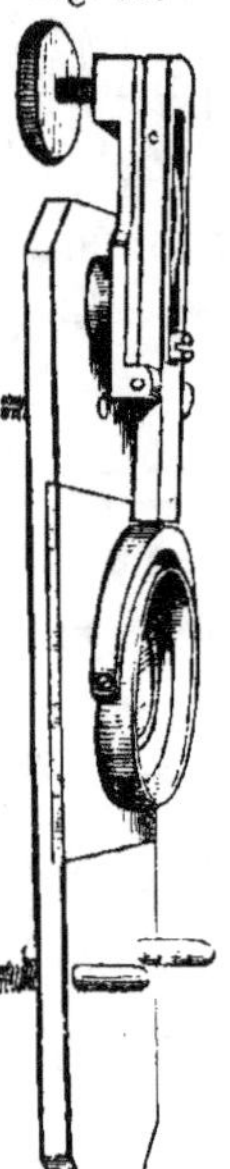

106. Cet instrument, imaginé par Valentin, mais très utilement modifié par M. de Quatrefages (fig. 16), a tantôt été trop décrié, tantôt trop vanté. Il est rarement utile en anatomie générale, mais il est presque indispensable pour l'anatomie des êtres transparents et de petit volume, et pour l'étude du développement de beaucoup d'animaux. Il sert plutôt à empêcher à volonté la trop grande compression par le poids des lamelles de verre qu'à comprimer. On peut en effet produire un écartement fixe et déterminé des deux lames de verre entre lesquelles est in-

terposé l'animal ou l'ovule, de manière à ce qu'il soit emprisonné dans une goutte d'eau en conservant tous ses mouvements.

On peut, du reste, le fixer par telle compression qu'on veut par quelques tours de vis, ou même l'écraser complétement sous les yeux de l'observateur, pour voir plus nettement les mandibules, les crochets, les poils, écailles, etc., ou d'autres détails. A l'aide des modifications que lui a fait subir M. de Quatrefages, dont on a adopté le modèle, on a le grand avantage de pouvoir à volonté étudier l'animal sous l'une et l'autre face en retournant l'instrument, à cause des petits supports dont il est pourvu. Quant aux erreurs attribuées à ce petit appareil, il faut comme dans beaucoup d'autres cas les rapporter à l'interprétation donnée à tel ou tel aspect, mal étudié par celui qui observe ; mais l'instrument n'a pas les inconvénients qu'on lui a reprochés.

γ. *Des chambres claires.*

107. Leur emploi est rarement utile en anatomie générale, parce que le dessin qu'elles donnent est trop grand, ce qui établit une trop grande disproportion entre l'esquisse de l'objet et son image, telle qu'on la voit dans le microscope. Cette disproportion tend à faire perdre aux éléments anatomiques étudiés dans les planches, et ensuite au microscope, leur cachet spécial, qu'il est important de leur conserver dans les dessins.

De plus, les lignes à dessiner sont extrèmement pâles, le plus souvent très délicates, et la perte de lumière et de netteté que cause la chambre claire empêche de les voir ; de sorte que le croquis des traits principaux doit être repris et achevé sans cet instrument. Comme le prisme renverse l'objet, on ne le voit plus exactement dans la position où il était ; il faut, en outre, grossir tous les détails qu'on voit, proportionnellement au croquis ; d'où résultent des difficultés plus grandes que celles qu'on éprouve à faire le dessin sans chambre claire. Les dessins d'anatomie générale sont, du reste, assez faciles pour qu'on parvienne au bout de peu de temps, sans savoir dessiner auparavant, à reproduire les éléments anatomiques avec leur cachet spécial, pourvu qu'on les ait déjà assez étudiés pour les bien connaître.

Les chambres claires sont à peu près toutes également bonnes, tout dépend de l'habitude qu'on a de s'en servir. Cependant celles qui sont formées d'un seul

Fig. 17.

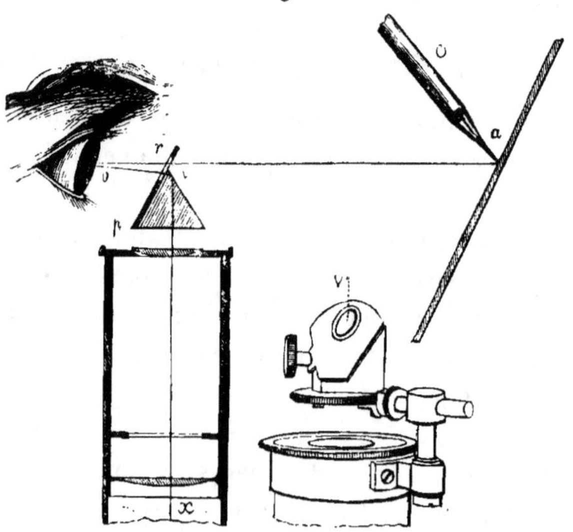

prisme, faisant moins perdre de lumière, grossissant

moins l'objet, doivent être préférées, lors même qu'elles exigent l'emploi d'un pupitre. La difficulté la plus grande de leur emploi est de voir la pointe du crayon. Pour la vaincre, il faut que le papier sur lequel on trace l'esquisse soit peu éclairé, ou mieux, il faut se servir de papier Bristol teinté en gris, tel que celui qu'on emploie souvent pour les dessins anatomiques. Il faut de plus recouvrir de couleur blanche (blanc de plomb ou d'argent préparé pour la gouache) la pointe du crayon ; il est alors très facile de la suivre, et le dessin devient moins pénible et plus rapide à exécuter (fig. 17).

On trouvera la description et la théorie des diverses chambres claires assez longuement exposées dans les traités de physique, pour comprendre à la simple vue l'explication de la figure ci-contre.

108. On trouvera aussi décrites, dans les traités du microscope, les *platines mobiles et à chariot* ; instruments compliqués et inutiles, parce qu'à l'aide des doigts on s'habitue à faire plus rapidement et avec assez de précision les mouvements qu'ils ont pour but d'exécuter. Ces machines sont loin d'avoir, en pratique, les avantages qu'on leur attribue, et plus on s'en sert, plus on est frappé de leurs inconvénients ; plus aussi on apprécie les platines qui n'ont d'autre mouvement que celui à tourbillon. Elles présentent seules la stabilité désirable, pour servir de point d'appui aux doigts qui sont toujours le meilleur instrument accessoire pour faire exécuter au porte-objet toute espèce de mouvements, même par centième de millimètre. Ce sont les seules platines qui sont assez grandes et assez fixes pour servir en même temps de table à préparation des

objets qu'on veut étudier et de support pour les lames de verre.

D. *De l'éclairage des objets.*

109. Les corps placés sur la lame porte-objet reçoivent la lumière renvoyée sur eux de bas en haut par le miroir concave dont le foyer se trouve placé au niveau à peu près de la surface de la platine. Il ne faut pas se servir de la lumière solaire réfléchie par un mur, parce qu'elle donne une teinte jaune ou rougeâtre au champ du microscope. C'est la lumière des nuages blancs qui est la plus pure et la plus belle ; lorsque le ciel est bleu la lumière est moins éclatante ; elle est grisâtre quand le ciel est sombre. Quoi qu'il en soit, on peut observer en tout temps, et à moins de cas particuliers, c'est rarement le manque de lumière qui nuit le plus, même avec les forts grossissements ; car le principal inconvénient de ceux-ci est le peu de pénétration et le peu de netteté des images, quand on dépasse certaines limites.

On doit, au contraire, souvent se défier du trop de lumière qui, en ébranlant trop vivement la rétine, lui empêche d'être impressionnée par l'ombre des contours très pâles de certaines cellules, des fibres du cristallin, de la queue de certains zoospermes, des cils vibratiles, etc. On dit alors que les objets sont *noyés* dans la lumière. Il est facile d'essayer tous les degrés convenables d'éclairage, en tournant peu à peu le miroir ou abaissant de plus en plus le plus petit diaphragme.

On peut examiner les objets à la lumière des lampes ordinaires à double courant d'air et à cheminée de verre, comme à celle du jour. Seulement, dans le pre-

mier cas, la teinte est plus jaune, il y a plus de diffraction sur les contours des objets ; mais celle-ci disparaît
en partie au bout de quelques minutes, à mesure que
l'œil s'adapte à ce genre d'examen, et surtout par l'emploi du plus petit diaphragme, qui doit alors toujours
être mis en usage et rapproché autant que possible du
porte-objet. A l'aide de ces précautions on peut observer
aussi facilement que de jour, on a même une lumière
plus vive que celle des nuages ; ce qui est souvent utile
avec les forts grossissements.

Mais cette lumière plus vive, plus éblouissante, est
moins *pénétrante*, c'est-à-dire ne permet pas de distinguer les contours délicats de fibres ou de cellules plon-
gées au milieu d'un tissu ; telles sont les cellules pâles
qui tapissent la face interne des corpuscules ganglionnaires des racines spinales des Raies, qu'on voit de jour
et ne peuvent pas être étudiées à la lampe, etc.; les cas
de ce genre sont, du reste, assez rares.

α. De l'éclairage oblique.

110. Au lieu de faire arriver la lumière verticalement
de bas en haut, on peut la faire tomber obliquement
sur l'objet que porte la platine. Alors au lieu de voir
seulement un plan ou coupe de l'objet, on le voit comme
un solide sphérique ou polyédrique, et son ombre est
projetée sur un côté comme celle d'un corps éclairé par
le soleil. En même temps il paraît brillant, et réfléchit
la lumière comme l'argent mat.

L'examen fait à l'aide de cet *éclairage oblique* n'apprend rien de plus que le mode ordinaire, on a seulement
sous les yeux un spectacle curieux et inaccoutumé. Il
est cependant utile pour voir nettement où se termi-

nent les fins filaments de certains spermatozoïdes, comment sont limitées certaines fibres ou cellules normales ou pathologiques très minces ; mais ce sont des cas assez rares. Il peut faire distinguer, plus rapidement que l'éclairage ordinaire, si une granulation moléculaire est à la surface ou dans l'intérieur d'une cellule , mais il est loin d'être indispensable pour cela.

Il a pour inconvénient de faire perdre de la lumière. Il peut, dans certains cas, faire prendre pour des granulations placées à la surface d'une cellule de simples prolongements de ce corpuscule, à cause de l'ombre projetée, etc., telles que les dentelures des globules de sang devenus frangés par altération. Il faut quelques précautions pour prévenir cette erreur. Enfin , les noyaux et granulations contenus dans les cellules cessent d'être visibles, et il faut les étudier à l'aide de la lumière verticale.

En somme, ce moyen sert surtout à observer certains filaments, etc.; mais son emploi ne peut être généralisé, parce qu'il ne montre que la surface des corps, et même alors ses inconvénients ne sont pas compensés par ses avantages, d'autant plus que cette étude peut être faite par l'éclairage ordinaire. Il est par conséquent loin d'avoir l'importance qu'on a supposé qu'il pourrait prendre.

111. Il y a deux manières d'éclairer obliquement l'objet, par le miroir ou par un prisme. Dans la première, qu'employait G. Oberhaueser, il faut que la platine soit percée d'un trou plus large qu'à l'ordinaire et qu'elle soit plus élevée, afin que le miroir puisse exécuter de grands mouvements de latéralité ; parce que les effets ne sont bien marqués qu'autant que la lumière frappe

l'objet sous un angle de 50° ou environ. L'élévation de
la platine et l'impossibilité d'appliquer ce moyen aux
microscopes, tels qu'on les fait généralement, qui remplissent les conditions de stabilité et de commodité
désirables, seront toujours un obstacle à son emploi.
Il a sur le prisme l'avantage de pouvoir examiner l'objet
sous toutes les inclinaisons du faisceau de lumière qu'on
désire obtenir. Mais, en pratique, c'est là si peu de
chose, et surtout l'usage de cet instrument est si limité,
que ce fait est en réalité sans importance.

112. L'éclairage oblique à l'aide du prisme, moyen
adopté par M. Nachet, s'obtient
en remplaçant à volonté le diaphragme par un prisme (fig. 18,
a b c d) taillé de manière à dévier les rayons que concentre
le miroir sur l'objet et à les
faire tomber sur lui sous un
angle de 30°. Il est porté par
une monture semblable à celle
d'un diaphragme, et se place
comme lui à tous les microscopes. Cet avantage supplée à
l'inconvénient d'éclairer sous
un angle fixe. Il répond, du
reste, amplement aux besoins
des anatomistes, auxquels il ne
devient nécessaire que dans
des cas très spéciaux.

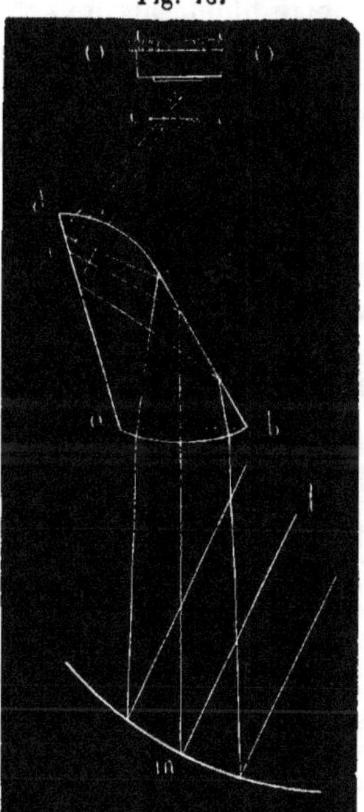

Fig. 18.

Cet appareil se compose d'un
prisme oblique *a b c d*, sur les faces *a b* et *c d* duquel on
colle des lentilles d'un rayon déterminé. De cette ma-

nière on concentre les rayons qui le traversent et l'on diminue beaucoup la perte de la lumière. Cette perte résulte de ce que les rayons, au lieu de pénétrer verticalement dans l'objectif $O\,O$ suivant l'axe $m\,o$, comme à l'ordinaire, arrivent obliquement, suivant la ligne $n\,o$, en faisant un angle de 50° $m\,o\,n$ avec l'axe $m\,o$.

Les rayons $l\,m$, après s'être réfléchis sur le miroir m, pénètrent la face $a\,b$ du prisme qui les fait converger, et au lieu de suivre l'axe $m\,o$, ils se réfléchissent en r sur la face oblique $b\,c$, et de nouveau sont réfléchis en v sur la face $a\,d$. De là ils émergent en n par la face courbe et oblique $c\,d$, qui les concentre sur l'objet $i\,i$, placé sur le porte-objet, au foyer de l'objectif $O\,O$. Le prisme est disposé de telle sorte, que les rayons $n\,o$ fassent avec l'axe $m\,o$ un angle $m\,o\,n = 50°$, qui est l'angle le plus favorable pour l'examen des objets. Pour cela, l'angle $b\,a\,d = 105°$; $a\,b\,c = 60°$; $b\,c\,d = 150°$ et $a\,d\,c = 45°$.

β. *Éclairage à rayons parallèles de M. Dujardin* (1).

113. On sait que pour les faibles grossissements il suffit de réfléchir la lumière du ciel ou des nuées par un simple miroir plan, qui produit le même effet que si le microscope était dirigé sans miroir vers le ciel. Mais dès qu'on arrive à 100 diamètres et même au-dessus, un miroir plan ne suffit plus, parce que l'absorption par les lentilles augmente en même temps que leur pouvoir amplifiant. On augmente alors l'intensité de la lumière en remplaçant le miroir plan par un miroir concave, dont le foyer tombe un peu au-dessus de la sur-

______
(1) *Observateur au microscope*, par F. Dujardin. Paris, 1843, p. 18, 1 vol. in-18.

face de la platine, c'est-à-dire à peu près à la surface supérieure de la plaque porte-objet posée sur la platine. Lorsqu'avec ce mode d'éclairage on se sert d'un fort pouvoir amplifiant, il se passe sur le contour des objets des phénomènes de diffraction, qui font naître une forme diffuse ou une frange d'autant plus prononcée que le corps est plus étroit. Ces franges sont produites par les interférences des rayons de lumière rasant le bord des objets.

On peut éviter ces effets d'interférence et de diffraction en faisant en sorte que les rayons de la lumière illuminante aient leur foyer de convergence sur le point même qu'on observe ; parce qu'au delà ces rayons continuent leur route en divergeant, comme s'ils partaient du point même qu'on illumine, et par conséquent sans plus produire d'interférence. M. Dujardin a imaginé un instrument qui fait disparaître ces effets autant que le permet l'imperfection de ces appareils physiques.

114. Pour se servir de cet appareil de manière à en obtenir tout l'effet qu'on désire, il faut remplacer le miroir par un prisme (fig. 19, *a*), parce que la réflexion est plus complète et qu'il n'y a point comme avec le miroir une double réflexion, celle de l'étamage et celle de la surface extérieure de la glace. En outre, avec un prisme il faut recevoir la lumière aussi horizontalement que possible, ou au moins sous un angle de 70° à 75°, afin d'avoir une réflexion presque totale.

Le faisceau de lumière réfléchi par le prisme dans l'axe de l'instrument traverse l'appareil à éclairage ou concentrateur *oc*, formé de trois lentilles achromatiques *o x c*, qui réunissent et concentrent la lumière sur un seul point *z* de l'objet à étudier. Ces lentilles, concentrant de plus en plus le faisceau lumineux,

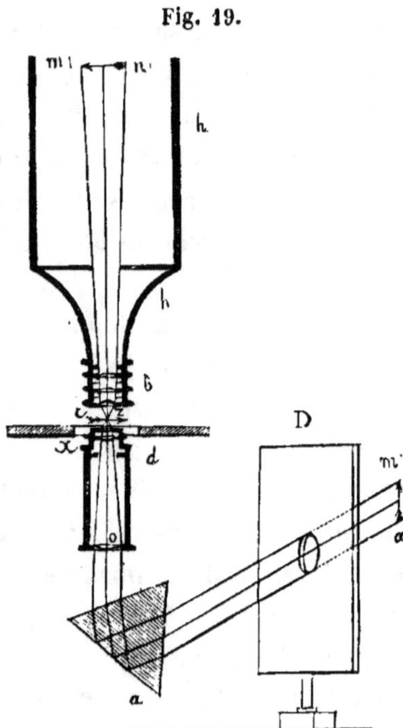

Fig. 19.

donnent une grande intensité à la lumière ; ce qui en même temps donne une grande netteté aux bords de l'objet, par suite de la destruction, à l'aide d'un heureux choix de lentilles, des aberrations de sphéricité et de réfrangibilité.

Pour reconnaître la bonté de l'appareil et s'assurer si son foyer tombe exactement sur le porte-objet, on choisit une mire éloignée *m n*, dont l'image réfléchie par le prisme vient se peindre en *z*, au foyer de la lentille *c*, dans des dimensions microscopiques. Cette image se trouve alors grossie par le microscope plus ou moins, suivant les combinaisons d'oculaire et d'objectif employées. Ainsi grossie de trois à cinq cents fois, par exemple, on peut juger que l'appareil est bien construit s'il fait voir nettement des fils ou des barreaux de fer à la distance de 500 mètres.

L'objet pris pour mire perd de sa netteté si l'on ne se met pas à l'abri de toute lumière étrangère ou superflue ; c'est pourquoi un miroir parallèle, introduisant toujours une double image, ne vaut pas un prisme. On se débarrasse de la lumière superflue à l'aide d'un diaphragme *D*, n'ayant que l'ouverture nécessaire pour laisser arriver le faisceau dont on a besoin ; en variant l'ouverture et l'éloignement du diaphragme, on arrive très vite à connaître par tâtonnements l'ouverture et la distance convenables. Un autre diaphragme *d* placé dans l'intérieur du concentrateur supprime les rayons transmis par les bords de la lentille *o* et arrête la lumière réfléchie par les parois du tube. En réduisant le faisceau à sa partie centrale, il augmente la netteté des bords et empêche que les images ne soient noyées dans la lumière.

Cet appareil peut également servir à concentrer la lumière d'une lampe ; mais il faut alors éloigner le concentrateur du porte-objet, parce que sa longueur focale s'allonge à mesure que le foyer lumineux se rapproche.

115. Un des inconvénients de cet appareil est la nécessité d'employer exclusivement comme porte-objet des lames de verre d'une même épaisseur, ou assez minces pour que le foyer concentrateur, qui se trouve à 2 millimètres au-dessus de lui, atteigne leur face supérieure. Il perdrait tous ses avantages s'il n'avait toujours exactement son foyer sur la face supérieure de la lame de verre ou sur les objets qu'on étudie, de sorte que la moindre différence d'épaisseur, soit de l'objet, soit du liquide qui l'entoure, oblige de le changer un peu de position. Aussi sa monture est disposée de manière à remplacer les diaphragmes dont nous avons déjà parlé, et qui se meuvent au centre de la platine au moyen de leviers à mouvement vertical (pl. IV, fig. 2, *l*).

Cet instrument, qui est très utile quand on veut faire

une étude approfondie de l'organisation des Infusoires ou d'autres animaux de petit volume et transparents, est, du reste, rarement utile pour l'étude des éléments anatomiques et des tissus, des animaux supérieurs surtout.

γ. *Appareil polarisateur.*

116. La lumière blanche polarisée donne lieu à des phénomènes de coloration très remarquables en traversant soit de petits cristaux, soit des lames cristallines minces, soit diverses substances organisées placées au foyer de l'objectif, puis un prisme bi-réfringent superposé à l'oculaire Un grand nombre de sels, des fossiles réduits en lames minces, l'émail des dents, les cheveux, etc., sont dans ce cas.

Lorsque par une étude méthodique de ces phénomènes (qui chaque jour fait de nouveaux progrès), on est arrivé à reconnaître quelles sont les substances qui jouissent de cette propriété et dans quelles limites d'intensité, on peut s'aider de cet ordre de caractères pour distinguer entre elles des substances dont les autres caractères pourraient laisser quelques doutes dans l'esprit. Quoique les occasions d'en faire application soient assez rares, il ne faut pourtant pas négliger cette étude qui, du reste, est attrayante par la variation et la beauté des phénomènes de coloration qu'on obtient.

117. Pour étudier l'action de la lumière polarisée, il faut employer un appareil particulier. Cet appareil se compose de deux parties. La première est un prisme de Nicol enchâssé dans une monture (fig. 20), qu'on substitue aux diaphragmes à mouvement vertical du

centre de la platine toutes les fois qu'il est nécessaire de l'employer.

Le prisme de Nicol est, comme on sait, formé d'un rhomboïde de spath d'Islande, d'environ 25 millimètres de longueur (fig. 20, *a c*) sur 9 millimètres de largeur et d'épaisseur. On coupe le prisme en deux parties par un plan conduit suivant les diagonales parallèles *a o* et *c v* de

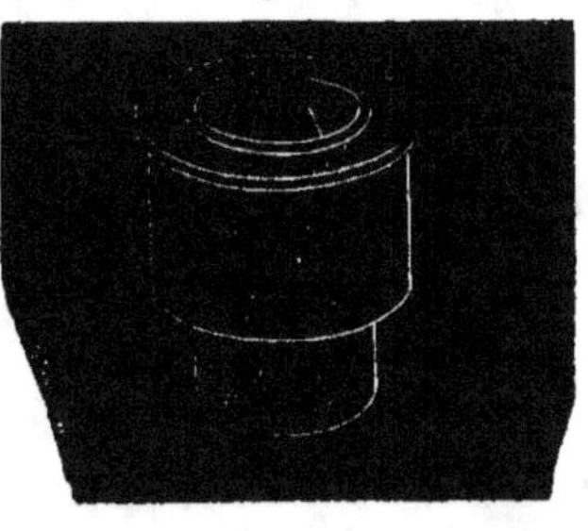

Fig. 20.

deux des longues faces, et l'on réunit les deux parties par du baume de Canada dans la position qu'elles avaient d'abord. Comme l'indice de réfraction de ce baume est plus petit que l'indice ordinaire du rhomboïde et plus grand que l'indice extraordinaire, le rayon ordinaire se réfléchit totalement sur la couche de baume interposée entre les deux prismes, et, par suite, le rayon extraordinaire est le seul qui émerge.

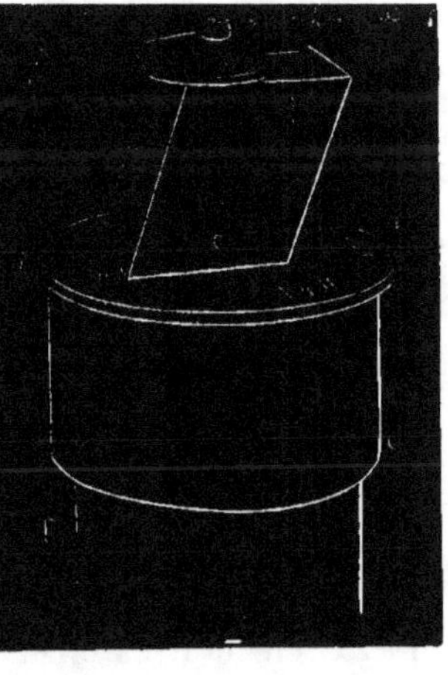

Fig. 21.

Ce prisme sert ici à faire arriver sur l'objet placé au foyer de l'objectif un rayon de lumière blanche polarisée.

Après avoir traversé l'objet à étudier et tout l'appareil optique du microscope, le faisceau de lumière blanche polarisée rencontre à sa sortie de l'oculaire un prisme biréfringent de spath calcaire. Ce prisme (fig. 21, *a b*) est fixé dans une monture particulière au-dessus du centre d'une sorte de capuchon *e f g h* qui peut être superposé à l'oculaire et qui emboîte la partie supérieure du corps du microscope *i R*. Cette monture est percée au centre *c*, qui correspond à la fois au verre oculaire supérieur et à la face inférieure du prisme.

Lorsqu'on fait arriver le faisceau lumineux polarisé sur le prisme bi-réfringent *a b* sans lui faire traverser la lame cristalline, on voit deux images de l'ouverture *c* dont l'intensité relative varie selon la position de la section principale du prisme par rapport au plan de polarisation du rayon. Elles se réduisent à une seule quand ces deux plans sont parallèles ou perpendiculaires entre eux ; effets qu'on peut obtenir facilement parce que la monture *e f g h* tourne à volonté sur le microscope. Si au contraire on place au foyer de l'objectif une lame cristalline ou d'autres substances susceptibles de donner lieu à des phénomènes de coloration, la lumière polarisée éprouve réellement une double réfraction en traversant ces substances. Mais les deux faisceaux ne se séparent pas sensiblement à cause de la faible épaisseur de celles-là ; de sorte que le prisme reçoit un seul faisceau de lumière comme dans le cas primitif. Il dédouble ce faisceau et l'on voit deux images de l'ouverture ; de plus ces deux images sont colorées de couleurs complémentaires. Ces phénomènes sont très curieux, quand on fait tourner lentement la monture du prisme sur son axe.

Pour bien reconnaître quelles sont les substances, placées sur le porte-objet, qui polarisent la lumière et celles qui ne la polarisent pas, on cache l'une des images circulaires en faisant avancer sur le prisme la plaque *v x*. Alors, lorsqu'en faisant tourner le prisme

sur son axe, le champ du microscope est devenu obscur,
on reconnaît les substances qui polarisent la lumière
aux teintes colorées qu'elles produisent dans le champ
obscur, tandis que les autres restent sans action.

E. *Des micromètres.*

118. Tout microscope doit nécessairement être
accompagné de deux micromètres : 1° le *micromètre
objectif*; 2° le *micromètre oculaire* ou *oculaire micromètre.* Si plusieurs des appareils précédents sont loin
d'être indispensables, on ne saurait au contraire se
passer de ceux-ci. Les deux, employés ensemble, servent
à déterminer le pouvoir amplifiant du microscope avec
chaque objectif.

Le premier, seul, sert à donner une mesure fixe à
laquelle on compare les dimensions des objets pour en
obtenir le volume absolu avec la chambre claire de la
manière que nous indiquerons plus loin. Le second, seul,
sert à prendre le volume absolu des objets, sans chambre
claire, une fois le pouvoir amplifiant de chaque objectif
connu, ou sans le connaître, une fois qu'on a établi la
valeur de ses divisions par rapport à celles du premier.
(*Voir* plus bas.)

119. Le *micromètre objectif* est formé d'une série
de petites lignes parallèles très ténues, tracées sur une
plaque de verre à des intervalles parfaitement égaux,
par une pointe de diamant. Ces intervalles sont des
centièmes de millimètre; de cinq en cinq une des lignes
dépasse les autres, et de dix en dix, celles-ci sont dé-
passées par les divisions principales.

Pour tracer exactement ces divisions, on se sert
d'une vis micrométrique d'une exécution parfaite, por-

tant un cercle divisé, qui tourne contre un vernier, afin d'avoir exactement les subdivisions du pas de vis, qui est dans un rapport simple et déterminé d'avance avec le millimètre. Ordinairement c'est la plaque elle-même que la vis fait mouvoir en avant d'un centième de millimètre, et la pointe du diamant n'a qu'un mouvement transversal à exécuter pour tracer une des petites lignes parallèles. On a fait ainsi des micromètres formés de 1 millimètre divisé en cinq cents parties.

La petite lame de verre sur laquelle est tracé le micromètre est enchâssée dans une plaque de cuivre, et recouverte du côté où sont tracées les divisions par une lamelle de verre extrêmement mince, afin de pouvoir placer l'instrument sous tous les objectifs, quelle que soit leur longueur focale. Ces lignes étant très fines, elles sont ordinairement assez difficiles à trouver et à mettre au foyer ; pour en faciliter la recherche, il faut marquer la place du millimètre par un ou deux points d'encre placés sur les côtés. Les divisions se trouvent noyées dans la lumière et ne se voient pas avec les faibles objectifs si l'on emploie toute la lumière que réfléchit le miroir ; il faut en conséquence n'en utiliser qu'une petite portion en faisant varier l'inclinaison de celle-ci.

120. Le *micromètre oculaire* est formé d'une plaque de verre portant un centimètre ou un demi-centimètre divisé en cent ou en cinquante parties, c'est-à-dire en dixièmes de millimètre. Cette plaque est fixée au diaphragme de l'oculaire, et comme lui placée exactement au foyer du verre supérieur.

Dans tous les oculaires micromètres qu'on livre encore habituellement, le pouvoir de cette lentille n'est pas déterminé, ce qui limite beaucoup l'emploi de cet instrument. Comme elle grossit un certain nombre de fois, ce ne sont plus des dixièmes de millimètre qu'on a en permanence dans l'oculaire, mais des fractions de millimètre indéterminées. Ce verre grossissant de six à sept fois environ, autant que j'ai pu le calculer, chaque dixième de millimètre est devenu égal à un septième de millimètre à peu près. Comme on peut faire des verres oculaires supérieurs grossissant dix fois, il vaut mieux avoir des micromètres ainsi faits que d'autres, parce qu'on peut comparer exactement les divisions de ce micromètre aux centièmes de millimètre du micromètre objectif, ce qui conduit à connaître le pouvoir amplifiant du microscope, comme nous le verrons plus loin.

Quant aux micromètres oculaires à pointes et à ceux portés par la platine, et tous les autres micromètres fondés sur l'emploi des vis, ils doivent être rejetés, à cause des erreurs causées par le *temps perdu* de celles-ci.

ART. IV. — Propriétés des objectifs et des oculaires, et des soins à prendre à leur égard.

121. Plus les objectifs ont un pouvoir amplifiant considérable, plus leur longueur focale est courte ; plus aussi les lentilles qui les composent sont rapprochées les unes des autres, et moins par conséquent l'objectif a de hauteur focale, à l'exception quelquefois de certaines combinaisons pour les faibles grossissements, et quand l'objectif est formé d'une seule lentille.

Les objectifs sont désignés, d'après leur grossissement croissant, par des chiffres, 0, 1, 2, 3, etc., ou 1, 2, 3, etc.; mais ces nombres n'indiquent pas la valeur de leur grossissement, qui devra être recherchée d'après la méthode indiquée plus loin. Ces chiffres sont, du reste, employés arbitrairement par chaque opticien. Comme aussi, plus le grossissement est considérable, plus le diamètre de la lentille inférieure de l'objectif est petit, on s'habitue bientôt dans la pratique à juger par là de leur valeur relative sans recourir aux chiffres qu'ils portent.

122. Ainsi, un premier moyen de grossir les objets, c'est d'employer successivement des objectifs de plus en plus forts, avec la précaution d'employer en même temps des verres de plus en plus minces. Il faut même, lorsqu'on pense devoir être obligé de changer de grossissement, se servir tout de suite des verres les plus minces, parce qu'en voulant changer les lamelles qui recouvrent la préparation, celle-ci est souvent détruite ou dérangée. Enfin, lorsqu'on achète de ces lames minces, il faut indiquer aux opticiens le numéro de l'objectif à l'emploi duquel on les destine ; et au lieu de faire indiquer leur épaisseur absolue, il faut les désigner par le chiffre ou numéro de l'objectif correspondant.

En même temps que diminue la longueur focale et qu'augmente le pouvoir amplifiant, la lumière diminue et la diffraction sur les bords de l'objectif augmente. C'est avec l'obligation d'employer des lames de verre trop minces, ce qui empêche de porter le grossissement au delà de certaines limites.

123. Avec chaque objectif on peut obtenir plusieurs grossissements divers, suivant l'oculaire qu'on emploie, ce qui forme un second moyen de grossir les objets. Plus un oculaire est court, plus il grossit ; et plus il grossit, plus il fait perdre de lumière. La perte de lumière et

de netteté des bords de l'objet, pour un grossissement obtenu à l'aide des oculaires, sont plus grandes que pour le grossissement obtenu à l'aide des objectifs. En sorte que, passé les oculaires de moyenne longueur, il vaut mieux grossir l'objet à l'aide des objectifs qu'avec les oculaires, malgré l'inconvénient assez faible, du reste, d'employer des verres minces.

124. Chaque microscope est accompagné, en général, de trois à six oculaires différents. La longueur varie ordinairement entre 2 et 5 centimètres. La perte de lumière et de netteté avec les oculaires de moins de 3 centimètres est telle qu'il ne faut pas s'en servir. On ne peut en user qu'avec les plus faibles jeux de lentilles, et dans ce cas l'objectif du numéro au-dessus a toujours une longueur focale assez grande encore pour être employé, et la perte de la lumière est bien moindre. Les oculaires de 3 centimètres de longueur, c'est-à-dire dont le verre supérieur grossit de dix fois environ, ne peuvent déjà plus être employés avec les deux ou trois derniers objectifs de la série complète des jeux que fournissent les opticiens.

125. Il faut toujours avoir soin que les lentilles des oculaires et des objectifs soient propres et dépourvues de poussière. Comme le verre dont elles sont formées est très tendre et se raye facilement, il faut se servir de linge fin et sec pour les essuyer; les vieilles étoffes de batiste sont les meilleures. Lorsque le linge est humide, il reste à la surface des lentilles des filaments de chanvre ou de coton dont on a beaucoup de peine à se débarrasser. Lorsqu'il n'y a que de la poussière sur les verres, il est préférable de se servir, pour l'enlever, d'un pinceau ordinaire de *petit-gris*, que de temps à autre il faut laver

dans l'alcool pour le débarrasser de la poussière et de matières grasses dont il se charge à la longue.

Quand les verres de l'oculaire ont de la poussière à leurs deux faces, on les dévisse pour les nettoyer. Mais les lentilles des objectifs, surtout de ceux qui ont un pouvoir amplifiant considérable, ne doivent être dévissées qu'avec beaucoup de précaution. Il faut autant que possible éviter de le faire, parce qu'en serrant trop ou trop peu les tours de vis de chaque pièce, on ne mettrait plus les lentilles au foyer les unes des autres, d'où résulterait une altération de la netteté des images. Il faut, par des raisons analogues, pour ne pas altérer la monture des objectifs, éviter le contact des objectifs et des réactifs acides ou iodés.

126. Il y a un troisième moyen de grossir les objets étudiés au microscope, qui consiste dans l'allongement du corps. On peut constater le fait en soulevant peu à peu l'oculaire, sans le sortir entièrement du tube ; on voit alors l'objet d'autant plus grand que l'oculaire est plus élevé.

Plusieurs des microscopes anciens n'avaient pas d'autres moyens de varier les grossissements. Actuellement encore, des fabricants, en Allemagne surtout, font des microscopes dont le tube a plus de 20 à 22 centimètres, et obtiennent ainsi des grossissements plus considérables que les autres avec les mêmes objectifs. Mais, outre l'inconvénient d'être d'un emploi mal commode, à cause de leur élévation, ces instruments ont encore celui d'avoir beaucoup moins de lumière que les autres et de donner des images moins nettes, en sorte que c'est un moyen qu'il faut rejeter.

On se rend facilement compte de l'augmentation du

grossissement produite par l'allongement du tube ou corps du microscope, en considérant que plus on éloigne l'oculaire de l'objectif, plus les rayons lumineux que reçoit le verre de champ sont divergents (pl. IV, fig. 2); par conséquent, plus ils donnent une image étendue. Mais en même temps, comme l'oculaire ne reçoit que la partie centrale du faisceau lumineux divergent et sur une lentille dont l'étendue ne varie pas, plus celle-ci est éloignée du point d'entre-croisement des rayons lumineux, moins elle reçoit de lumière et plus il y a de diffraction sur les bords de l'image obtenue.

Art. V. — Du pouvoir amplifiant des microscopes et des différentes manières de le mesurer.

127. Il est très important de connaître exactement le pouvoir amplifiant des microscopes avec chaque objectif. En premier lieu, c'est pour indiquer avec quel grossissement on a étudié et figuré tel ou tel détail, et de mettre d'autres observateurs en état de les vérifier. En second lieu, c'est afin de pouvoir répondre exactement à la première question qui est faite quand on montre un objet au microscope, celle de savoir quel est le pouvoir grossissant du système optique employé.

Les procédés indiqués dans les traités de physique, dans les traités ou les manuels sur le microscope et employés par les opticiens, sont au nombre de deux. Ils sont fondés sur la propriété de l'œil de reporter à une certaine distance l'image vue à l'aide d'une loupe; et nous savons que c'est à cela que se réduit en définitive le microscope, puisque nous avons vu que l'objectif et le verre de champ n'ont pour effet que de préparer une image réelle grossie; laquelle est simplement regardée à la loupe que représente le verre oculaire supérieur

La distance à laquelle est reportée l'image a jusqu'à présent été supposée gratuitement être celle de la vision distincte; mais nous avons vu *que cette distance est moindre et varie avec chaque combinaison d'objectif et d'oculaire donnant un grossissement différent.*

Ce fait vous explique pourquoi, en prenant l'*expression du grossissement absolu du microscope avec chaque système optique*, le chiffre qui exprime la grandeur de l'image grossie d'un centième de millimètre placé au foyer de l'objectif, est une quantité de cinquante à huit cents fois plus forte que la réalité, suivant les combinaisons.

A. *Méthode de la chambre claire et de la double vue.*

128. Le premier procédé consiste à reporter à la distance de la vision distincte, à l'aide d'une chambre claire (fig. 22), l'image grossie d'un micromètre objectif sur une règle divisée en millimètres, et on note combien chaque centième de millimètre grossi couvre de millimètres; le nombre des millimètres couverts indique combien de fois cent le microscope a mplifie.

Au lieu de reporter l'image du micromètre sur une règle ou du papier divisés en millimètres, on peut prendre avec un compas, sur un pupitre ou la table sur laquelle on a reporté l'image à la distance de la vision distincte, l'écartement de chaque ligne séparant les centièmes de millimètre grossis. On voit ensuite sur une règle à combien de millimètres est devenu égal chaque centième de millimètre; ce qui indique com-

bien de fois cent l'image est plus grande que l'objet.
Jusqu'à présent ce chiffre indiquait , pour les opticiens

Fig. 22.

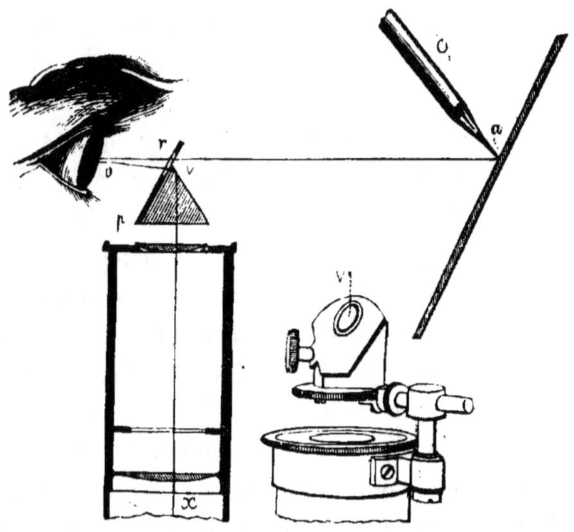

et beaucoup d'observateurs, le grossissement des
combinaisons d'oculaire et objectif employées pour
l'obtenir, mais nous avons vu qu'il est trop considérable.

129. L'autre procédé consiste à regarder les divisions
du micromètre objectif dans le microscope avec un
œil, pendant qu'avec l'autre on regarde, sur une feuille
de papier, placée à côté du tube du microscope à la distance de la vision distincte, les pointes d'un compas.
Regardées avec l'œil droit, par exemple, pendant que
l'œil gauche fixe l'oculaire dans le microscope, les images
des deux objets différents, peintes séparément dans
chacun des yeux, vont se superposer dans les centres
nerveux ; et avec un peu d'habitude, on voit les pointes

du compas superposées aux divisions du micromètre objectif.

On peut mesurer alors combien une seule de celles-ci, après avoir été grossie, vaut de millimètres; ce qui est censé indiquer le pouvoir amplifiant, car si un centième est rendu égal à un millimètre, l'image est réellement cent fois plus grande que l'objet.

130. On comprend facilement que si on a fait une table de la grandeur de l'image d'un centième de millimètre, grossi et mesuré à une distance toujours la même, pour chaque combinaison d'oculaire et d'objectif, on pourra obtenir le volume absolu de tout objet placé sous le microscope, pourvu qu'il soit examiné avec la combinaison correspondante et mesuré exactement à la même distance.

En effet, l'écartement des pointes du compas, indiquant les dimensions de son image, indique aussi combien de fois il est plus grand ou plus petit qu'un centième de millimètre. C'est là un des moyens d'obtenir le volume des objets examinés au microscope, qui au fond est exact; mais la difficulté de placer le pupitre ou le plan fixe sur lequel on mesure toujours exactement à la distance où a été faite la table comparative des grossissements le rend sujet à erreur.

De plus, la nécessité de fixer la chambre claire, puis le pupitre, puis de mesurer la distance de celui-ci à l'œil, entraîne une perte de temps qui, quoique peu de chose, est beaucoup trop en pratique. En effet, la plupart des objets étant susceptibles de se mouvoir dans le champ du microscope, ils ont disparu au moment où l'on est prêt à en mesurer l'image. Souvent aussi, pendant ces préparatifs, un mouvement quelconque dérange le porte-objet ou fait perdre la préparation. Ainsi ce procédé de mesurer le volume des objets ne sera, je crois, jamais employé couramment.

131. Les raisons pour lesquelles le chiffre de la grandeur de l'image de chaque centième de millimètre grossi n'exprime pas exactement combien de fois cent la combinaison optique employée (oculaire et objectif) grossit, mais donne toujours un résultat trop élevé, sont les suivantes.

C'est parce que, comme nous l'avons dit, *l'image virtuelle n'est pas reportée à la distance de la vision distincte, mais à une distance moindre*, qui, pour moi, qui suis un peu presbyte, et pour mon collègue J. Regnault qui est un peu myope, est la même. Elle varie entre 14 centimètres 1/3 pour les plus forts objectifs et oculaire de mon microscope (800 diamètres réels), et 8 à 10 centimètres pour les plus faibles grossissements (25 à 40 diamètres).

Aussi, lorsqu'après avoir trouvé que, par exemple, mesurée avec la chambre claire à la distance de 15 centimètres trois quarts l'image d'un centième de millimètre (avec mon objectif 5 et l'oculaire 3) égale 4 millimètres, c'est-à-dire égale précisément les dimensions que cette image a, quand elle est mesurée directement dans le microscope, on en conclut, avec raison, que cette combinaison optique grossit quatre cents fois. Si l'on vient à mesurer la même image à 20 ou 22 centimètres, distance de la vision distincte, on trouve qu'elle est plus grande des trois quarts environ ou plus.

132. Comme c'est la distance adoptée habituellement, on comprendra pourquoi les chiffres donnés par les opticiens sont plus grands des trois quarts environ

qu'ils ne semblent devoir l'être, quand on observe directement des centièmes de millimètre grossis, et pourquoi les dessins faits de la même manière dépassent dans les mêmes proportions l'image de l'objet vue directement dans le microscope.

En même temps on peut se rendre compte facilement pourquoi les myopes, dont la distance de la vision distincte est de 15 centimètres environ, obtiennent en suivant ce procédé un pouvoir amplifiant pour chaque combinaison optique, qui est moindre que celui obtenu par un presbyte. Les myopes obtiennent, en effet, des chiffres qui ne dépassent que de quarante à cinquante fois le grossissement réel, parce que, ne voyant plus les pointes du compas au delà de 15 centimètres, ils rapprochent beaucoup plus le plan sur lequel ils reportent l'image que ne le font les presbytes.

133. On voit, par conséquent, qu'il ne reste plus qu'à déterminer, pour chaque combinaison différente, la distance qui lui est propre, où l'image reportée avec la chambre claire se trouve égale à celle qu'on a dans le microscope, pour déterminer combien de fois exactement ce système optique amplifie d'une manière absolue; et, au point de vue pratique, pour pouvoir dire quel grossissement on doit employer pour vérifier les détails qu'on décrit ou qu'on figure. Mais pour déterminer avec une exactitude suffisante les dimensions de cette image dans le microscope, il faut employer l'oculaire micromètre déjà décrit, dont les dixièmes de millimètre se trouvent rendus égaux à 1 millimètre par son verre supérieur qui grossit dix fois.

D'autre part, les dimensions de celles-ci une fois connues en millimètres, c'est tout ce qu'il faut pour savoir combien de fois cent les centièmes de millimètre sont grossis, et par suite quel est le pouvoir amplifiant de la combinaison ; but qu'on se propose. Il devient inutile, pour le remplir, de connaître à quelle distance l'image est reportée avec sa grandeur réelle en employant ce système optique.

Néanmoins, la connaissance de cette distance, pour chaque combinaison, reste utile à connaître pour les circonstances dans lesquelles on veut dessiner à la chambre claire l'image d'un objet, avec les dimensions qu'elle a dans le microscope. Pour les oculaires dont le verre supérieur ne grossit pas dix fois, et qui ne peuvent par conséquent pas devenir oculaire micromètre à divisions comparables à celle de l'objectif micromètre, on jugera des dimensions de l'image dans le microscope par à peu près à la simple vue, ce qui, avec un peu d'habitude, devient assez exact.

134. Outre la raison capitale qui vient d'être développée, il y en a de plus particulières qui font que les grossissements obtenus par les deux procédés indiqués ci-desus, non seulement ne sont pas exacts, mais encore ne sont pas comparables. En effet, lorsqu'un auteur ou un opticien donne le pouvoir amplifiant du microscope, il est rare de trouver indiquée la distance à laquelle l'image a été reportée, ce qui est indispensable pour donner des résultats susceptibles de comparaison.

Or, les uns mesurent à 18 centimètres, d'autres à 20, d'autres enfin à 22 ; distances qui sont toutes indiquées, dans les différents traités, comme celles de la vision distincte. D'autres encore prennent pour distance la longueur du corps de l'instrument, ou celle qui sépare l'objet du verre de l'œil, ou même celle qui sépare ce verre de la table sur laquelle repose ce microscope.

135. Au lieu de chercher à obtenir le pouvoir amplifiant des combinaisons d'objectifs et d'oculaires, et le volume absolu des objets pris à l'aide de la chambre claire, comme il a été dit plus haut, on pourrait se contenter de comparer entre eux les nombres qui indiquent la valeur des angles optiques qui sous-tendent les objets.

On obtient la valeur de l'angle optique sous-tendu par l'image d'un objet grossi au microscope, en divisant la distance qui sépare l'œil de l'image d'un objet par le diamètre de ce dernier.

Supposons, par conséquent, un centième de millimètre placé au foyer de l'objectif et son image reportée au moyen de la chambre claire, ou avec la double vue à une distance de l'œil quelconque, en divisant le chiffre de cette distance par celui du diamètre de l'image du centième grossi, on aura la valeur de l'angle optique sous-tendu dans l'œil par cette image. Si on recule le plan ou pupitre sur lequel est reportée l'image, comme celle-ci grandit en même temps que la distance et d'une manière proportionnelle, la division de l'une par l'autre donnera toujours le même quotient. Ce chiffre n'exprime ni les dimensions de l'objet, ni le nombre des degrés compris par les côtés de l'angle; il n'a de valeur que d'une manière comparative.

Si maintenant à la combinaison employée on en substitue une autre, et successivement toutes celles qu'on peut former avec les divers objectifs et oculaires du microscope, on pourra établir une échelle comparative entre les valeurs des angles que sous-tend le même centième de millimètre avec des pouvoirs amplifiants divers. On pourra, par conséquent, dire combien l'un grossit plus que l'autre, sans jamais savoir pourtant de combien le premier grossit d'une manière absolue, non plus que le second par rapport au troisième, etc.

136. Ces chiffres obtenus, si on substitue un objet quelconque au centième de millimètre, on verra combien de fois l'angle que sous-tend son image grossie est plus grande ou plus petite que celui sous-tendu par le centième de millimètre, *vu avec la même combinaison optique*, et le chiffre obtenu par la division indique le diamètre de l'objet.

En donnant le diamètre des objets, pris par ce procédé, il suffit d'indiquer le chiffre de l'angle sous-tendu par la combinaison employée et de la fraction de millimètre prise pour unité ; mais peu importe la distance à laquelle a été reportée l'image, puisque, si on recule le pupitre, l'image grandit en proportion, ce qui laisse à la division le même quotient.

Supposons, par exemple, qu'à la distance de $142^{mm},50$, l'image d'un centième de millimètre soit avec une combinaison d'objectif et d'oculaire donnés large de 8 millimètres, on aura $\dfrac{142,50}{8,00} = 17,80$; qui exprime la valeur relative, de l'angle optique sous-tendu par l'image du centième de millimètre, avec cette combinaison. Si on remplace le micromètre objectif par un objet quelconque dont l'image, à la distance de 213 millimètres, ait 24 millimètres de largeur, on aura $\dfrac{213}{24} = 8,87$. Ce chiffre exprimant la valeur de l'angle optique sous-tendu par le corps quelconque relativement à l'angle optique sous-tendu par le centième de millimètre, il faut diviser 17,80 (valeur relative de l'angle sous-tendu par un centième de millimètre), par 8,87, valeur relative de l'angle sous-tendu par l'image d'un corps quelconque, qui est reportée à une distance quelconque de 213 millimètres. On a ainsi $\frac{17,80}{8,87} = 2,10$, c'est-à-dire que le corps quelconque égale 2 centièmes de millimètre, plus la fraction un dixième de centième.

137. Lorsque, par conséquent, on voudra prendre à l'aide de la chambre claire le volume des objets grossis, c'est ce procédé qu'il faudra employer de préférence, après s'être fait une table de la valeur des angles sous-tendus par un centième de millimètre avec chaque combinaison.

Mais il offre, du reste, tout les inconvénients de longueur de temps et de risques de dérangements signalés précédemment, quand on emploie la chambre claire dans ce but, de sorte qu'on peut le considérer à peu près comme inexécutable en anatomie pratique.

B. *Méthode de l'oculaire micromètre.*

138. Reconnaissant successivement ces différentes causes d'erreurs, j'ai été amené à trouver un procédé très juste de mesurer le pouvoir amplifiant des objectifs.

Il consiste à employer un *oculaire micromètre* dont le verre supérieur grossit exactement dix fois, ce que les opticiens font avec toute l'exactitude désirable pour le cas dont il s'agit, ainsi qu'on peut le vérifier par la comparaison directe d'un objet d'une grandeur con-

nue, vu avec une loupe, et d'un millimètre vu à l'œil nu.
On parvient avec le temps et des essais répétés à donner à ces sortes de comparaison, fréquemment employées en physique expérimentale, beaucoup plus de
précision qu'on ne le croirait avant de l'avoir tenté.

Comme le micromètre, placé au foyer du verre supérieur de cet oculaire, est 1 centimètre ou 1/2 centimètre dont chaque millimètre est divisé en dix parties,
ces dixièmes de millimètre, étant grandis de dix fois,
égalent chacun un millimètre. C'est par conséquent un
décimètre ou un demi-décimètre dont chaque subdivision est égale à un millimètre qui se trouve placé en
permanence dans l'oculaire.

On a de la sorte, dans l'oculaire, des millimètres
qu'on obtient en utilisant d'une manière appropriée au
but le pouvoir amplifiant de son verre supérieur.

On peut se servir de ces millimètres pour mesurer
l'image formée au foyer de ce verre, et compter combien chacun d'eux couvre de divisions du micromètre
objectif sans courir de chances d'erreurs ; car l'image
de l'objet et celle du micromètre grossi se trouvent
exactement superposées dans un même plan mathématique. De plus, l'une et l'autre se trouvant grandies
d'une manière égale et proportionnelle par la même
loupe, elles sous-tendent (pour des dimensions égales)
le même angle sur la rétine.

En conséquence, si l'on place le micromètre objectif
sous le microscope et que, regardant avec le micromètre oculaire, chaque centième de millimètre du premier est grandi de manière à couvrir trois divisions du
second (c'est-à-dire trois dixièmes de millimètre ren-

dus égaux à un millimètre), on dira que le microscope grossit trois cents fois.

139. En agissant ainsi, on a le même résultat que l'on obtiendrait en descendant un compas dans l'oculaire sans que les pointes fussent grossies par le verre supérieur, pour mesurer ensuite sur un mètre combien elles embrassent de ses subdivisions en millimètres pour chaque centième de millimètre grossi. En un mot, on remplace à la fois et le compas et le mètre divisé, en plaçant au foyer du verre objectif supérieur un centimètre, dont chaque division, égale à un dixième de millimètre, est rendue équivalente à un millimètre par cette lentille même.

Peu importe ici la distance, variable avec chaque combinaison, à laquelle l'œil reporte l'image peinte sur la rétine, puisque l'image de l'objet et celle du micromètre oculaire se trouvent situées dans le même plan, au foyer de la même loupe, grossies et reportées ensemble d'une manière inséparable.

140. Comme le verre supérieur de l'oculaire donne beaucoup d'aberration de sphéricité quand il grossit dix fois, si c'est un centimètre que l'on place au foyer, les divisions extrêmes sont moins nettes et plus grandes que les autres. On prévient cet inconvénient en se servant d'un micromètre de 5 millimètres seulement, qui permet de rétrécir davantage le diaphragme et par là de diminuer cette aberration. Du reste, réduites à ces dimensions, toutes les divisions sont également grandies, ou, en d'autres termes, l'aberration de sphéricité n'influe pas d'une manière appréciable sur leurs dimensions.

141. Le seul inconvénient de ce moyen d'obtenir le pouvoir amplifiant des objectifs, c'est de ne le donner qu'avec un seul oculaire. Mais comme c'est toujours le même oculaire, on peut ainsi établir les différences proportionnelles du grossissement de chaque objectif. Il n'y a, du reste, pas d'autre procédé pour l'obtenir d'une manière exacte, et nous verrons qu'il réduit de beaucoup les prétentions de quelques opticiens sur ce sujet.

142. Cet oculaire a de 5 centimètres à 3 centimètres et demi de longueur, et il fait perdre une quantité de lumière assez considérable pour qu'on doive le considérer comme le plus fort de tous ceux qui peuvent encore être employés utilement, et faire repousser comme plus nuisible qu'utile tout oculaire grossissant davantage. On a par conséquent le grossissement le plus considérable qui puisse être obtenu avec chaque objectif. Quant aux autres oculaires plus faibles, on ne peut connaître qu'approximativement et après avoir pris l'habitude de s'en servir longtemps, quel est à peu près le grossissement qu'ils donnent.

Ainsi, lorsqu'on indique quel est l'objectif employé, il faut indiquer comment a été pris le grossissement qu'on lui attribue, et de plus, quelle est la longueur de l'oculaire employé avec lui; car tous les modes de déterminer le grossissement absolu, autres que le précédent, sont inexacts. Mais une fois qu'on sait qu'il a été obtenu de cette manière et quel est le numéro de l'oculaire dont on se sert, on aura un guide assez précis.

143. Il est à remarquer que le grossissement ainsi déterminé n'est pas celui de l'objectif seul, mais de tout le microscope objectif ou oculaire. C'est l'image qu'a gros-

sie l'objectif, réduite par le verre de champ de l'oculaire, qui en a rapproché les rayons divergents et grossie de nouveau par le verre supérieur qu'on a sous les yeux. Mais comme on ne peut observer sans oculaire, le grossissement de l'objectif seul serait tout à fait inutile.

Ainsi, lorsqu'on parle du grossissement d'un objectif, on entend son grossissement avec l'oculaire micromètre qui a servi à prendre son pouvoir amplifiant; micromètre que nous avons vu devoir être adopté comme le plus fort d'un emploi encore utile. C'est, à proprement parler, le grossissement du microscrope avec tel objectif qu'il faudrait dire.

A part les moyens erronés dont il a été question, il n'existe pas encore de procédé qui puisse donner le grossissement de chaque objectif avec tous les oculaires successivement.

144. En prenant le pouvoir amplifiant des objectifs, il arrive presque toujours que chaque division du micromètre objectif ne coïncide pas exactement avec deux, trois ou quatre divisions du micromètre oculaire. Comme la différence ne peut pas être déterminée exactement pour chaque division prise isolément, il faut compter combien toutes les divisions du micromètre oculaire, au nombre de cinquante, recouvrent de divisions du micromètre objectif, et diviser ce nombre cinquante par celui des divisions du micromètre objectif recouvertes par lui.

Le premier chiffre obtenu indique combien de fois cent le microscope grossit, et on pousse la division jusqu'à ce qu'on ait les dizaines, puis les unités, en ajoutant chaque fois un zéro au reste. Si le premier chiffre égalait dix ou le dépassait, il faudrait le déposer tel qu'il est obtenu, et il indiquerait que le microscope grossit mille fois ou au delà.

Il est rare que les divisions extrêmes du micromètre oculaire coïncident exactement avec les divisions du micromètre objectif qui leur sont superposées. Ainsi, par exemple, avec le n° 3 de mes objectifs de Nachet, les cinquante divisions du micromètre oculaire recouvrent 19 1/2 = 19,50 divisions du micromètre objectif, qui, divisant 50,00, donnent 256 pour grossissement de cet objectif.

Avec le n° 4, il en recouvre 14 2/3 = 14,66, qui, divisant 50,00, donnent un grossissement de 341 fois en diamètre.

Avec le n° 7, il en recouvre 7 2/7 = 7,26, qui, divisant 50,00, donnent 688.

Il faut tenir compte de ces fractions avec le plus grand soin pour avoir un résultat aussi précis que possible, c'est même la seule partie de l'opération qui soit un peu difficile; mais avec un peu d'habitude, et en se servant pour les mesurer des divisions du micromètre oculaire, qui sont autant de fractions de celles du micromètre objectif grossi, on parvient à les mesurer très exactement.

145. Lorsqu'on arrive aux grossissements les plus faibles, il peut se faire que le micromètre objectif ne soit pas assez grossi pour couvrir le micromètre oculaire; alors on divise le nombre des divisions de celui-ci qui sont recouvertes, par 100, qui est le nombre des divisions du micromètre objectif; le grossissement est, dans ce cas-là, moindre que 100. Ainsi, par exemple, avec le plus faible des objectifs de mon microscope de Nachet, le micromètre objectif tout entier ne couvre que

46 divisions du micromètre oculaire, qu'il faut diviser par 100, nombre des divisions du premier, ce qui donne pour résultat 0,46, c'est-à-dire que le microscope grossit 46 fois avec cet objectif.

En d'autres termes, avec ces faibles grossissements le nombre des divisions que l'image du micromètre objectif entier embrasse sur l'oculaire micromètre, indique le grossissement de l'objectif employé.

146. Sachant que le verre supérieur de l'oculaire micromètre grossit exactement dix fois, il suffit, quand on a obtenu à son aide le grossissement du microscope, de diviser le chiffre qui l'exprime par dix pour connaître le grossissement de l'objectif seul. Mais on n'a ainsi son grossissement que modifié par le verre de champ, lequel est une nouvelle cause de complication qui empêche de pouvoir mesurer le pouvoir amplifiant du microscope, en multipliant directement le grossissement de l'objectif par celui de l'oculaire. En effet, il faudrait connaître de combien de fois le verre de champ de chaque oculaire rapetisse l'image formée au delà de l'objectif. Or, comme leur longueur focale varie dans le même sens que celle du verre de l'œil, on ne peut mesurer exactement l'action que de celui du micromètre oculaire.

Une autre complication est due à ce que plus l'oculaire est long, plus il descend bas dans le corps du microscope, et moins les rayons recueillis par le verre de champ sont divergents, moins l'image qu'ils limitent est grande ; ce qui est une cause de variation du grossissement dont il faudrait encore tenir compte.

Il est vrai qu'en pratique on pourrait se passer de tenir compte de l'action du verre de champ et de ses variations, suivant le point où il descend dans le corps du microscope. Mais alors le seul moyen d'obtenir les dimensions de l'image formée au foyer du verre de l'œil, est précisément l'emploi de l'oculaire micromètre dont nous venons de parler, c'est-à-dire d'un micromètre oculaire dont le verre de l'œil a un pouvoir amplifiant exactement connu.

C. *Des grossissements réels.*

147. La méthode précédente, que le raisonnement et l'expérience, ainsi que nous le verrons plus loin, montrent comme la seule exacte, parmi celles qui sont réellement applicables, donnent pour grossissement des objectifs, des chiffres bien moins élevés que tous les autres procédés. J'ai obtenu les nombres suivants pour la série des neuf objectifs de mon microscope de Nachet :

N°s 0 = 46.	N°s 3 = 256.	N°s 6 = 545.
1 = 100.	4 = 341.	7 = 688.
2 = 198.	5 = 400.	8 = 800.

Dans les microscopes de Georges Oberhaueser, l'objectif n° 9, qui est le plus fort de tous, ne dépasse jamais 380 à 400 ; les autres varient entre ce chiffre et 30 ou environ, pour le plus faible.

Or il faut qu'on sache que les n°s 8 de Nachet sont les objectifs les plus forts qu'on possède encore, à part peut-être deux ou trois de Georges Oberhaueser et d'Amici, mais encore dont le grossissement n'a pas été nettement déterminé, et que leurs auteurs ne font plus ou ne livrent pas habituellement avec les microscopes qu'on leur demande. Les n°s 7 et 8 de Nachet accompagnent, au contraire, toujours son microscope complet.

On voit qu'il y a loin de là aux grossissements fabuleux de 1,500 à 2 ou 3,000 fois dont parlent encore quelques opticiens et observateurs. Leurs erreurs tiennent à ce que les uns emploient les procédés erronés dont il a été question, et à ce que les autres donnent les dimensions en surfaces ou même cubiques, au lieu de les donner simplement en diamètre. Or, comme au microscope nous ne voyons que des plans et non des solides à trois dimensions, en sorte que ce n'est que par divers artifices que nous constatons l'épaisseur des objets examinés, ce sont par conséquent des dimensions linéaires, les seules qui nous frappent, que nous devons prendre en considération. Aussi les personnes qui ne sont pas prévenues de ces erreurs, après avoir examiné avec ces prétendus grossissements de 1,500 à 2,000 fois des objets déjà visibles à l'œil nu, comme les poussières de papillon, sont-elles toujours surprises de ne pas les voir plus grosses, et elles mettent en doute, avec raison, la réalité de déterminations qui sont contraires au bon sens.

148. Les grossissements que j'ai donnés plus haut sont au contraire parfaitement réels, ce sont bien des grossissements en *diamètre*. Avec l'objectif nº 8, chaque *centième de millimètre* est réellement grossi de manière à couvrir 8 *millimètres*, le nº 5 de manière à en couvrir 4; ainsi des autres. Il est impossible, à cause du peu de distance focale et de la perte de lumière, de construire des objectifs plus forts que le nº 8 de Nachet, qui cependant permet de faire des études encore très exactes et donne des images assez nettes

avec les oculaires 1 et 2 de son microscope, ou 2 et 3 de celui de Georges Oberhaueser.

Du reste, l'expérience montrera aux observateurs qui l'emploieront, comme elle me l'a montré, que si l'objectif n° 7 de Nachet est indispensable pour une bonne étude des corpuscules du tubercule, de certains corpuscules de la thyroïde et autres glandes vasculaires, des cellules à spicules de certains Acalephes et d'autres invertébrés; l'objectif n° 8 est réellement de luxe, en ce qu'il ne montre rien de plus que le précédent, et l'on peut s'en passer.

On a certainement pu obtenir des grossissements plus élevés que les précédents, on pourrait en obtenir aussi avec ces mêmes objectifs ; mais c'est en se servant d'oculaires plus forts ou de tubes du microscope plus allongés. Or j'ai déjà montré que lorsque le corps dépasse 20 à 25 centimètres, et que les oculaires ont moins de 3 centimètres de longueur (qui est celle du micromètre oculaire employé dont le verre supérieur grossit dix fois), la perte de lumière est telle, les images deviennent si peu nettes, qu'il vaut mieux se borner à des grossissements moindres.

D. *Des objectifs indispensables aux études d'anatomie générale.*

149. Tous les objectifs précédents ne sont pas également indispensables. Le n° 1 est nécessaire à l'étude des injections pathologiques de certains tissus, quand le sang s'est coagulé à leur intérieur et qu'on peut en faire une préparation visible par transparence. Il sert à l'étude des helminthes et autres animaux de petit volume, etc., pour observer les glandes sudoripares, sé-

bacées, les gros bulbes pileux, etc. Ce sont surtout les n°s 2 et 5 qui sont indispensables dans ces derniers exemples, ainsi que pour l'étude des os, des dents, du tissu adipeux et de plusieurs autres tissus encore, et surtout des tissus végétaux.

On peut de là sauter au n° 5, qui est absolument nécessaire pour l'étude de tous les tissus animaux à l'état normal ou pathologique, de beaucoup de tissus végétaux, des infusoires, etc. La plupart des microscopes ne sont pas accompagnés d'objectifs plus forts, et les grossissements plus élevés que celui qu'on obtient avec ce dernier (400 diamètres) sont produits à l'aide d'oculaires très courts ou par un corps du microscope plus allongé qu'à l'ordinaire.

Ceux de Nachet contiennent en outre les objectifs n°s 6, 7 et 8, dont le dernier grossit de 800 diamètres. Parmi ceux-là le n° 7 seul est indispensable. Il est certain que l'étude du tubercule ne peut être bien faite sans cet objectif : or on sait qu'elle est une des plus importantes. Ce numéro est encore utile dans un certain nombre de cas, pour l'étude des spermatozoïdes animaux et végétaux, des cellules à spicules, etc., des corpuscules de la rate, des glandes vasculaires, des globules du sang, et en pathologie pour certains cancers, pour les éléments fibro-plastiques, etc. Le n° 6 peut les remplacer dans quelques cas, mais non toujours, et celui-là, au contraire, peut suppléer ce dernier ; en sorte qu'on peut le considérer comme indispensable, sinon dès le principe des études d'anatomie générale, au moins pour la suite. Quant au n° 8, nous avons vu qu'on peut le regarder à peu près comme un objectif de luxe, dont on peut se passer sans préjudice.

Art. VI. — Des différents moyens de mesurer le diamètre des
objets microscopiques.

150. Il y a plusieurs procédés qui permettent d'obtenir le volume absolu des objets étudiés au microscope,
et tous sont à peu près également exacts; il n'y a réellement qu'à choisir entre les plus commodes et les plus
rapides.

J'indiquerai en premier lieu le procédé fondé sur la
connaissance du pouvoir amplifiant des objectifs, quoique jusqu'à présent il n'ait jamais été mis en usage,
parce qu'on ne connaissait pas de moyen pour obtenir
exactement ce pouvoir amplifiant. C'est le plus simple
et le plus exact en même temps que le plus rapide de
tous; celui qu'il faut adopter en pratique.

151. Il consiste à substituer à l'oculaire qui sert à l'examen d'un objet le micromètre-oculaire, et à constater
combien il faut de ses divisions pour couvrir cet objet.
Le volume de ce dernier sera exprimé par une fraction
dont le numérateur est le nombre des divisions de l'oculaire-micromètre que recouvre l'objet, et dont le
dénominateur est le chiffre qui exprime le pouvoir amplifiant du microscope avec l'objectif employé. Pour
faciliter la comparaison du volume des objets, on réduit
cette fraction en fraction décimale.

Ainsi, par exemple, avec l'objectif n° 5 de mon microscope, dont le pouvoir amplifiant est 400, l'image d'un
globule de sang recouvre trois divisions du micromètre
oculaire; il égale donc 3/400 de millimètre, ou $0^{mm},007$.
Ce procédé est très simple; il suffit, pour l'employer,
d'avoir fait d'avance une table de grossissements des objectifs du microscope, de la manière indiquée plus haut.

152. Il existe un autre procédé qui permet de prendre le diamètre des objets, lors même qu'on ne connaît pas le pouvoir amplifiant de l'objectif employé. Pour le mettre à exécution, on se sert de l'oculaire-micromètre qui accompagne ordinairement les microscopes tels que les livrent les opticiens. Il est composé d'un centimètre tracé sur verre et divisé en 100 parties ou dixièmes de millimètre, qui est placé au foyer d'un oculaire faible, long de 5 centimètres, et dont le verre supérieur grossit seulement six à sept fois ; en sorte que les divisions du micromètre sont écartées l'une de l'autre de 6 à 7 dixièmes de millimètre. Du reste, le grossissement du verre supérieur est indéterminé, et par conséquent aussi l'écartement des divisions du micromètre ; il est inutile de le connaître, il suffit que ce soit des divisions également écartées l'une de l'autre, peu importe de quelle quantité.

Voici comment on l'emploie : On détermine combien de divisions de cet instrument sont nécessaires pour couvrir chacun des centièmes de millimètre du micromètre-objectif, préalablement placé au foyer ; et si, par exemple, il en faut trois, il devient évident que chacune d'elles vaut 1/300e de millimètre ou 1/3 de centième de millimètre, et ainsi des autres.

Mais il est rare qu'un certain nombre des divisions du micromètre-oculaire coïncident exactement avec celles du micromètre-objectif, et lors même qu'on le croit, la superposition n'est presque jamais exacte. Il faut par conséquent tenir compte des fractions, et pour cela diviser le nombre 100, qui est celui des divisions totales du micromètre-oculaire, par le nombre des centièmes de millimètre qu'il recouvre sur le micromètre-objectif.

Le chiffre obtenu indique la valeur de chaque division du micromètre-oculaire, relativement à l'objectif employé Il faut se faire une table de cette valeur relative des divisions du micromètre-oculaire, pour tous les objectifs successivement, et on l'emploie comme on le ferait du grossissement réel des objectifs, d'après la méthode indiquée dans le paragraphe précédent; pourvu, bien entendu, qu'on se serve toujours du même micromètre-oculaire qui a servi à faire la table.

Ainsi, par exemple, pour l'objectif n° 5, chaque centième de millimètre du micromètre-objectif recouvre trois divisions plus une fraction du micromètre-oculaire. Par le procédé qui vient d'être décrit on obtient le chiffre 357, c'est-à-dire que chaque division du micromètre-oculaire vaut, avec cet objectif, 1/357ᵉ de millimètre. Si l'on étudie le sang avec cet objectif, on trouve que chaque globule recouvre deux divisions et demie du micromètre-oculaire, soit 2,50/357ᵉ de millimètre ou, en réduisant en fraction décimale, 0ᵐᵐ,007.

153. On pourrait placer dans l'oculaire-micromètre toute espèce de divisions qu'on voudrait, et le résultat définitif serait toujours le même, pourvu que ces divisions fussent à une distance égale l'une de l'autre. Mais cet oculaire est toujours très faible, son verre supérieur ne grossit guère que six ou sept fois au plus. Il en résulte un inconvénient que n'a pas l'oculaire-micromètre, dont le verre supérieur grossit dix fois, c'est que ses divisions n'étant pas très écartées l'une de l'autre, on voit difficilement si l'objet en recouvre deux, trois, etc., plus une fraction. De plus, grossissant fort peu l'objet, on ne fait pas grande attention à ces fractions, surtout quand il s'agit de corps très petits.

Cependant dès qu'on n'en tient pas compte, il en résulte des erreurs qui portent sur le chiffre des millièmes, ou quatrième chiffre des fractions décimales, qui est important lorsqu'il s'agit de globules n'ayant que quelques millièmes de millimètre de diamètre : tels sont ceux du sang, de la lymphe, etc., et beaucoup de fibres. Il y a quelquefois une différence telle entre le chiffre obtenu pour volume d'un objet en suivant le premier procédé (§ 148) et celui indiqué par les auteurs, qu'il est à croire qu'en prenant la valeur relative des divisions du micromètre-oculaire pour chaque objectif, on n'a pas tenu compte des fractions de centièmes de millimètre, d'après la méthode indiquée au paragraphe précédent.

154. On a dû remarquer que le procédé pour obtenir le diamètre des objets microscopiques, décrit au § 149, exige la même opération préliminaire que celle qui, avec un oculaire-micromètre plus fort, grossissant exactement dix fois au lieu de six ou sept, sert à donner le pouvoir amplifiant du microscope, et ensuite à calculer le diamètre des corps étudiés.

Il ne faudrait pas croire d'après cela que le chiffre (1/357 pour l'objectif n° 5 pris comme exemple) obtenu avec l'oculaire-micromètre grossissant six ou sept fois, et qui exprime la valeur relative de chacune de ses divisions, indique aussi le grossissement de l'objectif avec cet oculaire faible ; de la même manière que le chiffre (400 pour le même n° 5) obtenu avec l'oculaire fort indique le pouvoir amplifiant réel.

Le chiffre qu'on obtient ainsi est beaucoup plus fort (une fois et demie au moins) que le grossissement réel du microscope. Ce grossissement réel est 400 avec l'objectif n° 5 pris comme exemple, tandis qu'avec cet oculaire-micromètre faible il n'est que de 200 fois.

On peut s'assurer de cela par un examen comparatif et direct du micromètre-objectif ou de divers objets, fait successivement avec les deux oculaires. Il est facile de reconnaître que les objets ou les divisions en centièmes du micromètre sont deux fois plus larges avec l'oculaire-micromètre, dont le verre supérieur grossit dix fois, qu'avec celui qui grossit six ou sept fois.

On voit cependant que l'opération indiquée plus haut (§ 141) donne 400 avec le premier, ce qui est bien le grossissement réel, puisque chaque centième de millimètre est rendu égal à 4 millimètres, et elle donne néanmoins le chiffre énorme comparativement de 557 avec l'oculaire le plus faible.

On pourra encore constater que le volume des objets ou l'écartement des divisions du micromètre-objectif, vus avec l'objectif n° 5 et l'oculaire faible, ne sont pas plus grands qu'avec un objectif faible comme le n° 2, qui, avec l'oculaire-micromètre grossissant dix fois, donne un grossissement exact de 200 diamètres.

Ce genre de comparaison fait avec soin est susceptible de beaucoup de précision et donne des résultats analogues avec tous les objectifs pris l'un après l'autre comme exemple.

Ces différences reconnaissent pour cause la longueur des oculaires micromètres, dont le plus faible étant très long reçoit sur son verre de champ les faisceaux qui doivent former l'image avant qu'ils aient beaucoup divergé. Dans l'oculaire micromètre fort qui est bien plus court, les rayons beaucoup plus divergents vont former une image plus grande au foyer de son verre oculaire que dans l'autre. Il en résulte que la variation d'étendue à laquelle est soumise une première fois par le verre de champ l'image du micromètre objectif, n'est pas proportionnelle à celle du micromètre objectif qui est grandi six ou sept fois dans un cas et dix dans l'autre. En conséquence le quotient de la division du terme 50 ou 100 (nombre des divisions du micromètre oculaire) par un chiffre variable (tiré des divisions du micromètre objectif) qui n'a pas varié de grandeur proportionnellement au premier, doit présenter des différences, qui sont considérables comme on le voit.

Malgré cela on obtient le même chiffre pour le *diamètre des objets* en suivant l'une ou l'autre méthode, sauf les erreurs dont est surtout susceptible la dernière, parce que dans celle-ci l'objet à mesurer ne fait que remplacer le micromètre objectif. Il se trouve par conséquent soumis à la même cause de variation que lui, puisque son image *est reçue par le même oculaire micromètre*, dont la longueur est cause unique des variations.

Quant au verre oculaire supérieur, son influence est nulle, puisqu'il grandit en même temps, et l'image qui est concentrée à son foyer par le verre de champ et le micromètre placé à ce même foyer.

155. Il y a encore plusieurs autres manières de prendre le diamètre des objets qu'il suffira de mentionner, car elles sont bien moins faciles à employer, et il en a été nécessairement question à propos du grossissement du microscope.

Ainsi, on peut prendre avec un compas le diamètre des images données par la chambre claire, et diviser ce nombre par celui qui a été obtenu préalablement comme indiquant le pouvoir amplifiant du microscope, d'après le procédé de la chambre claire décrit précédemment. Quoique nous ayons reconnu que ce chiffre est beaucoup trop fort, l'objet étant grandi en même proportion, le résultat pourrait être exact s'il n'y avait beaucoup de causes d'erreurs dues à la difficulté de toujours mesurer l'objet à la même distance de la chambre claire, que primitivement avaient été mesurées les divisions du micromètre objectif pour obtenir le prétendu pouvoir amplifiant. Ce procédé, du reste, est moins facile à employer que les précédents.

Il faut rejeter aussi comme moins commodes et plus longues, et probablement plus inexactes que les méthodes indiquées plus haut, celles qui consistent à comparer les objets à des fils de soie de cocon, ou métalliques. Car lors même qu'il s'agit de filaments, comme ceux des spermatozoïdes, qui sont bien plus étroits que les divisions des micromètres, on peut calculer approximativement leur épaisseur avec assez de justesse pour le degré d'utilité qu'on doit en retirer.

Il ne doit être mention que pour mémoire, de la mesure des objets à l'aide d'oculaires portant deux pointes mises en mouvement par des vis micrométriques, et placées au foyer du verre supérieur de l'oculaire.

Il en est de même pour les vis micrométriques adaptées à la platine du microscope, et faisant marcher le porte-objet; de telle sorte que le nombre des tours du pignon de la vis indique en fractions de millimètre le diamètre du corps étudié, qui a préalablement été placé de manière qu'un des bords de son image soit au contact d'un fil de soie situé au foyer du verre supérieur de l'oculaire, et sous lequel on fait passer l'objet tout entier à l'aide des mouvements circulaires imprimés au pignon.

Tous ces appareils sont loin d'être aussi précis que les autres ; ils sont, en outre, très coûteux, très difficiles à employer, et les vis se détériorent très facilement. Ce sont des instruments de curiosité, mais à peu près inapplicables en pratique. On en trouvera la description dans les traités du microscope déjà cités.

ART. VII. — De l'emploi du microscope.

A. *Préparation des objets.*

156. La première condition à remplir pour faire une préparation destinée à être étudiée au microscope, c'est d'isoler avec soin par la dissection l'organe dont on veut examiner le tissu, afin de savoir au juste ce que l'on examine, et ne pas donner de détermination vicieuse. Cette remarque est surtout applicable aux études embryogéniques et d'anatomie comparée, et souvent à l'anatomie pathologique. Très souvent c'est sous la loupe ou le microscope à dissection qu'il faut faire cette dissection préalable.

Qu'il s'agisse d'un liquide ou d'un solide, il faut toujours en employer seulement une très petite quantité, que l'on porte sur la plaque de verre porte-objet, préalablement bien essuyée.

157. Lorsqu'on veut étudier les éléments anatomiques d'un liquide, et qu'on en prend une goutte trop volumineuse, la préparation perd de sa transparence, les bords et la forme des corpuscules entassés cessent d'être nettement visibles. Souvent il faut étendre cette

gouttelette par un liquide, qui isole mieux les globules. Il faut apporter beaucoup de circonspection dans le choix de ce liquide.

L'eau, par exemple, ne peut presque jamais être employée dans ces cas, parce qu'elle a la propriété de dissoudre ou de gonfler les éléments en suspension dans les tumeurs. C'est ainsi qu'elle dissout les globules rouges du sang, gonfle les globules blancs et les globules de pus, etc. C'est comme réactif seulement, pour étudier son action sur eux, qu'il faut l'employer.

En général, il faut étendre les liquides avec leur propre sérum devenu transparent par le repos, ou bien avec du blanc d'œuf, ou mieux enfin avec le liquide qu'on exprime du corps vitré de l'œil. Lorsqu'on étudie l'ovule, c'est aussi de ces liquides qu'il faut se servir, l'eau l'altérant un peu et le rendant moins transparent. La salive gonfle les globules de pus, altère les globules de sang à cause de son acidité et ne doit pas être employée.

Le suc cancéreux, les mucus proprement dits, le sperme dont on ne tient pas à voir les animalcules vivants, peuvent être étendus d'eau, parce que leurs éléments ne sont pas altérés par ce liquide. Il en est de même du pus et des mucus purulents quand on ne tient qu'à y constater la présence des globules caractéristiques sans s'occuper de leur volume précis, surtout si l'on tient à se débarrasser des globules de sang.

158. Pour étudier les éléments anatomiques des solides, il faut déposer la petite parcelle du tissu qu'on a choisi dans une goutte d'un des liquides précédents. Le liquide permet de dilacérer plus facilement le tissu en maintenant ses particules en suspension ; il est en

outre indispensable pour empêcher des bulles d'air de rester interposées entre les lamelles de verre, ce qui masque les éléments anatomiques, et gêne ou même rend impossible l'observation. Il fait de la préparation un tout homogène que la lumière traverse plus facilement, sans rencontrer des surfaces libres sur lesquelles elle se réfléchit.

Dans la grande majorité des cas, on peut se servir d'eau pour étudier les solides, parce que la plupart sont insensibles à son action. Elle est très utile lorsqu'il s'agit de se débarrasser des globules sanguins. Dans ce cas même, et lorsque des éléments insolubles dans un réactif comme les cellules du cancer, les éléments fibro-plastiques, sont masqués par d'autres qui sont attaquables, tels que les fibres de tissu cellulaire ou musculaire, on se sert d'acide acétique pur ou étendu pour les dissoudre.

Pour préparer les tissus qu'on veut étudier, tels que les tissus cellulaire, musculaire, les nerfs, etc., on en prend une petite parcelle avec de fines pinces, et on la coupe avec des ciseaux, puis on la porte dans la goutte de liquide déposée sur la plaque porte-objet. Pour quelques tissus normaux ou pathologiques, il suffit de racler avec un scalpel sur une coupe fraîche de l'organe pour en exprimer le suc, ou en détacher quelques particules. Ce procédé peut être employé pour détacher les épidermes et épithélium, pour étudier les éléments du cancer, du tubercule, etc.

Il semble aux commençants que de si petits fragments ne peuvent rien montrer de bien concluant, ou qu'on doit rompre les cellules ou les fibres ; mais l'expérience prouve que ce procédé si simple montre les mêmes choses que les moyens les plus longs et les plus minutieux. De plus, les cellules sont trop petites pour pouvoir subir l'action du tranchant de l'instrument, et, en supposant même que quelques unes fussent rompues, ce qu'on ne peut constater, il en reste toujours assez d'entières pour permettre une étude complète. Quant aux fibres, leurs extrémités, coupées ou rompues, offrent souvent de bons caractères, et elles sont ordinairement encore assez longues pour dépasser la largeur du champ du microscope, et même pour qu'on ne puisse en déterminer la longueur.

Habituellement il faut encore, à l'aide des aiguilles fortes et inflexibles dont nous avons parlé, dilacérer pendant longtemps dans la goutte d'eau les parcelles de tissu enlevé. Cette dilacération doit être faite avec soin, comme une sorte de dissection minutieuse quand il s'agit des *acini* des glandes, des corpuscules ganglionnaires, etc., qui sont assez gros pour être détruits par le raclage. Il est cependant des glandes en grappe, surtout hypertrophiées, et la glande thyroïde, dans lesquelles ce dernier procédé suffit pour montrer les culs-de-sac ou les vésicules. Mais, pour la plupart des glandes, pour les bulbes pileux, il faut, par une dissection préalable, isoler l'acinus à étudier ou le bulbe, et l'enlever avec des ciseaux courbes.

159. Pour étudier les glandes cutanées, les follicules pileux du duvet, les glandes des muqueuses, il faut faire avec des ciseaux ou un rasoir à manche fixe des coupes aussi minces que possible, qu'on étale sur la lame de verre, et qu'on recouvre d'une autre lame avec laquelle on appuie sur la préparation pour l'amincir un peu et la rendre transparente. Souvent, surtout pour

la peau, il est bon de traiter la préparation par l'acide acétique qui rend les tissus plus transparents, et met les glandes en évidence. On peut ensuite recouvrir la coupe de térébenthine de Venise, et lui superposer une plaque de verre; on laisse ensuite sécher le tout. S'il s'interpose quelque bulle d'air, on la chasse en chauffant un peu à la flamme d'une lampe à alcool. Je conserve des préparations de glandes cutanées, de bulbes pileux, etc., préparées de la sorte depuis quatre ans et restées telles que le premier jour.

Les préparations du tissu cartilagineux, des ongles, de la corne, et autres tissus résistants, se font en enlevant de très minces lamelles à l'aide d'un scalpel, quelquefois il suffit de racler la surface du cartilage. Celles des dents et des os se font en enlevant des lamelles à l'aide d'un fort scalpel; mais les préparations faites de la sorte sont en général mauvaises.

Il faut, pour faire des préparations bonnes à être étudiées, scier une lame aussi mince que possible, qu'on dégrossit à la lime ou avec une meule grossière, et que l'on achève en faisant glisser la lamelle, à l'aide d'un bouchon de liége, sur une meule fine et mouillée. La préparation doit être conservée ensuite dans la térébenthine ou le baume de Canada entre deux lames de verre de la manière indiquée plus haut pour les glandes cutanées.

160. Les tissus végétaux se préparent surtout en faisant des coupes transversales ou longitudinales aussi minces que possible. Pour l'épiderme, il suffit de l'inciser et d'en déchirer un lambeau. Souvent on entraîne en même temps quelques cellules sous-jacentes, ordinairement assez isolées pour en permettre une étude

très facile. Ces cellules renferment souvent un noyau qu'il est très important d'étudier, c'est surtout sur les écailles du bulbe des liliacées qu'on trouve facilement des cellules à noyau. Pour étudier les trachées, les vaisseaux ponctués, il suffit ordinairement d'une coupe longitudinale, ou de déchirer en long des faisceaux vasculaires du centre d'un pétiole, d'une nervure de feuille, ou une tige herbacée.

Les grains de pollen sont faciles à préparer, il suffit de secouer les étamines sur la plaque porte-objet, et de recouvrir d'une lame de verre ; on ajoute ensuite une goutte d'eau, dont on étudie l'action sur ces corpuscules. Pour bien voir le boyau pollinique, il faut racler le pollen qui est tombé à la surface du stygmate ; quelquefois, en déchirant cet organe dans le sens de la longueur, on peut voir le boyau pollinique implanté entre les cellules de son tissu central ou conducteur. Toutes les préparations de tissu végétal doivent être imprégnées d'eau pure ou d'eau sucrée, surtout quand on veut préserver les grains de pollen de l'action de l'eau.

161. On est souvent porté à croire qu'un couteau formé de deux lames susceptibles d'être rapprochées à l'aide d'une vis, doit être très utile pour faire les coupes de ce genre. Cependant cet instrument, qui a été inventé par Valentin et en porte le nom, a rarement les avantages qu'on en attend ; le plus souvent on parvient à faire ces coupes, beaucoup mieux avec un rasoir ou un scalpel très tranchant qu'avec ce couteau. Toutefois il est utile dans quelques cas, mais assez rares, qui seront indiqués par la suite.

162. Il serait inutile de s'étendre en préceptes généraux

plus étendus à l'égard des préparations ; car ils ne peuvent nécessairement être que très vagues, et ils varient à l'infini pour chaque tissu ou liquide. Il suffit donc d'indiquer seulement les conditions indispensables à remplir, parce que, après avoir acquis un peu d'expérience, chaque observateur modifie les procédés à sa manière et suivant ses habitudes. Seulement il faut être prévenu que souvent on est porté à mettre en doute l'existence de tel ou tel corps ou tel détail qui échappe ; ou bien à ne pas croire possible que les autres aient vu une chose que nous ne pouvons constater, uniquement parce que nous croyons très difficile la préparation à faire, qui ordinairement est très simple.

C'est par conséquent à propos de l'étude de chaque objet, de chaque élément anatomique en particulier, que seront indiqués les procédés de préparation propres à chacun d'eux, qui varient un peu, suivant les habitudes de chaque observateur. Je me contenterai toujours d'indiquer les plus simples, bien persuadé que ce sont les procédés les plus difficiles que chacun emploiera spontanément, et malgré tous les conseils, avant d'en venir aux plus faciles.

Rien n'est plus vrai que ces mots de Rudolphi Wagner (1), que plus on étudie au microscope, plus est long le temps depuis lequel on s'en sert, plus on apprend à

______

(1) Additions à l'article *Microscope* de Purkinje, dans *Handworterbuch der Physiologie*, von Dr R. Wagner. Brunschwig, 1845, t. II, p. 411 et 441. Voyez encore l'article *Microscope*, par Carpenter, dans *The Cyclopædia of anatomy and physiology.* Londres, 1841, t. III, p. 331 ; et surtout H. Lebert, *Remarques sur l'emploi du microscope en pathologie*, dans *Physiologie pathologique.* Paris, 1845, préface de l'atlas, p. 6.

se servir des moyens les plus simples, plus aussi on
rejette les instruments compliqués qui ont toujours
plus d'inconvénients que d'avantages et ne sont presque jamais utilisés.

B. *Examen des préparations.*

163. La préparation faite, il faut la recouvrir d'un
des petites lamelles préparées dans ce but, préalablement bien essuyée. Il faut avoir soin de la choisir assez
mince pour permettre l'emploi du plus fort objectif
dont on pense avoir besoin. Une fois placée, il ne faut
pas presser sur elle; car alors on dérange la préparation; les globules et les fibres paraissent quelquefois
comme écrasés, devenus cohérents, et leurs bords ne
se voient plus nettement.

La pression n'a pourtant pas toujours ces inconvénients; ainsi, lorsque quelque fragment de tissu dila-
céré maintient la petite plaque trop soulevée, on peut
presser sur elle. Il n'y a alors de déprimés que les plus
gros fragments, qui par leur épaisseur protègent les
éléments plus petits; ils peuvent même encore être examinés sur leurs bords, qui, étant plus minces, ont été mé-
nagés et présentent ordinairement des fibres, etc., flot-
tantes et isolées par la dilacération. Lorsqu'on a employé
trop d'eau pour la préparation, il faut l'enlever par imbibition, à l'aide de papier brouillard ou d'un morceau
d'étoffe; mais il ne faut pas presser sur la plaque pour
chasser l'eau, parce qu'elle déborde sur elle, et dans
les mouvements de glissement imprimés au porte-objet
l'eau vient toucher l'objectif et empêche de voir nettement. Quand cet accident arrive, on enlève le corps du

microscope et on essuie avec soin la lentille inférieure de l'objectif.

164. La préparation ainsi disposée, si l'objectif est à peu près *au point* où il doit être pour que l'objet préparé se trouve à son foyer, on glisse le verre porte-objet sur la platine de manière que le centre de la lamelle carrée qui recouvre le tout soit au-dessous de l'objectif. Si ce dernier n'est pas *au point*, on place d'abord la préparation comme il vient d'être dit, et l'on fait glisser le corps du microscope dans l'anneau de la branche horizontale du pied jusqu'à ce que l'on aperçoive vaguement les objets préparés ; on achève ensuite de les placer au foyer à l'aide de la vis micrométrique. Il faut avoir soin dans ces mouvements de ne pas aller trop brusquement, jusqu'à presser sur la préparation, parce qu'on l'altère ou on brise la lamelle de verre. Cet accident arrive de temps à autre dans les commencements ; mais on arrive bientôt à donner assez de précision à ces mouvements pour ne se servir de la vis micrométrique que rarement ; surtout pour les faibles et moyens grossissements.

165. La préparation étant placée *au point* ou *au foyer*, on la parcourt en entier avec soin en faisant glisser la plaque porte-objet sur la platine à l'aide des pouces de chaque main. L'habitude rend ce moyen aussi précis et bien plus commode et plus rapide que les vis micrométriques ou chariots, malgré la nécessité de faire ces mouvements à rebours, parce que les objets sont renversés.

Lorsqu'on est arrivé à trouver un objet que l'on veut examiner, il faut porter la main au pignon de la vis micrométrique placé au-dessous de l'oreille de la platine, et la faire mouvoir presque incessamment, de manière à élever ou abaisser l'objectif par des mouvements presque insensibles, pour étudier la préparation dans toute son épaisseur. Lors même qu'il ne s'agit que d'un seul globule, il faut encore se servir de ce moyen, car nous ne voyons jamais un corps tout à la fois ; lorsque nous voyons sa surface, ses bords paraissent diffus, et réciproquement.

On ne peut, par conséquent, bien connaître un objet qu'après l'avoir examiné ainsi successivement dans toute son épaisseur. On peut aussi d'une main faire glisser la plaque, et de l'autre faire mouvoir la vis micrométrique et étudier certaines dispositions en combinant les deux mouvements. Ce n'est qu'en parcourant la préparation à la fois en largeur et en épaisseur (car les deux plaques qui semblent se toucher renferment cependant plusieurs couches superposées de fibres ou de cellules), qu'on parvient à bien connaître la préparation, à se faire une idée nette de tous les éléments et de toutes leurs variétés qui peuvent se trouver dans un même tissu.

166. On étudie ainsi les éléments anatomiques considérés isolément sous le point de vue de la forme, du volume absolu et comparatif de la régularité ou de l'irrégularité de leurs bords, du contenu, etc. Dans les premiers moments, il s'établit des courants de liquide en divers sens, soit à cause de l'évaporation qui a lieu sur les bords, et dès lors le liquide du centre tend à y affluer ; soit parce qu'il se trouve plus de liquide d'un côté de la plaque que de l'autre, et les courants durent jusqu'à ce que l'équilibre soit établi. On utilise ces mouvements en étudiant l'épaisseur des cellules et des

fibres qui roulent sur elles-mêmes entraînées par le courant, et viennent montrer à l'observateur successivement leurs bords et leurs faces.

Ce mode d'observation est un des meilleurs moyens pour arriver à se faire une idée nette des objets étudiés au microscope. Beaucoup de détails ne peuvent être bien vus qu'après la cessation des courants. Si, après avoir observé, on a besoin d'en déterminer de nouveaux dans le but qui vient d'être signalé, ou pour écarter des corpuscules en contact ou superposés, on presse légèrement sur un des côtés de la lamelle qui couvre la préparation, ou bien on dépose une goutte d'eau sur ses bords, et elle pénètre par capillarité en déterminant des courants.

167. Après avoir étudié sous tous les rapports les éléments anatomiques des fibres cellules, etc., ceux qui sont caractéristiques du tissu et ceux qui ne sont qu'accessoires, il faut porter son attention sur les granulations moléculaires graisseuses ou autres qui flottent dans le liquide ; il faut les comparer à celles qui peuvent être contenues dans les cellules ou les fibres. Il faut ensuite chercher à étudier sur les fragments incomplétement dilacérés l'arrangement des éléments les uns par rapport aux autres, afin de chercher à se faire une idée nette de la texture des tissus.

Enfin, beaucoup de détails des éléments anatomiques relatifs à leurs contours, à leurs granulations, etc., certains éléments même, comme les petits corpuscules du liquide de la thyroïde, des ganglions lymphatiques, et d'autres encore, qui n'étaient pas bien visibles d'abord, deviennent de plus en plus nets au fur et à mesure qu'on étudie plus longtemps ; parce qu'ils étaient en quelque sorte *noyés* dans le liquide de la préparation. Aussi, est-il très souvent indispensable d'attendre que l'évaporation du liquide ait eu lieu, avant de pouvoir bien voir tous les éléments anatomiques; c'est une précaution qu'il est important de prendre, surtout dans l'examen des produits morbides.

ART. VIII. — Sur l'emploi des grossissements forts ou faibles.

168. Il est très souvent nécessaire d'examiner le même objet successivement avec des grossissements divers, depuis les plus faibles jusqu'aux plus puissants. Les objectifs, depuis 30 jusqu'à 60 ou 100 diamètres, sont, comme le fait remarquer M. Lebert, très utiles pour examiner l'ensemble d'un tissu morbide, d'une préparation des glandes en grappes ou vasculaires, etc.

C'est avec eux qu'on doit étudier tout ce qui tient à la vascularité des tissus, soit ordinairement par transparence et quelquefois par la lumière réfléchie, tant chez les embryons que sur des tissus normaux ou pathologiques. Lorsqu'il s'agit de décider si la rougeur d'un tissu malade est due à l'hypérémie ou à un épanchement de sang par rupture des capillaires, avant d'examiner avec de forts grossissements, il faut étudier avec les précédents.

Les pouvoirs amplifiants de 100 à 500 diamètres servent à étudier les os, les dents, les poils, les bulbes pileux, les culs-de-sac glandulaires, mais seulement en ce qui concerne leur groupement dans chaque *acinus;* l'étude de leurs épithéliums demande l'emploi de plus forts objectifs. Ils servent aussi à l'étude de certaines particularités des muscles, surtout chez les poissons et les reptiles qui ont des muscles à faisceaux primitifs très larges, à celle de la terminaison des nerfs dans les muscles et des corpuscules ganglionnaires.

Ce sont ces grossissements qui sont le plus souvent utiles dans l'étude des tissus végétaux, soit pour les trachées, vaisseaux ponctués, etc., pour les grains de pollen, pour les cellules épidermiques et ligneuses. Les cellules du sarcocarpe des fruits étant en général très grandes, les grossissements de 150 à 200 sont souvent assez forts. Plusieurs espèces de grains d'amidon et ceux de la chlorophylle exigent l'emploi d'objectifs allant au delà de 300 diamètres; beaucoup même exigent les grossissements réels de 500 à 600; il en est encore ainsi pour certains spermatozoïdes des algues ou des mousses.

169. Quand on se borne à l'emploi des faibles grossissements, il n'est pas toujours nécessaire de recouvrir la préparation d'une lamelle de verre; il est même utile, dans certaines circonstances, dont l'observateur doit rester juge parce qu'elles sont trop variables, d'examiner d'abord avant d'employer ces lamelles. Beaucoup de détails des corpuscules ganglionnaires chez les poissons, des ovules de beaucoup d'animaux, ne peuvent être bien vus qu'en laissant la préparation découverte, lors même qu'il faut se servir d'un objectif ayant seulement un demi-millimètre de longueur focale, c'est-à-dire grossissant deux cents fois environ. Mais pendant l'hiver et pendant l'été, jusqu'à ce qu'il y ait équilibre de température entre l'eau de la préparation et l'objectif, la vapeur d'eau vient se condenser à la surface de celui-ci, et rendre le champ obscur et diffus. Il est nécessaire alors d'essuyer la plaque, ou de soulever l'objectif et d'attendre que l'eau soit évaporée. Il faut, par

conséquent, dès qu'on le peut sans nuire à l'observation, employer ces lamelles.

170. A part les cas principaux que nous venons de noter, ce sont les grossissements de 350 à 700 diamètres qu'il faut habituellement employer en anatomie générale. Les fibres primitives des muscles, du tissu cellulaire, les tubes nerveux, les cellules des épithéliums cylindriques ou sphériques, les globules blancs et rouges du sang, les éléments fibro-plastiques, les globules de pus, les cellules et noyaux du cancer, et par-dessus tout les corpuscules du tubercule, ne peuvent être étudiés que d'une manière très incomplète avec de plus faibles jeux de lentilles.

Ainsi, par exemple, il serait impossible de reconnaître avec les faibles grossissements employés ordinairement, que l'aspect strié des faisceaux primitifs des muscles est dû à l'accolement de fibrilles très minces, présentant des parties très transparentes et des parties foncées alternant régulièrement l'une avec l'autre. Ces fibrilles sont habituellement disposées de telle sorte, que les parties foncées sont placées l'une à côté de l'autre, et de même pour les parties claires; d'où résulte dans chaque faisceau des raies transversales alternativement claires et obscures, d'où l'aspect strié. Quand, par une cause quelconque, ce qui arrive assez souvent, l'arrangement des fibrilles ne présente pas cette régularité, les faisceaux primitifs paraissent irrégulièrement striés ou ponctués, et les stries longitudinales qui indiquent la disposition dans le même sens des fibrilles deviennent très évidentes, et quelquefois même prédominent sur les stries transverses spéciales.

171. Il est remarquable de voir la singulière préven-

tion qui règne à l'égard de l'emploi des forts grossissements. Pourtant s'il n'était amplement reconnu que les
prétendues erreurs causées par le microscope n'existent
que dans l'esprit de ceux qui ont mis en avant cette
hypothèse, ce n'est pas un chapitre sur les erreurs
dues à l'emploi des forts grossissements qu'il faudrait
faire; mais bien sur celles qu'ont déterminées les descriptions incomplètes faites à l'aide d'objectifs faibles.

La prétendue impossibilité de distinguer les globules
de pus des globules blancs du sang, des corpuscules du
tubercule et une foule d'autres erreurs, tiennent à la
même cause. Il est impossible encore sans cela de distinguer entre elles les différentes espèces de globules
de pus, etc.

Il est bien vrai, dans de certaines limites toutefois,
de dire que ce qu'on ne voit pas avec un objectif grossissant trois cents fois, on ne le voit pas avec de plus
forts. Mais il est incontestable aussi, que plus nous
pourrons rapprocher un objet du volume de ceux que
nous avons journellement sous les yeux, plus nous en
rendons l'étude facile. Aussi, avec d'aussi faibles grossissements, une multitude de détails relatifs aux noyaux,
aux nucléoles, aux granulations moléculaires, à la netteté ou à l'irrégularité des contours, etc., échappent cependant à l'observateur; même lorsqu'il s'agit d'éléments
déjà volumineux, comme ceux du cancer, des éléments
fibro-plastiques, des cellules épithéliales, etc.; et pourtant chacun de ces détails tend à donner à chaque fibre,
cellule ou noyau, un cachet spécial qui le fait distinguer
des autres et le caractérise.

Il sera conséquemment bien plus difficile de distinguer les corpuscules des glandes sans conduits excré-

teurs, les épithéliums de certaines glandes en grappes, des ganglions lymphatiques, les globules du sang, et d'autres encore qui ne sont pas plus gros que certains de ces nucléoles et granulations.

Avec ces faibles grossissements, tous les éléments se ressemblent, ce ne sont tous que des granulations. Corpuscules du tubercule, détritus qui accompagnent toujours les préparations, noyaux isolés, cellules épithéliales déformées, tout tend à prendre le même aspect, tout se confond sous forme de granulations de divers volumes. Mais avec les pouvoirs amplifiants considérables on voit apparaître successivement les différences de forme, de volume, des différences dans l'absence ou la présence du noyau, dans celle des granulations moléculaires contenues ; dans le volume et la teinte claire ou foncée, l'agglomération ou l'isolement de celles-ci, etc.; autant de caractères difficiles à faire saisir au lecteur, mais que l'observateur prend bien vite en considération.

Loin d'être étonné de voir certains pathologistes et micrographes dire qu'il n'y a pas d'éléments caractéristiques spéciaux pour le cancer, le tubercule, etc., ou bien que ces éléments ne peuvent se distinguer des cellules épithéliales ou autres, ce fait ne doit être considéré que comme une suite toute naturelle des notions incomplètes qui leur sont fournies par leurs instruments.

Il faut y joindre bien certainement aussi, comme causes, des notions incomplètes sur les limites entre lesquelles peuvent varier les éléments anatomiques normaux, tels que les épithéliums, les éléments fibro-plastiques, etc., sans perdre pourtant leurs caractères spécifiques.

172. Cette prévention, que se plaisent à repandre quelques opticiens et que répètent à l'envi beaucoup de personnes qui n'ont jamais employé le microscope, est pourtant la cause de beaucoup d'erreurs qui règnent encore.

Telles sont celles qui règnent à l'égard du tubercule surtout, dont l'étude ne peut bien être faite qu'avec un grossissement de 6 à 700 diamètres, quoiqu'on voie ses corpuscules déjà avec beaucoup de netteté avec un objectif grossissant 500 fois. Parmi les micrographes et les pathologistes qui repoussent l'emploi des forts grossissements, on pourra en reconnaître beaucoup qui ne les ont jamais ou presque jamais employés, par la seule raison qu'ils demandent l'usage de lamelles très minces, faciles à rompre, et qu'ils sont plus difficiles à manier à cause de la brièveté de leur foyer. Mais ce sont là de faibles inconvénients ; et il ne faut pas très long-temps pour s'habituer aux mouvements peu étendus et précis que réclame l'emploi de ces instruments.

L'objection sur laquelle ils s'appuient le plus est relative à la perte de lumière et au peu de netteté des contours qu'on attribue aux forts objectifs. Il est bien certain que, lorsqu'on s'est habitué à la teinte éclatante de la lumière des faibles jeux de lentille, et qu'on porte brusquement les yeux sur un jeu plus fort, on trouvera une grande différence. Mais ce n'est pas à un examen aussi superficiel et à cette première impression qu'il faut s'arrêter ; car peu à peu l'œil s'habitue à cette teinte moins éblouissante, les contours deviennent plus nets, la diffraction sur les bords de l'objet beaucoup moindre, et surtout l'on finit par reconnaître que cette teinte plus faible donne aux jeux de lentilles *plus de pénétration* que la lumière trop vive.

En disant qu'un jeu de lentille est *plus pénétrant* qu'un autre, on veut dire qu'il permet de mieux distinguer à l'intérieur d'une cellule les détails des granulations ou du noyau qu'elle renferme.

Aussi, dans l'emploi des jeux faibles, lorsqu'on observe des corps très transparents, on prend l'habitude de n'employer qu'une lumière très modérée, parce qu'autrement on ne voit qu'une surface (celle de l'objet) dans un champ vivement éclairé, sans distinguer aussi bien ses détails intérieurs. Il y a, du reste, à cet égard, des variétés individuelles, suivant la sensibilité des yeux de chacun, et suivant aussi la disposition dans laquelle on se trouve au moment de l'observation.

Il ne faut pas croire non plus qu'avec les jeux n°s 6, 7 et même 8 du microscope de Nachet, et les oculaires 1 et 2, la lumière soit aussi faible qu'on semble quelquefois le dire; l'oculaire n° 5, seul, fait disparaître, avec les objectifs n°s 7 et 8, la netteté des bords de l'objet et la pénétration de l'objectif.

173. Ainsi, loin de repousser l'emploi des objectifs puissants, ce sont eux qui doivent terminer l'étude de tout objet, sauf quelques uns indiqués plus haut, pour l'étude desquels ils sont inutiles. Ce sont eux qui facilitent le plus l'étude de l'anatomie générale, en conduisant très vite à pouvoir distinguer les éléments anatomiques les uns des autres, par la facilité avec laquelle ils montrent chacun de leurs détails, chacun de leurs caractères spécifiques et leurs variétés.

Il est facile de s'assurer par expérience qu'ils ne conduisent à aucune erreur ; car en examinant chaque objet successivement avec des objectifs de plus en plus forts, ce qu'il est ordinairement nécessaire de faire dans beaucoup de cas, on reconnaît que ce sont bien toujours les mêmes choses qu'on voit. Seulement à chaque jeu de lentille plus puissant, de nouveaux détails apparaissent, les autres deviennent plus faciles à observer et demandent moins d'attention, moins de fatigue pour être constatés.

Aussi, depuis longtemps, en voyant combien peu étaient fondées les objections faites aux puissants objectifs et le peu de difficulté qu'ont éprouvé à s'en servir habituellement les personnes, déjà en assez grand nombre, auxquelles j'en ai conseillé l'emploi dès le commencement de leurs études, j'ai été porté à penser que beaucoup de ces objections ont été faites théoriquement, et sans essai préalable assez long pour mériter le nom d'expériences. Depuis longtemps aussi, dans beaucoup de cas, je commence les observations à l'aide des jeux qui sont les mêmes avec lequels beaucoup d'auteurs terminent les leurs, et je dessine les objets à l'aide d'objectifs plus forts, probablement, que ceux qu'ils ont jamais employés. Les dessins que je fais ou fais faire sont toujours dessinés de la grandeur où ils sont vus, mais jamais plus grands.

174. Il faut remarquer que dans tout ce qui précède j'ai donné les grossissements réels, pris d'après la méthode indiquée plus haut. Ils sont par conséquent de 200 à 500 fois au moins plus faibles que ceux donnés par les opticiens ; puisque avec un n° 8 de Nachet, le plus fort des objectifs que j'aie vu (pouvant encore

s'employer avec des lamelles de verre couvrant l'objet),
le grossissement est de 800 diamètres. Cette mesure est
prise, comme on se le rappelle, avec l'oculaire le plus
fort qu'on puisse employer encore utilement (sauf pour
les objectifs faibles), c'est-à-dire celui dont le verre
supérieur grossit dix fois.

Art. IX. — Emploi des réactifs chimiques.

175. Nulle observation ne peut être considérée comme
complète, tant qu'on n'a pas observé l'action des réactifs chimiques sur les corps qui font le sujet de la recherche entreprise. Il faut, par conséquent, en avoir
un certain nombre sur la table de travail, contenus
dans de petits flacons bouchés à l'émeri.

Ceux qu'il faut considérer comme indispensables
sont la potasse, la soude, l'ammoniaque, les acides
sulfurique, nitrique, chlorhydrique et acétique, l'éther,
l'alcool, l'essence de térébenthine, la solution aqueuse
et alcoolique d'iode. L'insolubilité ou la solubilité dans
tel réactif indiquent une différence de composition chimique dans les fibres ou les cellules, qu'il est très important de constater. En outre, cette réaction sert
souvent à les distinguer au point de vue pratique; elle
montre en même temps que ce sont des corps de nature
très différente.

176. Le liquide doit être pris à l'aide d'une baguette
de verre qu'on plonge dans le flacon qui le renferme;
on dépose ensuite la goutte qui reste suspendue à son
extrémité au bord de la plaque qui recouvre la préparation, et on laisse pénétrer le réactif par capillarité.
Quand on n'a pas à ménager la disposition de la préparation, on peut faciliter sa pénétration, en soulevant

un peu le bord de la plaque. Il faut avoir soin que le liquide ne vienne pas toucher l'objectif et surtout pénétrer entre les tours de vis de ses différentes pieces, principalement quand on emploie des acides.

177. Le premier réactif qu'on doit employer, c'est l'eau qui agit surtout sur les globules qui nagent dans un sérum, comme ceux du sang, du pus, etc., et les gonfle, les rend turgescents. L'action de l'acide acétique est très importante à connaître, en ce que ce réactif dissout les globules de sang, ceux du pus moins leurs noyaux, les fibres des tissus musculaire, cellulaire, et laisse intacts les noyaux qui s'y trouvent mêlés, ainsi que les fibres dartoïques.

La potasse, la soude, l'ammoniaque, dissolvent plusieurs éléments qui résistent à l'action de l'acide acétique, tels que divers épithéliums. Elles dissolvent aussi les corps gras, sur lesquels il faut faire agir l'éther qui les dissout également. On est guidé dans le choix de ces réactifs par les bords foncés, le centre brillant et la teinte jaunâtre des gouttelettes que forment ordinairement les substances graisseuses.

L'acide chlorhydrique sert à se débarrasser des matières calcaires ou autres sels dont sont incrustées certaines fausses membranes et divers tissus animaux et végétaux, ou qu'ils renferment sous forme de cristaux. Il sert à faire distinguer différents sels en dégageant l'acide carbonique des carbonates et dissolvant les autres sans dégagement de gaz. Il a aussi une action particulière sur les globules de sang dont il rend les bords foncés et nets; il a une action analogue sur beaucoup d'autres éléments. Enfin il dissout la fibrine après l'avoir gonflée, et sert ainsi beaucoup dans l'étude des fausses membranes de toutes sortes.

L'acide nitrique détruit toutes les substances azotées
et les jaunit; mais étendu, l'action est moins énergique
et peut être suivie. On peut de la sorte l'employer dans
les mêmes circonstances que l'acide chlorhydrique et
dans quelques autres encore; sauf les cas où il s'agit
de dissoudre la fibrine.

L'acide sulfurique sert surtout à traiter les éléments
anatomiques végétaux dont il modifie la cellulose, de
manière qu'elle devienne ensuite bleue·au contact de
la teinture d'iode.

Cette dernière substance est un réactif très important, non seulement dans l'étude des tissus végétaux,
mais encore animaux. Chez les végétaux, elle bleuit
les matières amylacées; et dans les embryons, la paroi
de cellulose des cellules nouvellement formées. Elle
jaunit, au contraire, les matières azotées et les fait distinguer aussitôt des précédentes. La teinture alcoolique
jaunit l'utricule primitive des cellules végétales, la
contracte, de sorte qu'elle se sépare de la paroi de
cellulose.

Ce même réactif jaunit les cils vibratils des spermatozoïdes des algues et des animaux, des cellules d'épithélium vibrale et en facilite beaucoup l'observation en
les rendant semblables à de petits bâtonnets jaunâtres
ou brunâtres. De même, lorsque des éléments anatomiques animaux ont des bords très pâles, qui semblent
douteux, en les traitant par ce liquide on les rend plus
faciles à étudier.

178. L'action des réactifs chimiques est toujours très
lente sous le microscope, parce que chaque élément
absorbant à la fois tout ce qu'il peut de la goutte de
liquide qui s'introduit petit à petit par capillarité, il

faut longtemps pour que chacun en ait pris assez pour se dissoudre. La lenteur de cette action devient un moyen d'en faciliter l'étude, en permettant d'en suivre les différentes phases ; en effet, elles diffèrent ordinairement pour chaque élément anatomique. Il faut, par conséquent, avoir soin de l'observer pendant plusieurs minutes, et d'examiner de nouveau la préparation après une demi-heure d'action du réactif, plus ou moins, suivant les circonstances.

Il est important quelquefois d'étudier l'action successive de plusieurs réactifs, comme, par exemple, pour le pus et les globules blancs du sang, celle de l'eau en premier lieu, puis de l'acide acétique, ou d'autres agents encore.

Après un certain temps d'essais, on finit par reconnaître quels sont les réactifs les plus importants à employer avec telle ou telle nature de tissu, c'est-à-dire ceux qui peuvent servir à établir entre ceux-là et d'autres une distinction facile. Ceux, au contraire, dont l'action est nulle sur la plupart des éléments anatomiques, n'ont pas besoin d'être essayés, si ce n'est dans des cas spéciaux.

ART. X. — Utilité de la connaissance du diamètre des objets microscopiques, et de sa valeur comme pouvant servir à les distinguer entre eux.

179. La connaissance précise du diamètre des objets microscopiques des éléments anatomiques même, est loin d'avoir la valeur que quelques auteurs lui ont attribuée à cause des variations de volume qu'ils présentent, soit chez les mêmes animaux, suivant les conditions physiologiques, ou suivant les diverses espèces ani-

males. Il est cependant incontestable qu'il ne faut jamais oublier de l'indiquer avec le plus de soin possible. Il ne faut pas aller avec quelques physiologistes jusqu'à ne pas en tenir compte.

Il est bien certain qu'on ne peut pas fonder sur le volume seul des objets microscopiques un caractère distinctif absolu ; mais il est incontestable aussi qu'on s'habitue assez vite par l'usage du microscope à reconnaître, par la seule inspection, si un corps est plus volumineux ou plus petit que tel autre qu'on a déjà vu ou qu'on a sous les yeux. Cette habitude mène involontairement à distinguer souvent les uns des autres, par les seules différences de volume, divers éléments anatomiques.

Comme dans les livres il est indispensable de tenir compte de ces différences de volume, et qu'on les indique constamment, on facilite toujours l'intelligence des descriptions, en fixant l'attention par des chiffres. Lorsqu'on est privé de ce guide, il en résulte beaucoup de confusion non seulement pour le lecteur, mais même pour ceux qui sont appelés à vérifier les observations : parce que s'il est beaucoup d'éléments anatomiques de même volume qui diffèrent par leur forme, leur noyau, leurs granulations, etc., il y en a beaucoup aussi qui se ressemblent assez par ces mêmes caractères fondamentaux, exprimés simplement par écrit, et qui se distinguent immédiatement par leur volume.

Par conséquent, sans vouloir viser à une précision mathématique, que ne comportent déjà plus les études chimiques, il n'en faut pas moins préférer le procédé qui présente des chances d'erreurs moindres, une plus grande facilité à être employé. C'est en même temps le plus rationnel, en ce qu'il est basé sur la connaissance du grossissement réel du microscope, et exige le même instrument qui sert à le déterminer, comme on l'a vu précédemment.

Art. XI. — Du dessin des tissus et des éléments anatomiques
en particulier.

180. Il est difficile de parvenir à se faire une idée nette des éléments anatomiques, de leur ressemblance et de leurs différences, de leurs caractères distinctifs, etc., si l'on ne prend l'habitude de les dessiner successivement dès que l'on commence à savoir se servir du microscope. Lors même qu'on ne sait pas dessiner on parvient, au bout d'un certain temps, à les rendre assez exactement pour pouvoir les comparer entre eux, soit qu'on ait cherché à achever le dessin, soit qu'on se contente de faire une esquisse des parties caractéristiques. Après avoir dessiné les éléments anatomiques, il faut, autant que possible, représenter à leur tour les parties de la préparation qui montrent la texture, l'intrication des éléments.

Ces dessins sont toujours longs et demandent beaucoup de soin; mais, sans avoir figuré avec tout le fini possible un ou plusieurs des éléments, on peut se contenter de faire l'esquisse des principales formes qu'on tient à conserver. Le dessin ne doit jamais être fait, quand l'objectif est maintenu immobile, absolument tel que nous voyons l'élément anatomique. La raison de cela est que ne voyant ainsi qu'une coupe de l'objet, toujours trop épais pour être observé en entier, et d'autant plus qu'on se sert d'un objectif plus fort, il y a toujours quelques unes de ses parties qui sont vues d'une ma-

nière diffuse ou avec des contours irisés et doubles, etc.,
pendant que les autres sont vues nettement.

Il faut, par conséquent, chercher à dessiner l'objet
tel qu'il est, et non pas tel qu'il peut nous paraître par
suite d'effets d'optique divers, parce que ce sont des
inconvénients attachés à l'instrument qui en dépendent,
mais étrangers à l'objet. C'est pourquoi il faut se servir
incessamment de la vis micrométrique qui éloigne ou
approche l'objectif du corps qu'on examine, et mettre
ainsi successivement au point toutes les parties qu'on
veut représenter. C'est pourquoi aussi il faut avoir soin
de chercher à voir rouler quelques uns des corps qu'on
examine, pour se faire une idée nette de leur masse,
et quelquefois les figurer dans leurs diverses po-
sitions.

Aussi, on peut dire d'une manière générale que l'aspect du dessin, sa perfection dans tels ou tels détails
caractéristiques par leur ensemble, qui ont été exécutés, omis ou exagérés, et ainsi que la reproduction
d'effets purement optiques, indispensablement attachés
au microscope, sont toujours proportionnés à la perfection de l'observation. On peut reconnaître s'ils ont
été faits par un observateur qui connaît déjà bien les
objets qu'il dessine, et s'en fait une idée exacte. Cela
n'arrive qu'autant que déjà on connaît un grand nombre
d'éléments organiques qu'on peut comparer; et, d'autre
part, qu'on connaît ou qu'on ne connaît pas ce qui est
dû à l'instrument employé, ce qui, en un mot, est un
effet optique de diffraction ou d'aberration de sphéricité,
ou appartient réellement au corps étudié.

Les dessins dans lesquels on trouve figurés ainsi les
effets d'optique rappellent involontairement ceux d'a-

natomie descriptive proprement dite, dans lesquels, à propos de chaque muscle, seraient représentés les lambeaux de tissu cellulaire qui échappent quelquefois au préparateur ou les incisions qui pénètrent dans l'organe préparé. Il faut par conséquent, par une étude attentive et par la comparaison des objets qu'on observe avec les figures qui en ont été faites, chercher à se faire une idée exacte de ce qui dans l'image appartient au corps étudié ou est un effet accessoire de l'instrument.

131. Il faut toujours, autant que possible, faire le dessin de la grandeur de l'image obtenue avec l'objectif employé, afin de maintenir les mêmes proportions dans tous ceux qu'on sera obligé à chaque instant de comparer ensemble. On peut bien, dans certaines circonstances, faire le dessin aussi grand qu'on veut, suivant les besoins, comme, par exemple, lorsqu'il s'agit d'objets très petits et très compliqués, comme le sont divers infusoires ; mais comme chaque observateur choisit une certaine grandeur qui lui convient, il en résulte une grande hétérogénéité entre les divers travaux. Si elle n'a pas toujours de graves inconvénients en zoologie, elle en aurait beaucoup en anatomie générale.

Quelle que soit la grandeur adoptée pour les dessins, et lors même qu'on aurait fait l'esquisse à la chambre claire, qui grandit toujours, ainsi que nous l'avons vu, ce n'est pas combien de fois le dessin est plus grand que l'objet qu'il faut indiquer, mais bien le pouvoir amplifiant du microscope avec l'objectif et l'oculaire dont on se sert. Car, en effet, quelles que soient les dimensions de ce dessin, il ne renfermera jamais que les détails vus avec tels ou tels grossissements ; or, ce qu'il importe de savoir, c'est le grossissement qu'il est nécessaire d'employer pour constater ces mêmes détails.

182. La distribution dans une même figure des différents éléments anatomiques qu'on veut y faire entrer a une certaine importance.

Si c'est un élément anatomique spécial qu'on étudie, ce sont ses différentes formes, ses variétés, qui doivent seule la composer, sauf, dans les cas où, comme pour le cancer, des granulations moléculaires particulières l'accompagneront toujours.

S'il s'agit d'un tissu pathologique composé de divers éléments, on peut figurer ces divers corpuscules réunis dans la même figure en conservant autant que possible leurs proportions numériques, et en donnant de chacun les principales variétés. Ce mode de figurer les objets microscopiques est souvent très utile pour rendre approximativement l'aspect de la préparation, quand il s'agit d'un produit qui n'est pas très compliqué; mais, même dans ce cas, il faut quelquefois donner isolément dans une ou plusieurs figures à part les variétés principales de l'élément fondamental et caractéristique.

Enfin, lorsqu'il est nécessaire de figurer l'enchevêtrement, la texture des éléments, elle doit être représentée dans une figure séparée.

Par conséquent, il faut, comme on le voit, dans l'impossibilité où l'on est de figurer tout ce qui se présente sous les yeux dans chaque préparation, faire un choix des principales variétés. Il est rare, du reste, qu'on puisse les trouver dans une seule préparation. Ce n'est, au contraire, qu'après en avoir examiné un grand nombre qu'on finit par reconnaître celles de ces variétés qui se reproduisent le plus souvent, et qu'on éprouve le besoin, si l'on peut ainsi dire, de les dessiner.

183. Il ne faut pas hésiter à suivre cette marche et à choisir les types de chaque forme principale et secondaire, sans se laisser arrêter par la ridicule objection que le dessin est embelli. Il ne s'agit pas, en effet, dans un dessin, de faire le portrait de la préparation, laquelle varie nécessairement à chaque fois qu'on la renouvelle. Ce qu'il s'agit de faire, c'est de présenter les choses de manière que le lecteur puisse retrouver, dans les cas analogues, les types fondamentaux qui le frapperont immédiatement, quelles que soient les différences d'aspect de la préparation.

Il y a exception, bien entendu, pour les cas où il faut figurer des terminaisons de culs-de-sac glandulaires, ou quelques autres tissus, que l'on tient à voir accompagnés de leurs éléments accessoires, quand ils leur donnent un cachet spécial.

Ces remarques sont faites pour guider les commençants, qui pourraient se laisser ébranler par l'objection mentionnée plus haut, que leur feront certainement les personnes qui voient pour la première fois un microscope, sans avoir encore une expérience des travaux et des dessins anatomiques. Il est, en effet, facile de reconnaître que, le plus souvent, les figures dans lesquelles on a la prétention de représenter tout ce qu'on a vu dans une préparation sont moins exactes que les autres. Elles sont même inexactes, en ce sens qu'elles ne renferment et ne peuvent renfermer qu'une partie des formes que montrent les éléments de chaque tissu, et comme conséquence, on y remarque fréquemment le cachet d'une observation superficielle. Par ces mêmes raisons, ce sont aussi les figures les moins instructives, les plus difficiles à comprendre, parce qu'on ne peut y débrouiller ce qui est important de ce qui n'est qu'accessoire.

Le dessin étant fait pour aider l'intelligence du lecteur, tout doit concourir à ce but. Quant à l'observateur, il apprendra bien vite à distinguer, au milieu des parties accessoires ou accidentelles que renferment toujours toutes les préparations, les éléments anatomiques types et caractéristiques que renferment les figures ; lesquelles doivent de toute nécessité être dégagées de ce qui est inutile.

Ce qui, en partie, m'a engagé à insister sur ce point, et ce qu'on n'apprendra pas sans sourire, c'est que cette méthode, spontanément suivie par M. Lebert, dans l'atlas de son livre (1), ce qui donne à cet atlas une grande supériorité sur les iconographies antérieures analogues, a été à l'étranger une cause de reproches. Cette distribution des figures, la perfection des dessins et de la gravure, supérieure à ce qu'on possédait en ce genre, et probablement aussi l'emploi des forts grossissements qui ont permis d'ajouter beaucoup de détails restés jusqu'alors ignorés, ont fait dire que ces dessins étaient embellis. Il suffit de comparer à ce qu'on voit à l'aide des puissants pouvoirs amplifiants, d'une part les planches de **M. Lebert**, et d'autre part, celles des auteurs qui ont figuré des objets analogues, pour voir ceux qui se rapprochent le plus de la nature, et juger la valeur de ces singuliers reproches.

184. Lorsqu'on figure les éléments anatomiques,

(1) *Physiologie pathologique.* Paris, 1845, 2 vol. in-8, et atlas de 22 planches gravées.

ceux des produits morbides surtout, on désirerait voir figurer à côté d'eux la tumeur d'où ils sont extraits. Mais il ne peut en être ainsi que dans un traité d'anatomie pathologique descriptive, destiné à montrer de quelle manière et dans quelles limites les organes peuvent être altérés, et en même temps l'aspect des tissus dans chacun d'eux. Il ne s'agit, en anatomie générale pathologique, que de l'étude des éléments anatomiques morbides et de la texture du tissu qu'ils forment. En dehors de cela, l'aspect de ceux-ci est tellement variable, suivant l'organe où il se développe et beaucoup d'autres circonstances, qu'il serait superflu de tenter de le faire.

En anatomie pathologique descriptive, au contraire, après avoir décrit et figuré la déformation des organes, l'aspect du tissu qui les altère, il faut en décrire et figurer les éléments anatomiques, en insistant sur les variétés qu'ils présentent dans le cas spécial dont il s'agit. Ces divers éléments et leurs variétés doivent, dans ce cas, être pris dans chacun des divers points présentant un aspect particulier, et dans la description, il faut établir la relation qui existe entre cet aspect du tissu et les éléments ou les variétés de disposition des éléments qui le constituent.

Mais, pour arriver là, il faut déjà que ces éléments soient connus d'une manière à la fois générale et détaillée. Cette description rentre dans les attributs de l'anatomie générale ; car il ne faut pas qu'à propos de chaque tumeur on soit obligé d'entrer dans des détails descriptifs généraux interminables. Il manque par conséquent à l'histoire complète des éléments anatomiques une fois faite dans un traité général tout ce qu'il ap-

partient au praticien d'observer, tel que les circonstances ou les organes dans lesquels ils se produisent
de préférence, la tendance qu'ils ont à envahir les tissus
voisins, celle qu'ils ont à se reproduire après l'abla-
tion, etc. Mais comme ce sont les éléments anatomiques
qui déterminent la nature du tissu, leur connaissance
préalable est essentielle.

ART. XII. — Conditions optiques à remplir pour l'emploi du
microscope en anatomie générale.

185. Les unes sont relatives au microscope, les autres concernent les précautions à prendre à l'égard de
l'œil, afin de ne pas être inquiété par divers phénomènes
physiologiques constants qui quelquefois ont été considérés comme morbides.

A. *Choix du microscope.*

186. Tels qu'ils sont construits actuellement par la
plupart des opticiens, les microscopes répondent à peu
près à toutes les exigences possibles.

On a vu déjà, à propos de la partie mécanique de
l'instrument, les conditions nécessaires pour qu'il con-
vienne à un examen facile, aussi peu fatigant que possible et permette l'emploi des réactifs ; pourvu qu'elles
soient remplies, peu importe le constructeur.

Il n'est pas rare d'entendre dire à quelques opticiens
qu'ils n'ont confiance, en fait d'observations microscopiques, qu'en ceux qui remplissent telles ou telles conditions optiques, comme celles de ne recevoir sur le
miroir que la lumière qui a traversé une vitre polie dont
les deux faces sont parallèles, ou qui a été diaphragmée
de telle ou telle manière, ou faites avec tel ou tel gros-

sissement, etc. Ils exagèrent en cela un seul des ordres de conditions à remplir, conditions nécessaires, indispensables, mais que les instruments fournis par la plupart des opticiens remplissent habituellement.

Il ne faut par conséquent pas trop se laisser impressionner par les louanges exagérées ou la supériorité que chacun est disposé à attribuer à son microscope sur les autres, ou à ceux sortis des mains de tel ou tel fabricant. L'important est de remplir les conditions de grossissement indiquées plus haut qui sont indispensables pour l'étude de l'anatomie générale, que ces grossissements soient réels, et obtenus à l'aide des objectifs et des oculaires moyens, mais non pas les plus forts oculaires.

Il y a cependant quelquefois des différences entre les mêmes objectifs faits par divers opticiens, sous le rapport de la lumière, de la netteté des contours, etc. Si l'on soupçonne quelque chose à cet égard, il est difficile de s'en assurer soi-même, à moins d'avoir une grande habitude du microscope. Les test-objets, que l'on pourrait employer pour s'assurer de leur bonté, ne peuvent servir qu'autant qu'on les a déjà bien étudiés avec divers objectifs, en un mot, qu'on les connaît bien et qu'on les examine comparativement avec d'autres objectifs analogues (quant au pouvoir amplifiant) à celui dont on veut vérifier la valeur.

B. *Précautions à prendre relatives à l'appareil de la vision.*

187. a. *Influence de la myopie et de la presbytie sur l'examen des objets en général et en particulier sur leur volume.*

Lorsqu'un objet a été mis au point convenable pour

être vu nettement par une personne qui a une vue ordinaire, il n'est pas au point pour tout le monde. Les myopes sont obligés de rapprocher l'objectif de l'objet; l'image se forme alors plus loin derrière l'objectif et plus près du verre de l'œil. Les presbytes sont obligés de faire exécuter un mouvement en sens inverse. C'est de la sorte, comme nous l'avons déjà vu, qu'on amène les objets *au point* de la vision distincte qui est variable suivant les individus.

On sait aussi qu'une fois l'objet au point, tous les individus ne le voient pas de la même grosseur. Les uns le voient plus grand que d'autres, ou *vice-versa*, ce dont on peut s'assurer en faisant dessiner à plusieurs reprises le même objet par plusieurs personnes, en ayant soin de recommander à chacune de donner à la figure les dimensions de l'image qu'elle voit dans le microscope. Lorsqu'on veut répéter l'expérience sur un grand nombre de personnes ou un grand nombre de fois, il suffit de prendre un objet allongé comme un cheveu et d'en indiquer la largeur.

188. Il paraît y avoir, à cet égard, de petites différences, encore inexplicables, entre les individus ayant une même distance de vision distincte. Chaque observateur peut remarquer, en outre, qu'il voit les objets un peu plus grands ou un peu plus petits, suivant les conditions physiologiques où il se trouve. Ainsi, lorsque la circulation est activée par une cause quelconque, que les yeux sont congestionnés, les images semblent un peu plus grandes que lorsqu'on les étudie depuis quelque temps, de manière à adapter l'œil à cette vision à courte distance et à laisser la circulation se ralentir. Ceci tient probablement à ce qu'alors les images

qui se peignent sur la rétine sont entourées d'une auréole colorée, comme si le microscope était imparfaitement achromatique, ou comme s'il y avait beaucoup de
diffraction sur les bords de l'objet. Mais peu à peu ce
phénomène diminue, ainsi que nous le verrons plus bas,
à moins que la cause de la congestion ne soit permanente.

189. Les causes qui influent le plus sur la grandeur avec
laquelle sont vus les objets examinés au microscope sont
la myopie et la presbytie. Les myopes voient, en effet,
avec cet instrument les images toujours un peu plus

Fig. 23.

grandes que les presbytes. En effet,
comme, en nous servant du microscope,
c'est l'image réelle de l'objet grossi par
l'objectif que nous regardons avec la
loupe que représente le verre de l'œil de
l'oculaire, le fait que nous avons signalé
à propos de la loupe se reproduit. Les
myopes, en rapprochant l'objectif de l'objet, rapprochent l'image de la loupe qui
sert à l'examiner ; c'est comme si (fig. 23),
au lieu d'examiner un objet en *a' b'*, on
le plaçait en *a b*. Dès lors les rayons
pénètrent dans l'œil en divergeant davantage et vont former, dans le second cas,
sur la rétine une image plus grande que
dans le premier ; car il sous-tend un
angle optique $a' o b > a o b$, d'où la figure
r s peinte sur la rétine est plus grande
que *m n*.

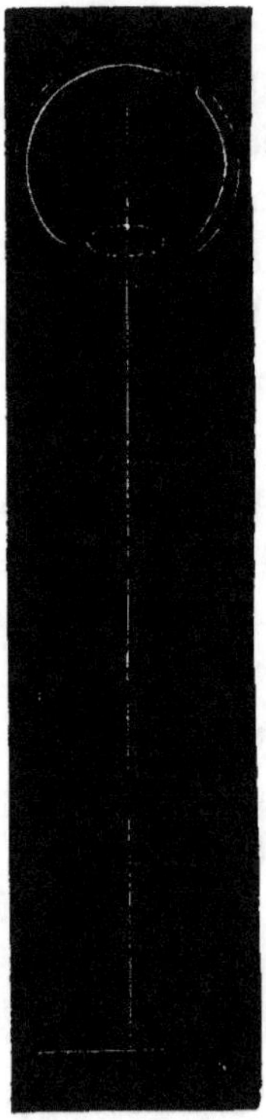

L'effet inverse est produit dans l'œil
des presbytes qui sont obligés d'éloigner l'objectif de

l'objet. La distance à laquelle est reportée l'image peinte sur la rétine n'étant pas celle de la vision distincte, et étant la même chez les myopes et les presbytes, ainsi que nous l'avons vu précédemment, n'a aucune influence sur ce phénomène.

Aussi les myopes figurent-ils toujours les objets qu'ils examinent au microscope un peu plus grands que ne le font les presbytes, avec la même combinaison d'objectifs et d'oculaires. On trouve par conséquent entre les myopes et les presbytes exagérés des nuances à l'infini, suivant les individus, qui font qu'il est rare de trouver deux observateurs qui s'accordent complétement sur la grandeur précise d'un objet qu'ils étudient en même temps.

190. Un autre fait important, et que remarqueront surtout les presbytes, c'est que peu à peu l'œil s'adapte à la vision des objets microscopiques vus à une faible distance, et lorsqu'après quelque temps on veut observer des objets un peu éloignés, on ne les voit pas bien dans les premiers moments. C'est à cela qu'on doit attribuer le fait que d'abord les objets vus au microscope n'ont pas des contours aussi nets qu'après quelques instants d'étude ; peu à peu des détails restés inaperçus apparaissent. Ceci tient également à ce que la rétine s'habitue à la lumière de l'instrument, parce que tantôt elle était trop vivement impressionnée d'abord, tantôt au contraire elle ne l'était pas assez. Aussi il faut toujours un certain temps d'examen avant d'arriver à distinguer nettement tous les objets qu'on a sous les yeux et être à même d'observer avec soin. C'est une des raisons qui font que dans de certaines limites, plus

on examine au microscope, plus on demande de temps pour faire une observation quelconque.

On sera surtout frappé des remarques précédentes en examinant les objets le soir à la lumière de la lampe. Pendant le premier quart d'heure environ, les objets paraissent avoir des contours diffus et entourés d'une auréole irisée, qu'on est de suite porté à attribuer à l'instrument. Nous avons déjà vu que, dans ce cas, elle est réellement plus grande qu'à la lumière du jour, et que le plus fin diaphragme la fait diminuer ; mais après quelques minutes, au fur et à mesure que l'œil s'habitue à cette lumière, on voit les phénomènes d'irisation et de diffraction qui paraissent devoir rendre l'observation impossible, disparaître de plus en plus.

191. Il est important pour voir nettement les objets, sans fatigue et pendant longtemps, qu'aucune lumière étrangère, surtout si elle est plus vive que celle qui traverse le microscope, ne vienne en même temps qu'elle, frapper la rétine. Sans cela, ébranlée diversement, cette membrane ne perçoit pas les contours délicats et pâles qu'il s'agit de constater, et on éprouve en même temps une fatigue très gênante. Aussi faut-il avoir soin de se garantir de toute lumière étrangère en plaçant la main devant l'œil lorsqu'on se borne à un examen passager ; mais pour les observations ordinaires, il faut ramener au devant de l'œil la visière d'une casquette assez longue pour le bien garantir, ou en adopter une appropriée à cet usage. Toutes ces précautions, dont on croit toujours pouvoir se passer quand on commence, finissent bientôt par être reconnues comme très utiles, sinon indispensables.

192. Comme, pendant l'examen au microscope, on est

forcé de tenir l'œil assez rapproché de l'oculaire pour voir toute l'étendue du champ, il arrive souvent que, lorsqu'on n'est pas encore habitué à cela, les mouvements des paupières ramènent les cils au devant de la pupille. Étant placés très près de la cornée, ils paraissent comme de gros filaments qui traversent le champ et masquent plus ou moins les objets. Mais on prend bien vite l'habitude de tenir les paupières assez fixes pour que cet inconvénient ne se présente plus. Quelquefois ce sont les cheveux qui produisent le même effet, il suffit de les écarter pour prévenir cet accident.

Quelquefois l'haleine ou la sueur viennent se condenser à la surface du verre supérieur de l'oculaire et rendre la vision trouble ou impossible; il faut l'essuyer ou attendre son évaporation.

193. b. *Des mouches volantes.*

On donne ce nom à des taches, des filaments ou des points brillants et colorés qui passent quelquefois devant les yeux quand on a regardé un objet vivement éclairé, comme le soleil, un mur ou un nuage blanc qu'il éclaire, la lumière d'une lampe, en tenant les paupières presque fermées, ou par un trou percé dans une carte avec une épingle.

Pendant l'examen au microscope, on peut être gêné par plusieurs espèces de ces *mouches volantes* qu'il faut étudier. Il faut, en effet, savoir les distinguer des objets qu'on étudie, attendu que bien qu'elles dépendent d'un état particulier, soit statique, soit dynamique de l'œil, ainsi que nous le verrons et ont leur point de départ en lui, en vertu de cette propriété de l'appareil nerveux central de la vision de reporter l'image qui frappe la rétine à une certaine distance, ces *mouches* se montrent dans le champ du microscope, situées dans le même plan que les objets qu'on examine.

194. c. *Taches brillantes et colorées.*

Elles se présentent surtout quand on a regardé le soleil, ou un nuage brillant, ou la lumière d'une lampe, et qu'on porte les yeux sur le microscope. Elles paraissent alors très brillantes, puis rouges, ou tout d'abord rouges, puis jaunes, bleues, et disparaissent après avoir passé par les teintes intermédiaires à ces trois couleurs, sous forme d'anneaux concentriques.

En général, elles partent du centre du microscope, se portent en bas et en dedans, ou en haut et en dehors, et disparaissent au bord du champ du microscope pour reparaître aussitôt au point de départ avec la couleur suivante et présenter la même marche. Ces taches, ordinairement arrondies ou rayonnantes plus ou moins larges, masquent les objets et empêchent de les observer; il faut alors fermer les yeux jusqu'à ce que la rétine, trop fortement ébranlée par cette vive lumière, ait repris son état normal, et n'examiner au microscope qu'au bout de quelques minutes quand elles ont disparu.

Ces taches se montrent quelquefois quand on a marché beaucoup avant de se mettre à examiner, ou quand on s'est frotté trop fortement les yeux, ou enfin quand une cause quelconque détermine une congestion du globe oculaire. Si la cause n'est pas persistante, quelques instants de repos suffisent pour les faire disparaître, surtout en tenant les yeux fermés; elles présentent, du reste, beaucoup de variétés, suivant les individus et les circonstances dans lesquelles elles se produisent.

195. d. *Des globules et des filaments de l'œil.*

D'autres *mouches volantes*, qui ne tiennent pas comme les précédentes à une trop vive impression de la rétine par la lumière, méritent de nous arrêter plus longtemps à cause de leur complication.

Celles-ci existent dans les deux yeux de tous les individus que l'on fait regarder au microscope, mais se montrent avec une intensité variable et aussi avec quelques variétés individuelles de forme.

Lorsqu'on les examine dans le champ du microscope sans avoir placé d'objet au foyer, on aperçoit ces *mouches* sous forme d'un amas de petits globules parfaitement ronds, tous d'égal volume, à peu de chose près. Ils remplissent le champ du microscope, sauf un espace en dehors égal à un sixième environ du champ et un autre espace encore plus petit en dedans. Deux ou trois filaments flexueux, très pâles, se voient un peu en dehors du centre de l'amas de globules, quelques uns de ceux-ci leur anhèrent.

Cet amas est limité en dehors par une ligne ou filament aplati, un peu brillant au centre, paraissant large d'un demi-millimètre, qui est rectiligne ou un peu courbé en bas, et traverse le champ du microscope de bas en haut. En dedans, il est limité par un filament plus brillant que le précédent, et surtout remarquable par les flexuosités ou ses replis sur lui-même, qui paraissent être plus ou moins marqués suivant les individus, mais sont très nombreux dans mon œil droit. Ce filament, à cause de ses replis ou contours, occupe une surface bien plus large, mais moins longue que le précédent.

Tous les globules et tous les filaments se meuvent

ensemble ; ils sont solidaires l'un de l'autre dans leurs mouvements, ou du moins s'ils peuvent s'écarter un peu les uns des autres, c'est dans des limites assez étroites et d'une manière relative, de telle sorte qu'ils finissent toujours par se trouver à la même place. Ils semblent d'après cela appartenir à la même masse, et se mouvoir, comme le ferait un nuage floconneux en suspension, dans un liquide et parsemé de globules ; mais on ne voit rien dans l'intervalle des globules, si ce n'est quelquefois, et d'une manière presque douteuse, de minces filaments comme ceux d'une toile d'araignée allant en divers sens d'un globule à l'autre. Il y a deux plans de globules, les uns paraissant plus rapprochés de l'œil, à contours plus nets ; les autres, plus profonds ou plus éloignés, plus pâles, à contours plus vagues : ces deux plans de globules se meuvent quelquefois en sens inverse l'un de l'autre, mais dans une petite étendue, et ils reprennent aussitôt leur place.

Quoique cette sorte de nuage, formé par les globules et filaments, paraisse toujours se mouvoir en dedans et en bas à cause du mouvement de l'œil, on peut, en soutenant la tête avec les deux mains et tenant les yeux immobiles, le maintenir fixe un instant ; mais au moindre mouvement de la tête et de l'œil, il bouge aussitôt. Aussi en inclinant la tête et dirigeant l'œil dans un sens ou dans l'autre, on peut faire mouvoir en tous sens cette agglomération, de manière que le filament qui le limite en dehors soit amené jusqu'au centre du champ et même au delà. On reconnaît alors qu'un certain nombre de globules est placé en dehors de lui, et qu'il ne les limite pas d'une manière tout à fait précise. On reconnaît aussi qu'en bas il est un peu recourbé en

dehors. Il est possible d'amener en sens inverse le filament interne et flexueux ; on aperçoit alors en dehors
de lui un ou deux autres filaments également flexueux
et brillants, dirigés obliquement vers lui ; mais comme
il est fort difficile de maintenir l'œil fixe dans la position où ils sont visibles, il est impossible de les étudier.

196. Voici la description de chacune des parties constituantes de ce nuage.

Les globules sont parfaitement ronds, assez rapprochés les uns des autres, et paraissent avoir un peu plus
d'un demi-millimètre de diamètre. Ils présentent un
point brillant au centre, entouré d'un cercle foncé et
très net, environné lui-même par un deuxième et dernier anneau externe concentrique et brillant comme le
point central. Ceux du plan plus profond ou plus éloi-
gné n'en diffèrent que par moins de netteté des contours de chaque anneau concentrique. Plusieurs d'entre eux sont en contact deux à deux et empiètent l'un
sur l'autre, de manière à ce que leurs anneaux noirs
soient en contact.

Quelques personnes voient, en outre, des globules
plus grands, plus transparents, rares et dispersés, libres
et non liés, pour ainsi dire, entre eux comme les autres.
Ils n'occupent pas toujours le même point dans le champ
de la vision ; tantôt il n'y en a pas, tantôt on en voit
passer plusieurs. Quelquefois l'un d'entre eux vient se
fixer dans l'axe des rayons visuels et gêne l'observateur.
Il faut alors fermer les yeux pendant un instant et reprendre l'observation un peu plus tard ; le plus souvent
ils disparaissent assez vite. Ces globules sont aussi
formés d'un point central brillant et de deux anneaux
concentriques, l'un interne, très prononcé, très noir,

l'externe plus brillant. Je n'ai jamais vu ces globules ; ils varient suivant les individus et les circonstances physiologiques.

Le filament rectiligne externe est brillant au centre, à bords obscurs plus ou moins nets ; il paraît large de 1 millimètre à 1 1/2 millimètre environ ; aucun globule ne lui adhère ; on ne peut savoir s'il est creux ou plein.

Le filament interne ne diffère du précédent que par ses flexuosités, qui donnent plus de largeur à l'espace qu'il occupe, mais moins de longueur, et le rendent plus évident quand il approche du centre du microscope. Il est plus brillant que lui et ne renferme non plus aucun globule.

Les filaments placés dans l'agglomération de petits globules sont bien plus étroits que les précédents, ils ne dépassent pas la largeur de ces globules. Ils sont au nombre de deux ou trois ; flexueux, ou même contournés, à peu près aussi longs que le quart du diamètre du microscope. On ne les voit pas toujours si facilement et aussi vite que les précédents, parce que leurs bords sont moins foncés et leur centre moins brillant. Cependant ils sont remarquables par les globules qu'ils renferment, ou qui leur adhèrent ; car on ne saurait dire s'ils sont creux ou pleins, ou si les globules sont compris dans leur épaisseur, ce qui pourtant paraît être. Ces globulins sont ordinairement disposés par paires et en contact l'un de l'autre, mais chaque paire est séparée de l'autre par un certain intervalle ; quelquefois il y en a trois ou quatre dans un groupe au lieu de deux, ou bien ils sont isolés en nombre variable, comme les grains d'un chapelet ; mais dans chaque filament il y a toujours un certain espace dépourvu de globules.

197. Quand on fixe le champ du microscope éclairé, mais dépourvu d'objet, on ne voit pas le nuage de filaments et globules immédiatement; mais au bout d'une minute au plus, on voit apparaître tout l'appareil, les globules en premier lieu ou *vice versa*.

Si la préparation placée au foyer est un peu obscure, ou renferme des granulations, il arrive quelquefois qu'on ne voit que les filaments et pas les petits globules qui sont masqués par les granulations.

C'est surtout le filament interne flexueux et brillant, et ceux du centre qui gênent le plus dans l'examen microscopique. Il y a des jours où on le voit beaucoup plus que dans d'autres sans qu'on sache pourquoi, et sans qu'on puisse s'en débarrasser. On finit cependant par ne plus y faire attention, et par ne plus en être inquiété. En général, lorsqu'ils apparaissent on s'en débarrasse en tenant quelques instants les yeux fermés, ou en se reposant un peu quand on est fatigué et alors que la circulation est plus active qu'à l'état normal ; ce qui est la principale cause de son apparition.

Il n'est personne qui n'ait eu à se plaindre de ces mouches volantes; c'est principalement dans le commencement des études et lorsqu'on se met au travail après quelque fatigue physique qu'elles gênent, et plus on se frotte les yeux, plus elles persistent et deviennent brillantes. Quelquefois les filaments se montrent quand on met les yeux sur l'instrument, mais ils disparaissent après quelques instants. Les globules peuvent toujours être vus quand on porte son attention sur eux; mais on ne les aperçoit pas habituellement à cause de leur pâleur et de leur petitesse; ils apparaissent moins le jour que lorsqu'on étudie à la lumière de la lampe.

198. Il est important de savoir distinguer ces *mouches* des objets qu'on étudie. Les différents moyens déjà indiqués pour les étudier ou les faire disparaître apprennent bien vite qu'elles dépendent de l'œil et non de la préparation. Il n'y a, du reste, qu'à faire mouvoir celle-ci sur la platine du microscope pour reconnaître que les mouches conservent leur position habituelle, et que leurs mouvements ne suivent pas ceux qu'on imprime au porte-objet ; de plus, elles suivent tous les mouvements des yeux, et conservent toujours la même disposition.

199. Comme il arrive quelquefois que ce n'est qu'après avoir pris l'habitude de se servir du microscope qu'on s'aperçoit de l'existence de ces mouches volantes, plusieurs personnes s'en inquiètent et se croient menacées de cataracte, d'amaurose ou de quelque autre affection de l'organe de la vue. Mais il faut être prévenu que leur existence est tout à fait insignifiante, en ce sens qu'elles existent chez tous les individus sans exception, aussi bien chez les commençants qui sont les premiers à s'en plaindre, que chez ceux qui emploient le microscope depuis longtemps et ont perdu l'habitude d'y faire attention.

Beaucoup de personnes aussi sont portées à en attribuer l'origine à un usage trop prolongé du microscope, parce que sans qu'on sache trop pourquoi on se figure toujours que l'emploi de cet instrument est très fatigant et très pernicieux pour la vue. Ce sont là de pures suppositions ; car depuis Leeuwenhœck, qui conserva d'excellents yeux jusque dans une extrême vieillesse, tous ceux qui se sont beaucoup servis du microscope s'accordent sans exception à reconnaître que jamais ils n'ont ressenti le moindre trouble visuel.

Un peu de réflexion en rend facilement raison ; il suffit de regarder successivement dans le microscope et le point du ciel ou la lampe, qui fournissent la lumière réfléchie par le miroir, pour reconnaître que la différence n'est pas considérable ; c'est-à-dire que la lumière du microscope n'est guère plus grande que celle du foyer lumineux, à cause du peu de concavité du miroir réflecteur. Encore cela n'est-il que pour les faibles pouvoirs amplifiants, et alors il suffit de tourner un peu le miroir pour prévenir cet inconvénient, qui est plus chimérique que réel, sous le point de vue de la fatigue des yeux, parce que l'objet étudié arrête toujours une grande partie de la lumière.

Quant aux objectifs forts, la perte de lumière est toujours telle que celle qui arrive dans l'œil n'est pas plus intense que celle que réfléchit une feuille de papier imprimé ; il faut y joindre, en outre, la suppression d'une partie des rayons par les corps étudiés, et l'on reconnaîtra qu'il n'y a pas plus de causes de fatigue dans l'emploi du microscope que dans la lecture. Aussi, l'on reconnaît bientôt que celle qu'on éprouve après six à huit heures et même plus d'observations incessantes, ne diffère pas de la pesanteur de tête ou du léger affaissement que l'on ressent après avoir passé le même temps à un travail intellectuel quelconque. Mais cette fatigue n'est pas moindre ou peut même survenir plus rapidement, parce que l'observation microscopique exige une attention très soutenue et une comparaison incessante des objets qu'on a sous les yeux, avec ceux plus ou moins analogues que l'on connait déjà.

Il est facile de juger, d'après ce qui précède, quel compte on doit tenir des motifs de quelques personnes qui cherchent à s'excuser de ne pas vérifier les observations faites à l'aide du microscope, en alléguant la fatigue qui en résulte pour les yeux.

200. Quel est le siége et l'origine de ces mouches volantes? Elles existent certainement dans l'œil : elles ne dépendent pas des larmes ; car les frottements exercés à la surface de la conjonctive par les paupières ne changent rien à la disposition des filaments ni des globules.

Il est par conséquent probable que ce sont les globules de quelqu'une des humeurs de l'œil. Comme c'est l'humeur de Morgagni, qui renferme les cellules les plus caractérisées, on peut admettre avec M. Donné, qui a étudié ces filaments et globules de la manière la plus exacte, que c'est dans ce liquide qu'ils siégent ; tout en reconnaissant avec lui que c'est une simple supposition que rien ne démontre encore (1). Ce qu'il y a de certain, c'est que c'est dans le globe oculaire, et nulle part ailleurs, qu'ils sont en suspension.

ART. XIII. — Des conditions à remplir pour l'emploi du microscope.

201. Il ne faudrait pas croire que dès qu'on possède un microscope on peut arriver immédiatement à voir tout ce qui a été décrit, et reconnaître aussitôt les analogies et les différences établies entre divers corps.

(1) Donné, *Cours de microscopie*, Paris, 1844, in-8, p. 485 ; et Donné et Foucault, *Atlas du Cours de microscopie*, Paris, 1845, in-fol., pl. XX, fig. 83.

Il est un grand nombre de caractères anatomiques
qu'on ne distingue et auxquels on ne donne l'importance qu'ils méritent, qu'après avoir fait l'étude préliminaire indispensable d'un grand nombre d'éléments
ou de tissus, ordinairement moins complexes que les
autres, montrant en quelque sorte leurs caractères fondamentaux sous une forme plus simple et plus facile à
saisir.

C'est ce qu'on peut appeler les conditions anatomiques, qu'il faut préalablement remplir avant d'arriver
à étudier les éléments et les tissus les plus compliqués.
Ces conditions sont très nombreuses ; elles sont, dans
un autre sens, aussi indispensables que les conditions
optiques, et le non-accomplissement de l'une ou de
l'autre peut conduire à des erreurs.

On peut ranger les erreurs ou plutôt les lacunes des
travaux microscopiques des anciens parmi celles qui
sont dues au non-accomplissement des conditions optiques. Leurs instruments étant très imparfaits, leurs
descriptions sont par-dessus tout incomplètes, plutôt
qu'erronées, et demandent à être refaites. Quant aux
conditions anatomiques, ils les remplissaient presque
toujours ; car l'imperfection même de leurs microscopes
les obligeait à étudier d'abord les tissus végétaux, les
champignons microscopiques, les animaux infusoires
les plus gros, les crustacés, arachnides, insectes ou les
vers de petit volume, etc., avant d'observer les tissus
animaux proprement dits.

Les erreurs commises par les modernes sont bien
des erreurs, car elles ne tiennent pas autant qu'on le
croit encore généralement à des différences entre les
descriptions des divers observateurs, ni à leurs imper-

fections. Mais les instruments actuellement employés permettant d'aborder directement l'étude des tissus animaux les plus compliqués, sans connaissances préalables, ces erreurs portent surtout sur les interprétations de faits relatifs seulement à une espèce animale, ou limités à une petit nombre d'espèces, le plus souvent très voisines l'une de l'autre.

A. *Étude préliminaire des poussières et autres objets qui peuvent donner lieu à des erreurs.*

202. Les premières choses que l'on doit apprendre à distinguer, ce sont les bulles d'air, les grains de poussière ou autres particules accidentelles qui souvent restent adhérentes à la surface des lamelles de verre, ou flottent dans les liquides employés pour faire les préparations.

Les premières se reconnaissent par leur sphéricité, la netteté de leurs bords, l'absence de contenu spécial, par leurs contours foncés et leur centre brillant. Souvent elles prennent toute espèce de formes, et se montrent sous l'aspect de grandes plaques plus ou moins irrégulières. Dans tous les cas, elles ont un bord assez large et noirâtre en dehors, verdâtre en dedans, où il se perd insensiblement avec le centre qui a la couleur de la lumière que réfléchit le miroir. Quand ce sont de très petites bulles, on ne voit que le bord noir et un petit point brillant au centre. Si les bulles sont larges, on aperçoit, entourées par leur circonférence et adhérentes aux lames de verre, toutes sortes de granulations de poussière. Si on abaisse l'objectif, les bords perdent leur netteté, l'auréole interne verdâtre disparaît et le centre devient plus brillant; si on l'élève, les bords perdent encore leur netteté, mais le centre devient bleu grisâtre.

Il faut étudier aussi les points rougeâtres dus à des restes de tripoli employé pour polir le verre qui quelquefois sont incrustés dans des excavations microscopiques des lames. Il faut étudier surtout les fissures longitudinales ou étoilées de toutes sortes, et les raies que présentent souvent les lamelles de verre. Les taches formées de lignes parallèles que laissent les doigts humides ou gras à la surface du verre, les gouttelettes de vapeur de l'haleine condensée doivent aussi être connues ; car il n'est pas une de ces choses que ceux qui emploient le microscope n'aient vu arrêter l'attention des personnes inexpérimentées qui les considèrent comme des corps particuliers, dès qu'elles prennent une forme régulière.

203. Les grains de poussière sont le plus souvent des corpuscules irréguliers de nature minérale, ou bien, soit de nature organique, soit indéterminés.

Les poussières organiques sont souvent des brins de fils de lin, de chanvre, de coton, de soie ou de laine, qui se détachent des vêtements et tombent dans les substances qu'on examine.

Les filaments de lin et de chanvre sont allongés, cylindriques ou à peu près, montrant un canal central plus ou moins distinct, contenant souvent une fine poussière. D'espace en espace se voient des nœuds ou cloisons, qui sont le résultat de la soudure bout à bout des cellules allongées qui constituent des filaments et leur donnent un cachet particulier. Les brins de coton ne diffèrent des précédents que par plus de transparence, due à ce qu'ils sont aplatis et rubanés ; ils sont en outre tordus sur eux-mêmes, ce qui les fait paraître plus étroits d'espace en espace et les rend faciles à distinguer des brins de chanvre.

Les filaments de soie, de laine, les différentes sortes de poils qui se trouvent dans les poussières, sont sphériques et manquent des cloisons signalées dans les précédents ; ils sont moins transparents qu'eux, lors même que ces derniers sont teints, et s'en distinguent assez facilement lorsqu'on a vu les uns et les autres. Il faut, par conséquent, les examiner comparativement, afin de pouvoir les reconnaître.

B. *Nécessité de l'étude préalable des tissus végétaux avant d'aborder celle des tissus animaux.*

204. Il est important, sous tous les rapports, d'étudier en commençant les grains de pollen, les poils du duvet de beaucoup de végétaux, les filaments et les spores des moisissures, des algues microscopiques, etc.; d'une part, à cause de leur simplicité, de la facilité de leur étude et de la netteté de leurs caractères ; d'autre part, parce que très souvent ces objets se rencontrent dans les poussières, ou se développent dans les liquides qu'on veut étudier lorsqu'ils sont albumineux, ou enfin dans ceux dont on imbibe la préparation lorsque l'on n'a pas soin de prendre de l'eau pure.

205. Il ne faut pas croire qu'il soit suffisant de se borner à l'étude des parties végétales précédentes, car il en est encore beaucoup d'autres que l'on pourrait prendre pour des produits animaux, si préalablement on ne les avait observés avec soin. C'est ainsi, par exemple, qu'à chaque instant on est appelé à observer les mucus, les matières expectorées ou vomies, et les ma-

tières fécales. Or, dans un grand nombre de circonstances, ces liquides renferment des détritus des végétaux qui ont servi d'aliments qu'il faut savoir reconnaître ; car, dans quelques cas, ils ont été décrits comme produits animaux caractéristiques de certaines affections. Il faut, par conséquent, apprendre à connaître les trachées, les vaisseaux ponctués, les vaisseaux rayés, les clostres, et surtout les cellules du parenchyme des plantes et des fruits alimentaires, ainsi que leurs épidermes qui résistent le mieux à l'action de l'intestin, et sont rejetés en conservant tous leurs caractères distinctifs.

Les différentes sortes d'amidon devront être étudiées avec soin, car leur régularité et leur forme les rapprochent plus que les autres substances végétales, pour les personnes encore peu habituées au microscope, des éléments anatomiques animaux.

Dans les mucus, les matières du vomissement ou des selles, on trouve souvent diverses sortes d'algues ou de champignons microscopiques qu'il est important de pouvoir reconnaître et bien observer, ce qu'on ne peut faire qu'après avoir étudié les moisissures et les diverses sortes d'algues microscopiques qui se développent dans les liquides albumineux acides, et dans les eaux douces, contenant ou non des matières en putréfaction.

Il est très important aussi de connaître ces diverses substances, parce qu'on est quelquefois appelé à les reconnaître dans des matières vomies ou rejetées par les selles, dans diverses circonstances où les malades, surtout les femmes, soit par manie, soit sans qu'on sache pourquoi, les mêlent à leurs aliments ou les présentent comme des choses extraordinaires, par lesquelles les médecins qui ne s'aident pas du microscope peuvent se laisser induire en erreur.

206. Mais ce n'est pas seulement sous ces divers points de vue que l'anatomie générale des animaux doit être précédée par l'étude de l'anatomie générale des végétaux. Nous avons déjà vu que les analogies réelles entre les végétaux et les animaux se trouvent dans les éléments anatomiques des uns et des autres, au moins dans une période de leur existence, sous le point de vue de leur formation et de leur nutrition, et qu'ils commencent à différer sous le point de vue de leur fin ou terminaison. Aussi n'est-il pas possible d'aborder les questions du développement des éléments anatomiques des animaux, sans connaître celui des mêmes parties chez les végétaux.

Bien plus, les analogies d'organisation des uns et des autres sont incontestables, et c'est à juste titre qu'on a donné le nom de *cellules* aux éléments anatomiques primitifs des tissus animaux, nom tiré de l'anatomie végétale. Car, en effet, quoique chez les plantes ce soient de vraies cellules, c'est-à-dire des vésicules pourvues d'une paroi bien distincte et d'un contenu qui a une composition différente de l'enveloppe, et que chez les animaux ce soient rarement des cellules proprement dites, mais bien le plus souvent des masses d'une substance homogène parsemée de granulations, les points de ressemblance portant sur les caractères fondamentaux n'en restent pas moins frappants.

A part les différences de volume, toutes les fois que ces cellules se trouvent en contact l'une avec l'autre, elles prennent une forme semblable; ordinairement on trouve un noyau dans les unes comme dans les autres et souvent des granulations analogues. Quoique le noyau disparaisse de bonne heure dans un grand nombre de cellules végétales, ce n'est pas moins en étudiant ces éléments anatomiques qu'il faut chercher à se faire une idée précise de la cellule type, et de la manière dont peuvent se développer dans son intérieur des granulations de diverses natures. C'est surtout sur celles qui renferment un noyau qu'on devra étudier cette partie importante des éléments anatomiques et les nucléoles, car ils y présentent les caractères les plus tranchés. Ainsi, l'étude des éléments anatomiques végétaux doit, en pratique, aussi bien qu'au point de vue de la doctrine et de la méthode, être considérée comme un préliminaire indispensable à l'étude de l'anatomie générale des animaux.

C. *Nécessité de l'étude pratique préliminaire des tissus normaux avant d'aborder celle des produits morbides.*

207. Les conditions anatomiques sont, comme on le voit, les plus difficiles à remplir, car elles exigent certaines études ; tandis que les conditions optiques vont avec l'instrument. Mais non seulement l'exploration des tissus animaux demande l'étude de certaines parties des tissus végétaux, mais encore l'exploration pathologique exige la connaissance de l'état normal.

Rien cependant n'est fréquent comme de rencontrer des observateurs qui s'efforcent de porter un jugement dès les premières fois qu'ils portent les yeux sur le microscope. Il n'est personne pourtant qui ne sache qu'en anatomie plus on voit, plus on modifie les premiers jugements qu'on a portés. Chaque jour on reconnaît quelques détails qui avaient échappé, et chaque **objet nouveau** analogue à un autre, chaque observation particulière nouvelle, vient influer, par les faits généraux qu'on en déduit, sur les premiers jugements et les modifie.

208. On voudrait à chaque instant trouver dans les livres, sur la matière qui nous occupe et beaucoup d'autres encore, la solution d'un grand nombre de questions, très souvent mal posées, qu'on se fait à la vue de chaque objet, ou des notions qui vinssent éviter le temps et la peine qu'elles exigent pour être résolues ; de manière à apprendre ainsi ce qui ne peut être donné que par l'expérience et le temps. Or, la plus grande difficulté, ce qui met le plus dans l'indécision pendant les observations microscopiques, c'est de savoir ce que l'on a sous les yeux, à quoi est dû tel aspect, si c'est une chose différente ou non de celles qu'on a déjà vues ; autant de questions qu'on ne peut vider que par la comparaison ; c'est-à-dire lorsqu'on est arrivé à connaître déjà assez bien un grand nombre de choses analogues pour constater leurs différences ou leurs ressemblances avec celles qu'on étudie. Aussi ne voit-on disparaître cette incertitude que peu à peu, à mesure qu'on observe, et surtout qu'on dessine un plus grand nombre d'objets.

On reconnaît ainsi qu'il n'y a que le temps employé à chaque observation pour étudier la forme, le volume, les variétés, etc., des éléments fondamentaux et accessoires de chaque tissu, et la comparaison de ce qu'on voit avec ce qu'on a déjà vu qui donne un peu d'assurance au jugement. Quant aux livres, ils ne servent qu'à montrer si on a bien observé, si leurs descriptions coïncident avec ce qu'on a sous les yeux, et à faire tenir compte de beaucoup de détails qui, au premier abord, ne frappent pas et qu'on laisserait échapper. Mais c'est la nécessité de mettre toujours plusieurs heures à chaque observation pour la rendre aussi complète que possible, qui fait qu'on ne trouve que rarement dans un livre ce qu'on y cherche, parce qu'on cherche le plus souvent ce qui ne peut s'y trouver et ne peut s'apprendre que par l'expérience, que par de nombreuses *écoles*, ainsi qu'on le dit vulgairement avec beaucoup de raison.

209. Ainsi, avant de porter un jugement sur la nature d'un tissu, il est avant tout nécessaire de mettre le temps nécessaire à l'étude de ses éléments sous tous les rapports. Mais pour les observations des produits pathologiques, une condition aussi indispensable que la précédente, c'est de connaître préalablement l'anatomie et, autant que possible, les fonctions de l'organe qu'on étudie. Rien ne paraît plus simple et plus élémentaire que la nécessité de connaître d'abord quelle est la disposition normale des éléments anatomiques d'un organe et leurs caractères, avant d'étudier de quelle manière ils peuvent être modifiés dans leur arrangement ou leur forme, volume, composition intérieure, etc., par le dépôt d'un produit surajouté ou l'atrophie de quelques uns d'entre eux. Pourtant c'est, à peu de chose près, la condition la moins souvent remplie, et cette lacune a fait commettre de fréquentes erreurs. C'est ainsi qu'on étudie les mucus à l'état pathologique quand il n'existe pas encore d'étude suivie sur leur constitution normale, et lorsqu'on sait déjà qu'ils diffèrent, sous plusieurs rapports, suivant les organes où ils sont recueillis. C'est ainsi que des cellules épithéliales des conduits mammaires hypertrophiés ont été prises pour

des éléments du cancer, par des pathologistes qui étudiaient les maladies de la glande sans avoir jamais examiné à l'état normal, ni les tubes, ni leurs culs-de-sac. Les éléments fibro-plastiques d'abord étudiés, surtout dans des cas pathologiques, ont été ensuite considérés comme produits morbides dans la thyroïde, les ganglions lymphatiques, le foie, etc., où ils existent normalement, parce qu'on ne les y avait jamais recherchés hors le cas de maladie. Enfin, les globules blancs du sang ont été décrits comme les cellules, indiquant le commencement de l'organisation des caillots du cœur, par un pathologiste qui commençait l'étude du sang par celle des caillots du cœur, sans connaître autre chose de ce liquide que ses globules rouges.

Il est certainement inutile de citer plus d'exemples pour montrer qu'avant l'étude des altérations, il faut faire celle de l'organisation.

210. Ce n'est pas du premier jour qu'on arrive à saisir, soit les caractères fournis par l'aspect général des éléments anatomiques qu'on a sous les yeux, soit les caractères distinctifs tirés de la forme de la composition, etc., de ces objets infiniment petits et si différents de ceux qui frappent ordinairement nos yeux. Il faut observer longtemps avant de se bien pénétrer de la valeur des différences d'une petite dimension absolue, mais constantes et réellement grandes, l'une par rapport à l'autre, que présentent les éléments anatomiques. Il ne faut par conséquent pas être étonné de voir des pathologistes, ne pas trouver des caractères distinctifs entre les éléments anatomiques les plus divers, surtout pathologiques; être conduits à nier qu'il soit possible de distinguer les éléments anatomiques du cancer

ou du tubercule des éléments des tissus normaux, et conséquemment à ne pas reconnaître pour chacun de ces produits un élément spécial et caractéristique. Une pareille opinion pourrait faire juger, *a priori*, que ceux qui l'admettent n'ont pas fait une étude approfondie des éléments anatomiques normaux, si déjà jusqu'à présent on ne l'avait vue mise en avant presque uniquement, que par des micrographes placés dans ces conditions irrationnelles.

C'est qu'en effet les différences si frappantes qui séparent ces divers éléments lorsqu'on emploie des grossissements convenables, ne prennent toute leur valeur et toute leur importance qu'autant qu'on a étudié tous les éléments normaux, et surtout qu'on les a suivis dans les limites entre lesquelles ils sont susceptibles de varier sans perdre pourtant leurs caractères spécifiques fondamentaux. Que l'on prenne, par exemple, les épithéliums pavimenteux et cylindriques successivement : à la surface des diverses membranes qu'ils tapissent, et surtout dans les points où ils passent de la forme cylindrique à la forme pavimenteuse, comme au col de l'utérus, vers l'épiglotte, le cardia, l'anus, etc. ; qu'on les prenne surtout dans les conduits des glandes, dans les points où ils perdent les caractères qu'ils avaient dans ce canal pour prendre ceux propres à l'épithélium des culs-de-sac glandulaires, et l'on verra bientôt qu'il faut renoncer à décrire les milliers de formes qu'on rencontre. Mais, en même temps, on reconnaîtra que ces variétés tournent toujours autour du type, sans sortir de certaines limites, c'est-à dire qu'elles conservent toujours les caractères, l'aspect général des cellules épithéliales, sans que jamais elles tendent à établir une transition entre les corpuscules du cartilage ou tout autre élément.

Ce que l'on peut constater pour les épithéliums, on peut le faire pour tous les autres éléments anatomiques sans exception, comme les éléments fibro-plastiques, les fibres musculaires, les fibres jaunes élastiques, les corpuscules du cartilage, etc.

Que l'on prenne maintenant du cancer (squirrhe et encéphaloïde), on pourra trouver dans diverses tumeurs de ce genre, soit du sein, de l'estomac, des os, etc., chez l'homme et divers mammifères, un grand nombre de variétés de formes ; mais ces variétés oscillent aussi autour d'un type, sans le quitter jamais. C'est-à-dire, en d'autres termes, qu'on n'en trouvera pas une qui, par les caractères tirés à la fois de sa forme, de son noyau et de ses granulations, puisse être confondue avec une cellule épithéliale, et si, par hypothèse, il y en avait une, on en trouverait mille autour d'elles qui établiraient cette distinction, à jamais incontestable, toutes les fois qu'on se mettra dans les conditions nécessaires pour la constater.

211. Un dernier exemple suffira pour faire ressortir la nécessité d'étudier les conditions normales avant d'étudier les altérations pathologiques, fait sur lequel il devrait être inutile d'insister, si l'envahissement trop prolongé des études physiologiques par la pathologie, ne rendait nécessaire de mettre en relief les erreurs auxquelles cette marche conduit chaque jour. Il montrera en même temps quelles ont pu être à diverses reprises les causes de dissidence entre quelques observateurs.

Il serait difficile de ne pas commettre quelque erreur

si on étudie, comme on le voit souvent faire, les produits pathologiques développés dans la peau ou dans certaines muqueuses très complexes ; comme dans la peau du nez, celle des lèvres, les muqueuses labiales. utérines, etc., sans connaître préalablement les différents organes qui entrent dans leur composition, tels que glandes sébacées, follicules pileux avec leurs glandes en grappes, glandes dites sudoripares, glandes des muqueuses.

Que l'on prenne un cancer proprement dit de la lèvre ou du nez, par exemple, si, sans tenir compte des organes précédents. on vient à presser la tumeur ou à la racler, pour en obtenir le suc cancéreux, on obtiendra de petites masses blanchâtres demi-liquides, assez analogues à ce dernier, et pouvant être confondues avec lui, quand on ne les a pas déjà étudiées. Ces petites masses qu'on trouve aussi dans les tumeurs épidermiques des mêmes régions, ont certainement été prises pour du suc cancéreux, quand on se contentait de l'examen extérieur ; mais si dans ce cas, comme dans celui d'une véritable tumeur cancéreuse, on le porte sous le microscope, on les verra formées presque entièrement de cellules épithéliales. Elles seront certainement prises pour de l'épiderme, si on ne connaît déjà la composition de la matière sébacée fournie par les glandes de ce nom qui est formée de cellules analogues à celles de l'épiderme et aussi la substance qui remplit souvent certains follicules pileux. Si, au contraire, on dissèque l'endroit d'où sort cette matière, on suivra jusque dans le tissu sous-cutané un conduit excréteur dilaté, se terminant à une petite masse renflée dans laquelle l'altération des parties voisines ne permet pas toujours de reconnaître des culs-de-sac glandulaires. Mais comme, à l'état normal et dans les circonstances où l'altération est moins considérable, ils sont facilement reconnaissables, on ne peut mettre en doute que ce sont des glandes sébacées déformées et hypertrophiées.

Si l'on prend la substance morbide qui les avoisine, on y trouvera les éléments anatomiques du cancer, toujours mêlés de cellules épithéliales détachées des parties environnantes ou des glandes et follicules, et qu'il ne faudrait pas considérer comme contredisant la spécificité des éléments cancéreux, puisqu'elles font partie des organes altérés.

Bien des questions de ce genre ne pourront être résolues qu'autant qu'on ne se contentera plus de fendre une tumeur et d'en examiner une parcelle, mais lorsque, tenant compte de la complexité des organes malades et des notions acquises sur leur structure normale, on cherchera par la dissection à en retrouver les parties constituantes, et à voir s'il y a ou non des éléments nouveaux ajoutés à ceux qui leur sont propres.

212. D'après ce qui précède, on ne saurait mettre en doute que, pour étudier les éléments anatomiques des tissus animaux, il faut connaître d'abord ceux des végétaux ; que, pour étudier ceux d'une espèce spécialement, il faut observer en même temps ceux du plus grand nombre d'espèces possible, et surtout que, pour étudier l'altération des tissus, il faut préalablement connaître leur texture normale. Mais il n'est pas à dire pour cela qu'on doive s'astreindre à suivre rigoureusement cet ordre, au point de négliger l'étude de tel ou tel tissu qu'on ne se croit pas en état d'observer. Il faut

au contraire chercher à voir toujours le plus de choses possible, dès qu'on est parvenu à se servir facilement du microscope ; mais c'est surtout dans la comparaison des objets entre eux qu'il faut établir une liaison méthodique, et revenir incessamment, d'après cet ordre, sur les premiers jugements qu'on a portés au fur et à mesure qu'on remplit les lacunes que laissent entre elles les observations faites sur des objets très différents en apparence.

CHAPITRE IV.

SUR L'EMPLOI, EN ANATOMIE GÉNÉRALE, DES MOYENS PHYSICO-CHIMIQUES AUTRES QUE LES INJECTIONS ET LES MICROSCOPES.

ART. I. — Emploi des moyens physiques.

A. *Des caractères fournis en anatomie générale par le sens de l'ouïe.*

213. L'emploi de ce sens est assez limité en anatomie générale ; il est complétement inutile pour l'étude des éléments anatomiques ; mais il est quelquefois employé pour distinguer les tissus, comme les tissus osseux, cornés, cartilagineux, etc.

On a cherché très souvent à tirer parti du bruit spécial que produisent certains tissus sous la lame de l'instrument avec lequel on les coupe ou on les racle, et on lui a donné le nom de cri du scalpel ; mais ce caractère est très mauvais, car des tissus très différents entre eux peuvent produire de la sorte un bruit analogue. Ainsi les pseudo-membranes très dures, comme cartilagineuses, qu'on trouve quelquefois dans les plèvres, crient sous le scalpel comme les cartilages, et pourtant elles n'en contiennent aucun des éléments.

Elles sont seulement fibreuses, et leurs fibres sont empâtées dans une substance amorphe homogène très dense. Beaucoup de tumeurs fibreuses, fibro-plastiques, des hypertrophies ou atrophies de la mamelle, des tumeurs squirrheuses, etc., peuvent aussi donner lieu à un bruit semblable, malgré la diversité de leur composition élémentaire.

Ce caractère ne devra donc pas être employé comme signe distinctif entre plusieurs tissus, mais seulement dans les descriptions pour indiquer approximativement la dureté d'un tissu normal ou morbide, ce qui peut guider le lecteur, puisqu'il n'y a qu'un nombre assez limité d'organes ou de produits qui soient dans ce cas, assez denses pour produire un bruit au contact du scalpel.

Les moyens imaginés pour perfectionner ce sens, comme le plessimètre et le stéthoscope, ne peuvent être employés utilement qu'en physiologie et en pathologie.

B. *Des caractères fournis en anatomie générale par le sens du toucher.*

214. Après le sens de la vue, c'est le sens du toucher qui est le plus utile, et il est presque constamment en action concurremment avec celui-ci. Il n'enseigne rien relativement aux éléments anatomiques, mais il nous apprend à distinguer les tissus par leur consistance. Il nous fait connaître leur extensibilité, leur résistance à la distension ou à la rupture, leur élasticité, leur fragilité, leur mollesse, leur ténacité, etc., et les différents degrés de ces propriétés.

Pour les humeurs et les produits liquides ou demi-liquides, il sert à les faire distinguer suivant qu'ils sont plus ou moins gluants, visqueux, tenaces, huileux, savonneux, friables ou pâteux, gras au toucher, etc.

Aidé du sens de la vue, il nous montre si un solide est sec ou humide, imbibé de sérosité, de matières huileuses, ou de tout autre suc susceptible d'être exprimé par la pression et qu'il faut étudier à son tour. C'est là un caractère très important, qu'on ne doit jamais négliger, qui guide déjà pour la distinction de divers parenchymes glanduleux avant d'arriver à en étudier la texture, et peut même faire constater des différences que l'étude de cette dernière ne montre pas d'une manière très prononcée. Telle est la distinction qu'on peut établir ainsi entre le parenchyme des glandes parotides, sous-maxillaires et le pancréas, ainsi que l'a montré très judicieusement M. Cl. Bernard, soit en exprimant leur tissu, soit mieux encore en le broyant dans de l'eau qui prend des propriétés différentes, suivant la nature du liquide sécrété par ces organes.

La simple expression du suc de certaines tumeurs peut déjà mettre sur la voie de différences importantes à l'égard de beaucoup de produits morbides. C'est ainsi que le suc cancéreux, tel qu'il a été décrit par M. Cruveilhier, est caractéristique des tumeurs cancéreuses, et ne se trouve avec ces caractères dans aucune tumeur d'une autre nature. Celles-ci en contiennent souvent, mais qui sont plus ou moins séreux ou visqueux, et toujours différents du véritable suc cancéreux.

C. *Des caractères fournis en anatomie générale par l'emploi du calorique.*

215. C'est encore pour l'étude des tissus seulement

que le calorique est important à mettre en usage. Dans l'étude du tissu osseux, il sert à détruire les matières organiques et laisse les phosphates conservant la forme de l'organe. Il sert aussi à détruire complétement les matières organiques des autres tissus et des tumeurs, pour obtenir à part les sels qu'ils renferment.

Souvent la combustion simple, sans addition d'acide nitrique, est incomplète, et il reste une masse charbonneuse qui présente des caractères différents, suivant les diverses sortes de tissus, et dont on doit tenir compte.

Le calorique peut servir à dessécher simplement les divers tissus, et permet de les comparer sous cet état. La coction a, dans un grand nombre de circonstances, fourni à Bichat des caractères distinctifs importants entre les tissus, par les différentes manières dont elle les modifie.

Enfin, par la chaleur on peut, soit coaguler les matières albumineuses que contiennent les liquides, ou reconnaître si un liquide qui n'en contient pas ordinairement, comme l'urine, s'en est chargé pathologiquement.

Art. II. — De l'emploi des moyens chimiques en anatomie générale.

Un grand nombre des recherches d'anatomie générale sont fondées en entier sur les procédés d'analyse chimique, et jusqu'à présent même elles n'ont été faites à peu près que par des chimistes.

De ce que, pour faire l'analyse du sang, de la lymphe, de la bile, de l'urine, etc., etc., en un mot, l'étude statique des liquides, on est obligé d'en faire l'analyse chimique, on a cru que nécessairement c'était là une branche de la chimie. Aussi nulle part dans les traités d'anatomie, et à peine dans ceux de physiologie, il n'est question de l'étude statique du sang, des liquides, et c'est aux traités de chimie qu'on est obligé de recourir. Il est résulté de là que les anatomistes ont laissé absorber par la chimie une branche des études qui doit leur être réservée par les raisons qui suivent.

216. L'étude anatomique d'un liquide ou d'un solide, de tout principe immédiat (eau, albumine, etc.), d'un élément anatomique, d'un tissu, d'un organe, consiste à passer en revue successivement ses propriétés physiques et ses propriétés chimiques.

Lorsqu'il s'agit d'un tissu ou d'une humeur quelconque de l'économie, il faut en premier lieu connaître exactement quels sont les éléments anatomiques et les principes immédiats divers qui le composent; car ce sont eux qui en déterminent la nature.

Cette première étude est la première partie de l'analyse anatomique, et pour beaucoup d'auteurs elle constitue encore à elle seule toute l'anatomie des tissus ou des humeurs; ce n'est pourtant qu'une moitié de cette étude : la partie physique ou mécanique. Elle se fait à l'aide de la dissection à l'œil nu ou aidé du microscope, de la manière indiquée dans les chapitres précédents

Pour les tissus et les produits demi-solides, comme les matières sébacées, etc., elle laisse peu à faire à la seconde partie de toute étude anatomique qui est l'analyse chimique, parce qu'ils sont composés d'éléments anatomiques agglomérés qu'on ne peut étudier que sous le microscope. Mais pour les liquides, cette première étude est moins importante, quoique pourtant indispensable ; elle laisse presque tout à faire à la seconde partie, à l'analyse chimique.

On comprend facilement que si, avant de faire l'analyse chimique de l'urine ou du sang, on n'a pas le soin de séparer d'abord chaque espèce des éléments anatomiques ou particules diverses qui entrent dans leur composition pour les étudier à part, on donnera, comme exprimant la composition d'une de ces parties, des chiffres résultant de l'analyse en masse de plusieurs choses très différentes.

217. Jusqu'à présent l'analyse chimique des humeurs et de beaucoup de tissus, abandonnée exclusivement aux chimistes, a presque toujours été une analyse en masse, et par conséquent de parties très hétérogènes. Aussi, à part un certain nombre de circonstances encore assez limité (urine, sang), on n'en a pas encore retiré toute l'utilité pratique qu'on aurait pu en attendre, utilité qu'on doit ne jamais perdre de vue. La plupart de ces analyses ne doivent être considérées que comme autant d'études préliminaires qui doivent être reprises de nouveau.

Il faut ranger parmi elles l'analyse des mucus, de la bile, des matières sébacées, etc. Le microscope montre que ces substances sont physiquement constituées d'une manière générale : 1° d'un liquide, 2° de cellules épithéliales, 3° de granulations moléculaires de diverses sortes. Ces dernières parties sont solides et entrent pour beaucoup dans la masse du liquide qui les tient en suspension. On peut, par l'emploi des réactifs chimiques sous le microscope, reconnaître qu'elles ont une composition chimique différente, et de plus qu'elles peuvent varier considérablement de quantité relative, suivant les circonstances physiologiques et pathologiques.

Ces faits restés inconnus ou négligés comme peu importants par les chimistes, qui, en général, ne connaissent pas la constitution physique des liquides qu'ils analysent, devront désormais être pris en considération, pour que la connaissance de la composition chimique des liquides puisse devenir utile en physiologie, puis en pathologie. Lorsque les anatomistes ne feront pas eux-mêmes ces analyses, ils devront par conséquent guider les chimistes, en faisant le travail préliminaire de la séparation des parties de nature différente, dont le microscope leur aura montré l'existence.

Les analyses du sang, le plus étudié des liquides, ne sont pas complétement privées de ces erreurs ; ainsi aucune n'a encore tenu compte de la composition des globules blancs, qui pourtant représentent une masse assez considérable, et dont la composition chimique, étudiée sous le microscope, peut être reconnue comme différente de celle des globules rouges et des globulins.

Il y a dans l'urine, surtout dans certains cas pathologiques, des flocons muqueux, composés d'une masse ou trame albumineuse, contenant des globules de pus, dits à tort globules muqueux, et des cellules d'épithélium ; or, ces deux éléments ont une composition chimique différente; il faudrait par conséquent les analyser à part, et non en masse, comme on l'a fait jusqu'à présent.

Ces causes d'erreurs sont encore plus prononcées dans l'étude chimique des tissus, qui sont composés de deux à trois sortes de fibres ayant toutes une composition chimique différente et des capillaires qui en diffèrent de leur côté. Quand il s'agit d'un tissu pathologique, des éléments nouveaux s'ajoutent aux précédents : or, le microscope montre que leur composition chimique diffère de celle des éléments normaux, sans pouvoir en préciser la nature ; ce sont donc encore des causes d'erreurs qui s'ajoutent aux précédentes.

218. Ces remarques ne tendent pas à montrer que les analyses des liquides et des tissus que nous possédons soient inutiles ; mais elles montrent qu'elles n'ont qu'une valeur relative et temporaire. Elles ne donnent que des résultats encore susceptibles d'utilité pratique et aussi jusqu'à présent peu utilisés ; elles peuvent cependant le devenir bien davantage, comme on peut en juger d'après l'analyse chimique des tissus végétaux qui, étant plus simples, ont conduit naturellement les premiers à des résultats plus précis.

Ainsi, quand les anatomistes feront, comme les botanistes, une séparation préalable des éléments d'une constitution physique différente, pour les analyser séparément et non en masse, ils obtiendront comme eux des résultats beaucoup plus utiles à la physiologie et à la pathologie que ne sont encore les analyses des chimistes modernes. La plus grande complexité des tissus et des humeurs animales s'opposera du reste toujours à ce qu'on obtienne des résultats aussi précis que ceux que donnent les analyses des plantes, et surtout rendra les procédés plus longs et plus difficiles.

219. Une cause qui s'ajoute encore à celle qui vient du peu de soin que les anatomistes donnent à leur éducation chimique, et s'oppose à ce que les médecins tirent de l'analyse des parties du corps humain tous les avantages qu'on peut en obtenir, c'est la confiance

avec laquelle les chimistes ont fait l'analyse des liquides surtout, sans tenir assez de compte des conditions dans lesquelles ils ont été produits. Aussi la plupart des analyses du suc pancréatique, par exemple, ainsi que l'a montré M. Cl. Bernard, ont été faites sur un liquide obtenu dans des conditions pathologiques, et ne pouvant plus émulsionner les matières grasses, tandis qu'il les émulsionne quand on le recueille en l'obtenant sans déterminer l'inflammation du pancréas.

L'analyse de la salive buccale est l'analyse d'un liquide très complexe, contenant le produit de la parotide, de la glande sous-maxillaire, etc., fournissant chacune un liquide de propriétés très différentes, plus des cellules épithéliales et ordinairement chez l'homme des globules de pus, dits globules muqueux. Les analyses du sperme sont dans le même cas, parce que le liquide prostatique et celui des vésicules séminales sont très différents l'un de l'autre.

Là encore les chimistes ont envahi le domaine de l'anatomie, sans s'appuyer sur des notions physiologiques indispensables à connaître pour arriver à des résultats utilisables. Ou plutôt ce sont les anatomistes qui, par cela seul que les moyens à employer sont différents de ceux mis en usage jusqu'alors, et sont particulièrement employés par les chimistes, ont négligé jusqu'à présent l'étude chimique des tissus, et principalement des liquides, comme si ce n'était pas là des parties du corps humain qu'ils doivent étudier comme les autres.

Enfin, pour achever de montrer la nécessité d'avoir constamment pour guide les notions physiologiques et l'analyse mécanique, ou anatomique proprement dite, les plus précises, dans toutes les analyses chimiques, il suffit de signaler quelques faits analogues aux précédents, relatifs au sang. Depuis qu'on sait que le sang de la veine rénale ne renferme pas de fibrine spontanément coagulable, que celui de la veine porte diffère de celui des autres veines, etc., on comprend facilement que les analyses du sang à l'état pathologique ne sont applicables qu'au sang veineux de l'avant-bras, mais nullement aux autres veines. Par conséquent on ne sait pas encore quelle est réellement l'altération que subit le sang dans un grand nombre d'affections de certains organes, comme le rein, le foie, l'intestin, etc. C'est la pathologie comparée qui surtout viendra nous prêter secours, dans les cas assez nombreux où les animaux sont atteints d'affections semblables à celles de l'homme, en permettant de les tuer à telle période qu'on voudra par la saignée de veines, dont la lésion entraîne la mort chez l'homme.

220. L'emploi des agents chimiques est très utile pour l'étude des tissus considérés en masse, à cause de leurs diverses propriétés, et sert à les distinguer entre eux. Quant aux éléments anatomiques, il serait inutile de revenir sur ce qui a été dit à propos de l'emploi des réactifs sous le microscope.

Ainsi il faut d'abord essayer sur eux l'action de l'eau, de l'alcool; celle de l'éther, de l'essence de térébenthine, lorsqu'il s'agit du tissu renfermant de la graisse.

L'action de la soude, de la potasse et de l'ammoniaque, celle de leurs carbonates étudiée dans les divers tissus, surtout comparativement à celle des acides, conduit à d'importants résultats, en ce qu'elles durcissent certains tissus et en ramollissent d'autres inattaquables par les acides, l'acétique, par exemple.

L'acide nitrique, surtout étendu, sert fréquemment à distinguer, par exemple, ce qui dans un nerf ou un muscle est tissu nerveux proprement dit, ou tissu musculaire et tissu cellulaire, parce qu'il gonfle et ramollit ce dernier, durcit et coagule les autres, dont il fait ressortir les fibres et la direction de leurs faisceaux.

Dans beaucoup d'autres circonstances, il sert, comme l'acide chlorhydrique, à débarrasser les tissus des substances salines qui les incrustent et laissent la susblance organique à nu. L'acide chlorhydrique pur ramollit en pulpe presque tous les tissus, et ne peut pas être employé aussi utilement que l'acide nitrique.

Ce dernier sert aussi à démontrer si un liquide renferme la matière colorante de la bile, même en petite quantité, par la propriété qu'il a de la faire passer successivement par les teintes verte, bleue et rougeâtre; puis, à la longue, brune. On peut obtenir cette réaction d'une manière très nette, même sous le microscope, sur le liquide contenu entre deux plaques de verre.

L'acide sulfurique racornit et détruit presque tous les tissus; étendu, il gonfle le tissu cellulaire, les muscles, etc., il durcit un peu les nerfs. L'acétide acétique gonfle et dissout le tissu cellulaire et les muscles, il gonfle aussi les membranes des artères; mais c'est surtout pour l'étude des éléments anatomiques, par la netteté avec laquelle il dissout les uns ou les rend transparents, et laisse les autres intacts, comme les épithéliums, les culs-de sac glandulaires, les tubes nerveux, les capillaires, etc., qu'il est utile à employer.

L'acide chromique est utile pour l'étude de quelques

tissus spéciaux qu'il durcit, comme les humeurs de l'œil, par exemple.

On peut joindre aux caractères précédents, ceux qu'on peut tirer, d'une part, des différences d'altérations qu'éprouvent les tissus dans l'acte de la digestion, et, d'autre part, ceux que fournit la putréfaction plus ou moins rapide de chacun d'eux.

A. *Des caractères organoleptiques.*

221. M. Chevreul a réuni sous ce nom l'ensemble des caractères fournis par le sens du goût, celui de l'odorat et celui du toucher. Nous avons déjà traité assez longuement de ce qui regarde ce dernier sens pour ne pas être obligé d'y revenir.

Le sens du goût est assez souvent utilisé pour distinguer certains liquides les uns des autres, comme le lait, le sérum du sang, la lymphe, etc., et les solides cuits ; ces impressions varient assez pour être quelquefois très caractéristiques.

Le sens de l'odorat peut être employé utilement dans les mêmes circonstances et dans un grand nombre d'autres, principalement pour l'étude des produits, comme l'urine, la bile, la matière sébacée, les matières fournies par les glandes axillaires, anales, vulvaires, prépuciales, etc., chez un grand nombre de mammifères.

Ces moyens peuvent être utiles dans quelques circonstances, mais d'une manière assez vague et approximative seulement ; car l'impression produite sur ces organes est souvent très difficile à exprimer et sujette à varier, soit en intensité, soit même de nature suivant les individus et les conditions physiologiques de l'observateur ou du sujet observé.

B. *Remarques sur l'emploi du calorique, des moyens chimiques et organoleptiques.*

222. On sait quel parti remarquable Bichat sut tirer de l'emploi judicieux des moyens précédents, dont on lui doit l'introduction méthodique en anatomie générale.

Lorsque, par un trait de génie, dont il n'existe pas d'exemple dans l'histoire des sciences, cet homme éminent aborda systématiquement et directement l'étude des systèmes et des tissus, et indiqua même celle des éléments anatomiques, pour les considérer comme des choses distinctes devant être étudiées à part, ainsi qu'avant lui on le faisait pour les appareils et les organes, l'action de la chaleur et des réactifs avait une grande valeur.

Nul ouvrage, nulle science, avec des moyens physiques et chimiques aussi limités et aussi imparfaits qu'ils étaient, ne fut encore, dès sa création, portée à un degré de perfection aussi grand, principalement au point de vue de la méthode; le plus important, le plus difficile, et aussi le moins apprécié des points de vue, celui sans lequel les meilleurs matériaux restent sans influence, sans effet utile, comme toute chose qui n'est pas à sa place.

Les autres moyens manquaient alors, et rien n'était plus rationnel que de mettre en usage les agents physiques et chimiques pour reconnaître, par leur action sur les tissus, quels étaient ceux qui étaient identiques ou différents. Mais l'action du calorique, celle des réactifs, du moins de la manière dont Bichat les employait, celle du tube digestif et de la putréfaction, ont perdu de leur importance depuis que le microscope est venu donner un moyen d'exploration beaucoup plus précis, en donnant à la fois la notion exacte de l'élément caractéristique et fondamental du tissu et celle des éléments accessoires.

Les caractères fournis par ces divers procédés, et par les sens du goût et de l'odorat, restent cependant utiles à employer dans une description, pour donner au lecteur un premier point de repaire, et parce que de temps à autre il se trouve un tissu ou un produit doué d'une odeur spéciale ou présentant des réactions particulières ; mais ils n'enseignent en général rien de bien précis.

Il est encore utile d'étudier l'influence de ces agents au point de vue de la médecine légale. Beaucoup des recherches de cet art sont basées sur l'action des acides ou du feu sur les tissus. Souvent le médecin légiste est appelé à reconnaître si tels débris plus ou moins carbonisés appartiennent à des tissus animaux, il faut, par conséquent, qu'il connaisse exactement l'action du feu au moins sur les principaux d'entre eux.

Enfin, la différence de rapidité de la putréfaction des tissus isolés ou réunis, dans l'eau ou dans la terre, les différentes phases par lesquelles ils passent suivant le temps, etc., sont autant de notions scientifiques qui doivent être étudiées d'une manière méthodique et aussi précise que possible, car on peut être appelé à en déduire l'époque de la mort.

223. Il faut avant tout que les moyens qu'on emploie pour étudier les tissus soient mis en usage dans un but d'utilité réelle et connue, ou au moins prévue d'une manière certaine. On ne doit donc pas les employer au hasard et noter sans guide certain l'action de tous les agents quelconques ; mais il faut faire un choix aussi

restreint que possible, d'après le genre d'action plus ou moins caractéristique de chacun.

Bichat ne se servait des moyens qui ont été indiqués que pour arriver à la distinction des tissus les uns des autres ; mais ce qui caractérise par-dessus tout le tissu, non seulement au point de vue statique, mais encore au point de vue dynamique, c'est l'élément anatomique qui le constitue en plus grande partie, les autres n'étant qu'accessoires. Le tissu reproduit en masse les propriétés de cet élément fondamental déjà étudié isolément, c'est donc à la recherche de celui-ci que doivent tendre tous nos efforts. Aussi rechercher quelle est la nature d'un tissu, c'est rechercher quels sont les éléments anatomiques qui le composent, et ceux-ci étant connus ainsi que leur texture, on sait aussitôt si ce tissu est semblable ou différent de tout autre. Or, le microscope seul nous conduit rapidement et d'une manière précise à ce but ; il diminue donc de beaucoup la valeur des caractères fournis par l'emploi des réactifs, de la chaleur, de la putréfaction, etc., sauf pour les circonstances spéciales indiquées plus haut.

En un mot, ce qui caractérise le tissu et le distingue essentiellement des autres, c'est l'élément anatomique qui entre pour la plus grande part dans sa constitution, puis viennent les éléments secondaires ; c'est sur sa détermination que repose l'étude du tissu. Ces éléments une fois connus à l'aide du microscope, les autres études physiques et chimiques perdent de leur utilité, et leur intérêt devient de plus en plus spécial et limité, de moins en moins important.

FIN DE LA PREMIÈRE PARTIE.

EXPLICATION DES PLANCHES.

PLANCHE PREMIÈRE.

Fɪɢ. I. Forme des seringues à main pour injections fines. — *a* Corps de la seringue. — *b* Porte-canule conique qui le termine, continu avec l'extrémité arrondie et nue du corps *b'*. — *c* Oreille à 8 pans, destinée à retenir la seringue avec les doigts pendant la pression. Elle est portée par la virole qui ferme la seringue en haut, ou par le haut du corps de la seringue. — *ee* Autre oreille circulaire ou à pans, destinée à retenir les doigts en sens inverse quand on remplit la seringue d'une seule main. — *d* Manche du piston. — *f* Anneau du piston destiné à recevoir le pouce.

Fɪɢ. II. Piston séparé pour montrer *aa* les 2 pièces du parachute en cuir qu'on relève à volonté pour maintenir l'occlusion hermétique du corps de seringue.

Fɪɢ. III. Coupe du piston, montrant la manière dont ces deux pièces de cuir *aa* sont fixées par les deux pièces solides en cuivre *cc* et *ee* qui composent la charpente du piston.

Fɪɢ. IV. Forme d'une canule de moyen volume pour injections fines. — *a* Corps de la canule légèrement conique, destiné à s'adapter sur le porte-canule (*b* fig. I.) par frottement. — *b* tube cylindrique destiné à être introduit dans le vaisseau. — *o* Oreille destinée à fixer la canule au vaisseau en ramenant sur elle le fil qui lie le vaisseau sur le tube *b*. — *c* Bouchon qui sert à empêcher de s'échapper le liquide dont on remplit la canule avant l'injection et avant de la fixer au vaisseau, afin que l'air ne pénètre pas.

Fɪɢ. V. Canule fine sans oreille; même signification de *a* et *b*.

Fɪɢ. VI. Robinet destiné à se fixer le porte-canule *b* (fig. I), à simple frottement, et à recevoir les canules de la même manière par son autre extrémité.

Il n'y a pas de figure VII.

Fɪɢ. VIII. Aiguille à dissection et dilacération de Lebert, courbe.

Fig. IX. Même aiguille, droite. Il en faut une paire de chaque.

Fig. X. Microtome de Straus, pour dissection au microscope.

Fig. XI. Porte-loupe de Straus modifié. — *b* et *c* Deux tiges de cuivre supportées sur un pied plat, carré, de même métal. — *gdh* Tige horizontale du porte-loupe, jouant autour du genou *f* que porte la tige *c*. — *g* Anneau qui glisse à volonté sur la tige *b*. On rend le glissement plus facile et plus régulier en faisant cette tige en bronze. — *e* Articulation fine destinée à permettre de démonter l'appareil. — *d* Articulat'ons facilitant les mouvements de la tige. — *h* Porte-loupe disposé en porte-crayon à coulisse.

Fig. XII. Porte-doublet pouvant être substitué à la coupe en *h*. fig. II.

PLANCHE DEUXIÈME.

Fig. I. Loupe appelée demi-boule ou concentrateur, destinée à concentrer la lumière du jour du soleil sur les objets qu'on dissèque. — *a* Le pied. — *b* Articulations de la tige ou support. — *c* La loupe dans sa monture.

Fig. II. Microscope simple à dissection ou à doublet. — *aa* Le pied. — *b* Le tambour. — *m* Miroir réflecteur qu'il renferme. — *cc* platine percée d'un trou au centre pour laisser passer la lumière. — *dd* Petits tubes destinés à recevoir les chevalets *ee* pour fixer les bassinets sur la platine. — *f* Oreille de la platine portant la tige verticale *c* qui glisse dans le tube *g* au moyen du pignon *h*. — *k* Tube dans lequel glisse horizontalement le cylindre *l* au moyen du pignon *n*. — *p* porte-doublet. — *o* doublet.

Fig. III. Petit corps de microscope *rx* pouvant se visser sur le porte-doublet *p*. — *x* l'objectif. — *r* corps du microscope.

Fig. IV. Coupe d'un doublet montrant : *aa* Le tube qui porte le verre inférieur. — *bb* Pièce évasée supérieurement, vissée sur *aa* et portant le verre supérieur, plus le diaphragme *cc*.

PLANCHE TROISIÈME.

Fig. I. Microscope à dissection à prismes redresseurs de M. Nachet. — *g* Pied polygonal, formé d'une plaque de cuivre. — *h* Tige ou support du microscope. — *k* Branche horizontale terminée par un tube ou large anneau *rrr*, dans lequel glisse un tube *i*, au moyen d'une crémaillère *m*, mise en mouvement par un pignon *n*. — *oo* Corps du microscope qu'on entre et sort à volonté du tube *i*, dans lequel il glisse à frottement doux. — On peut le porter, si on veut, sur un pied analogue à celui du microscope de la planche IVe, ou sur un pied comme celui figuré dans le texte, figure X, première partie, page 68. — *b* Prisme incliné, remplaçant le verre de l'œil de l'oculaire, contenu dans un cylindre creux noirci. — *x* objectif vissé au bas du corps.

Fig. II et III. Théorie du microscope à dissection dans une coupe de la partie mécanique. — *a* Prisme inférieur placé au-dessus du premier diaphragme *DD* et indiquant la marche des rayons lumineux partant de l'objectif *x*. — Ce prisme redresse dans un sens l'image renversée par l'objectif, ainsi que le montrent les petites flèches et les figures représentées de profil. — *cc* Verre de champ de l'oculaire. — *bb* Prisme supérieur remplaçant le verre de l'œil de l'oculaire. — *dd* Diaphragme de l'oculaire arrêtant les rayons trop divergents. — *d'd'* Point de la grande face du prisme supérieur *bb* sur lequel frappent les rayons lumineux, qui sont réfléchis dans l'œil placé en *oo*, après que l'image a été redressée dans le second sens par ce prisme *bb*, ainsi que le montre le profil. — *ef* Image virtuelle théorique de la flèche placée au-dessous de l'objectif *x*, telle qu'elle est après avoir été grossie et redressée, puis reportée, avec les dimensions qu'on lui voit dans le microscope, par les centres nerveux à une certaine distance, variable avec les divers grossissements, mais qui n'est pas celle de la vision distincte, contrairement à ce que disent les traités de physique et les manuels du microscope.

PLANCHE QUATRIÈME.

Fig. I. Elle représente le microscope composé proprement dit, ou à observation, dessiné au trait. — *gg* Le pied en cuivre creux, dans lequel on a coulé du plomb. — *t* Tambour. — *m* Miroir réflecteur placé dans le tambour ; on le fait tourner à l'aide du pignon *i*. — *a* Platine en verre noir fixée dans un anneau de cuivre qui se meut circulairement par un système à tourbillon sur le tambour. Elle est percée d'un trou circulaire (*a*) à son centre, pour laisser passer la lumière réfléchie par le microscope. — *c* Oreille de l'anneau de cuivre dans lequel est enchâssée la plaque de verre noir de la platine *a*. — *z* Tige cylindrique en bronze sur laquelle glisse un cylindre creux *h*. On fait monter et descendre à volonté ce cylindre *h* à l'aide d'une vis d'acier qui traverse la colonne *z* et va se fixer dans l'écrou qui termine en haut le cylindre creux *h*. — *n* Pignon à l'aide duquel on fait tourner cette vis d'acier cachée dans la colonne *z*. — *k* Branche horizontale qui se termine par un tube ou large anneau vertical *rrr*. — *oo* Corps du microscope qui glisse à frottement doux et s'enlève à volonté du tube *rrr*. En faisant monter et descendre le cylindre *h* par le pignon *n*, on fait aussi mouvoir tout le système *k*, *rrr*, *oo* qui est continu avec lui. — *o'* Cône vissé sur le corps; quelquefois il lui est soudé. — *x* Objectif se vissant à volonté sur le cône et pouvant ainsi être changé. — *r* Chevalet qu'on place ou qu'on enlève à volonté dans les deux trous que porte l'oreille *c* de la platine, afin de fixer les plaques porte-objet. — *l* Manche du système à mouvement vertical destiné à porter les diaphragmes mobiles qu'on place dans le trou de la platine. — *b* Rebord de l'oculaire qui l'empêche de descendre tout à fait dans le corps du microscope.

Fɪɢ. II. Théorie du microscope composé à observation, et coupe du corps. — *m* Coupe du miroir réflecteur. — *x* Objectif achromatique formé de trois lentilles faites chacune avec deux verres soudés par de la térébenthine; l'un est inférieur, plan concave, il est en flint; l'autre est supérieur, biconvexe, il est en crown. — *DD* Premier diaphragme placé au-dessus du cône, arrêtant les rayons qui divergent trop immédiatement au-dessus de l'objectif. — *bc* L'oculaire glissant librement, mais juste, dans le corps ou tube du microscope. (*oo* fig. I.) — *cc* Le verre de champ. — *b* Pièce supérieure de l'oculaire dépassant les bords du tube pour empêcher celui-là de descendre tout à fait. Elle porte à son centre le verre supérieur ou oculaire, ou verre de l'œil de l'oculaire. — *dd* Diaphragme de l'oculaire, placé exactement au foyer du verre de l'œil. — *ii* Objet placé un peu au delà du foyer de l'objectif *x*. — *II* Image réelle de cet objet, renversée et grandie par l'objectif, telle qu'elle se formerait s'il n'y avait pas de diaphragme et de verre de champ pour la modifier. Au lieu d'être droite elle serait convexe en haut. — *i'i'* Image réelle de l'objet *ii*, renversée telle qu'elle est réduite par l'action du verre de champ. — $I'I'$ image virtuelle de l'image réelle $i'i$, renversée telle qu'elle se peint dans l'œil, et reportée à une certaine distance par les centres nerveux visuels. — Cette image réelle $i'i$ est vue en $I'I'$ grandie par le verre de l'œil b, comme si c'était un objet vu à l'aide d'une loupe que représente le verre de l'œil. L'image $I'I'$ est une image virtuelle, et elle est reportée, avec les dimensions qu'on lui voit dans le microscope, à une certaine distance comme celle de tout objet vu à la loupe ; cette distance, comme dans la planche précédente, n'est pas celle de la vision distincte, et de plus elle varie avec le grossissement ; elle est d'autant plus grande que le pouvoir amplifiant du système (oculaire et objectif) est plus fort.

DEUXIÈME PARTIE.

DE LA CLASSIFICATION
DES SCIENCES FONDAMENTALES EN GÉNÉRAL, DE LA BIOLOGIE ET DE L'ANATOMIE EN PARTICULIER.

PREMIÈRE SECTION.
Classification des sciences fondamentales.

CHAPITRE PREMIER.
PRÉLIMINAIRES.

ARTICLE PREMIER.

1. Dans l'étude de toutes les sciences, il est des mots qui se présentent à chaque instant aux yeux du lecteur et dont l'acception, n'étant pas préalablement nettement définie, jette quelquefois le trouble dans son esprit au lieu d'y apporter des notions précises. Ces mots sont ceux employés pour désigner ce qu'on entend par *causes*, *lois*, *forces*, etc. Il serait impossible de prévenir ce grave inconvénient, si l'on ne se plaçait d'abord à un point de vue assez élevé pour les envisager simultanément dans l'ensemble des conceptions humaines.

2. Ce point de vue élevé est le point de vue philosophique. Par *philosophie* il faut, comme le faisaient les anciens, Aristote principalement, désigner l'étude propre des généralités de toutes les sciences qu'embrasse notre intelligence, conçues comme soumises à une mé-

thode unique, et comme constituant chacune les différentes parties d'un grand fait, d'une vaste et unique
science. (Σοφια, science, sagesse.)

3. On donne le nom de *loi* aux relations ou rapports
constants de similitude et de succession qui rattachent
les uns aux autres tous les phénomènes que présentent
les êtres qui composent l'univers.

Analyser ces phénomènes pour arriver à la découverte des lois qui les mettent en relation l'un avec l'autre, c'est là le but des savants, c'est à cela que doivent
se borner leurs efforts.

Découvrir une loi, c'est découvrir qu'un ensemble de
phénomènes se passent de telle ou telle manière, dans
telles ou telles circonstances ; c'est généraliser, réduire
à un fait général plusieurs faits semblables ou ayant
lieu d'une manière successive.

Mais dire que les lois sont toujours placées au-dessus
de la matière, la tiennent sous leur dépendance sans
être influencées par elle, c'est sortir de la réalité ; c'est
supposer que les lois peuvent exister en dehors de la
matière et sans elle, comme autant d'esprits domina-
teurs indéfinissables. C'est faire une hypothèse qui ne
peut ni être démontrée, ni être renversée, et qui par
conséquent ne mérite pas d'être prise en considération.

ART. II. — Lois principales de l'évolution ou développement
des sciences.

4. L'étude du développement total des sciences, d'après
une telle conception, depuis leurs premiers vestiges
jusqu'à nos jours, chez les différents peuples, a conduit
à des résultats importants. Ils sont de nature à donner

à toutes les sciences successivement un caractère de précision et de certitude dans les détails appropriés à la nature des corps étudiés, puis de positivité et d'élévation dans les généralités, que les plus avancées d'entre elles ont atteint et dont on pouvait à peine soupçonner la possibilité pour les autres. Ce serait sortir du cadre de ce livre que de les exposer ici; c'est à la philosophie positive et à l'histoire philosophique des sciences qu'il appartient de les mettre en évidence. Toutefois comme ces résultats sont autant de principes qui doivent servir incessamment de guide, il devient nécessaire de les énoncer en peu de mots. Du reste, déjà ils remplissent ce but, soit empiriquement, soit systématiquement dans l'étude des corps inorganiques, tandis qu'ils sont complétement négligés par les biologistes, sauf un petit nombre d'exceptions, empiriques pour la plupart.

C'est par leur connaissance qu'il est possible d'arriver à se rendre nettement raison des variations incessantes qui viennent successivement changer la face de chaque question scientifique, au grand scandale des esprits étrangers ou mal préparés à l'étude des sciences. Ils nous expliquent pourquoi les mots *cause*, *force*, *nature*, etc., ont été pris dans des acceptions si différentes et souvent si opposées, et en même temps ils nous apprennent dans quel sens nous devons les employer. Enfin, au milieu des considérations sans nombre et de toute nature auxquelles peuvent donner lieu et ont trop souvent donné lieu les faits anatomiques, physiologiques, pathologiques, etc., ils peuvent servir à faire juger de l'importance et de l'utilité de chacune d'elles, soit comme pouvant conduire à d'autres découvertes , soit comme applicables aux besoins de l'homme.

5. C'est par l'analyse du développement successif des sciences qu'on est arrivé à reconnaître que toutes les branches de nos connaissances progressent d'après certaines lois déterminées en se prêtant un mutuel appui. Dans cette évolution elles sont solidaires l'une de l'autre dans de certaines limites, comme autant de parties d'un corps unique, mais complexe. De là vient que tout progrès réel d'une science influe à un degré plus ou moins prononcé sur les progrès des autres , et qu'aucune d'entre elles ou de leurs branches ne peut être poursuivie d'une manière exagérée, à l'exclusion des autres, sans voir ses progrès rester stériles , ou même être rapidement taxés de nullité.

De cette évolution progressive des sciences résulte aussi que, rarement, les découvertes les plus remarquables ne sont le fait d'un homme seul. Elles sont au contraire toujours préparées plus ou moins directement par les travaux des savants antérieurs, et souvent elles n'ont été retardées que par l'imperfection relative d'une autre branche des sciences. Ces découvertes sont donc en quelque sorte le fait d'une époque ; elles marquent une phase du développement total de l'espèce humaine. Aussi ne doit-il pas paraître étonnant que si souvent une même découverte soit faite en même temps par des hommes éloignés les uns des autres ou à des temps très rapprochés.

6. La loi fondamentale du développement de l'espèce humaine entière, loi qui se manifeste dans chaque branche de nos connaissances, consiste en ce que chacune d'elles passe successivement par trois états théo-

riques différents : 1° L'état théologique ou fictif; 2° l'état métaphysique ou abstrait ; 3° l'état scientifique ou positif. Ce sont là les trois manières de raisonner que l'esprit humain par sa nature emploie successivement dans chacune de ses recherches. De là trois sortes de philosophies qui s'excluent mutuellement. La première est le point de départ nécessaire de l'intelligence humaine ; la troisième son état définitif, permettant aux sciences de se développer continuellement; la seconde est simplement destinée à servir de transition de la première à la troisième, malgré ses prétentions à représenter d'une manière définitive et absolue le terme final du développement de l'esprit humain.

Dans l'état théologique, la nature intime des êtres, les causes premières et finales de tous les effets qui le frappent, voilà ce que l'homme se propose de découvrir. Il cherche des connaissances absolues ; dès lors tout phénomène est considéré comme produit par l'action directe et continue d'êtres surnaturels plus ou moins nombreux, produits de l'imagination, créés à notre image, dont l'intervention, arbitraire suivant les besoins, ne laisse rien d'inexpliqué dans tout ce qui nous frappe.

Dans l'état métaphysique, état de transition, rien n'est absolument nouveau : c'est une modification pure et simple du précédent. Au lieu d'être des agents surnaturels et très nombreux, ce sont des forces abstraites réduites à un moindre nombre qui les remplacent. Ce sont de véritables entités presque personnifiées, inhérentes aux divers êtres du monde, et considérées comme capables d'engendrer tous les phénomènes observés. L'explication des phénomènes consiste ici à rechercher s'ils sont produits par une ou plusieurs de ces forces (fluides, etc.), et à assigner pour chacun d'eux l'entité qui l'a produit.

Une science est arrivée à l'état positif quand, reconnaissant l'impossibilité d'obtenir des notions absolues, l'esprit humain renonce à chercher l'origine et la destination de l'univers ; quand il renonce à découvrir la nature et les causes intimes des phénomènes, pour s'attacher uniquement à découvrir par l'observation et le raisonnement sagement combinés leurs lois effectives, c'est-à-dire, ainsi que nous l'avons vu, à découvrir leurs relations invariables de succession et de similitude. Dès lors l'explication d'un fait est réduite à ses termes réels. Car substituant la recherche du comment à celle du pourquoi, qui pour rien encore n'a été atteinte et ne le sera jamais, expliquer un fait ne consiste plus désormais qu'à établir une liaison entre les divers phénomènes particuliers et quelques faits généraux considérés comme causes, dont les progrès de la science tendent de plus en plus à diminuer le nombre. Mais la cause première et la nature intime de ces faits généraux sont inabordables à notre intelligence, et leur étude est complétement stérile et vaine.

Le système théologique est parvenu à la plus haute perfection dont il soit susceptible, quand il a substitué l'action providentielle d'un être unique à l'action variée des nombreuses divinités indépendantes imaginées primitivement comme présidant aux phénomènes de chaque corps de l'univers.

De même le dernier terme du système métaphysique consiste à concevoir, au lieu des différentes entités particulières à chaque corps ou d'un être unique exerçant une action providentielle ; à concevoir, disons-nous, une seule grande entité générale, désignée sous le nom de *nature*, et envisagée comme la source unique de tous les phénomènes.

La perfection du système positif n'étant pas atteinte, ne peut être précisée. Toutefois il tend sans cesse à se perfectionner, c'est-à-dire que de plus en plus il tend à rattacher les divers phénomènes particuliers à quelques faits généraux considérés nominativement comme causes. On ne peut encore que supposer, d'après cela, quel pourrait être le dernier degré de sa perfection, en ayant soin de prévenir que tout porte à croire qu'il ne l'atteindra jamais. Cette perfection serait de pouvoir se représenter tous les divers phénomènes observables comme des cas particuliers d'un seul fait général, tel que celui de la gravitation par exemple.

7. Les remarques suivantes prouvent l'exactitude de cette loi. A toutes les époques une théorie quelconque est nécessaire pour lier les faits observés ; il n'y a pas d'observation suivie possible sans cela. Si les phénomènes observés n'étaient immédiatement rattachés à quelques principes, non seulement il serait impossible de combiner ces observations isolées et d'en tirer aucun fruit, mais nous serions dans l'impossibilité de les retenir, sans compter que le plus souvent ils passeraient inaperçus sous nos yeux.

Il est évident d'autre part que toute théorie positive ne peut être fondée que sur l'observation. L'esprit humain, ainsi pressé entre la nécessité d'observer pour se former des théories réelles pouvant conduire à des résultats sûrs, et la nécessité non moins imperieuse de se créer des théories quelconques, pour se livrer à des observations suivies, n'aurait jamais pu sortir de ce cercle vicieux, si les conceptions théologiques ne se fussent spontanément présentées à lui. Il faut remarquer en outre que dans son enfance l'esprit humain concentre toute son activité sur les questions les plus inaccessibles à nos moyens, comme la nature intime des êtres, l'origine et la fin de tous les phénomènes ; autant de questions que les conceptions théologiques pouvaient seules résoudre par l'admission d'autant d'êtres surnaturels présidant à ces phénomènes.

A cette époque reculée, tous les problèmes vraiment solubles étaient presque envisagés comme indignes de méditations sérieuses. Actuellement, au contraire, la plus haute ambition des savants est de découvrir les lois des phénomènes ; le premier caractère propre de la philosophie qui leur sert de guide est de regarder comme démontré par l'expérience de plusieurs siècles, que tous ces mystères de l'origine et de la fin de toutes choses, etc., si facilement expliqués jusque dans les moindres détails par la philosophie théologique, sont nécessairement interdits à la raison humaine.

Mais les conceptions théologiques et les observations et théories physiques ou positives sont tellement opposées, si profondément incompatibles, que l'esprit ne pouvait passer brusquement et sans intermédiaire de l'un à l'autre. Il n'est donc pas étonnant que l'intelligence humaine se soit servie de conceptions intermédiaires d'un caractère bâtard, propres par cela même à opérer graduellement cette transition. C'est là ce qui caractérise les conceptions métaphysiques.

En substituant dans l'étude des phénomènes, à l'action surnaturelle, une entité correspondante et inséparable, elles ont conduit l'homme à s'habituer graduellement

à ne considérer que les faits eux-mêmes ; tandis que
les notions de ces agents ou entités métaphysiques
finissent par ne plus représenter à l'esprit autre chose
que les noms abstraits des phénomènes (1).

ART. III. — Du sens dans lequel doivent être pris les mots *cause*, *force*, *nature*, etc.

8. On voit déjà, par ce qui précède, que chez les anciens et chez tous les adeptes des philosophies théologiques et même métaphysiques, la *cause* des phénomènes est, dans la première, un être surnaturel présidant à chacun d'eux, ou un seul être providentiel, *cause*
de tout ce qui existe. De là vient que dans les cas où
le phénomène ne se manifestait pas avec ses circonstances habituelles, on s'en prenait à cette entité à laquelle on supposait une volonté, des caprices par
conséquent, et le pouvoir de se jouer de l'être aux manifestations duquel elle présidait. Les cas tératologiques,
par exemple, étaient des jeux de la *nature* (*ludibria na-
turæ*), cette grande entité métaphysique imposée comme
gouvernant tous les phénomènes des êtres organisés. De là
aussi découlait naturellement la croyance à la possibilité
d'agir sur cet être, de fléchir son courroux, de se le rendre favorable, croyance qui entraînait nécessairement
à sa suite un culte accompagné de cérémonies diverses.

Que le mot *cause* désigne d'une manière générale
un ou plusieurs êtres surnaturels, ou qu'il désigne un
ou plusieurs fluides, ce n'est jamais que reculer la
difficulté sans donner plus de certitude à la prévoyance,

(1) Comte, *Cours de philosophie positive*, t. I, p. 5 et suiv.;
Kœpler, Berthollet, etc.

qui est en définitive le but de toute science, c'est-à-dire, de toute série de faits rattachés entre eux par une théorie. Ce qui le démontre, c'est que ces êtres, ou les fluides qui les remplacent, sont mis de côté dans le raisonnement quand une fois les lois des phénomènes sont connues ; ils ne remplissent donc qu'un rôle provisoire, puisqu'on s'en passe dès que cela est devenu possible par une connaissance approfondie des choses ; par conséquent, se passer dans le raisonnement d'un tel moyen adjuvant et transitoire, c'est marquer un progrès dans les sciences.

Ainsi, le caractère fondamental de la philosophie positive est de regarder tous les phénomènes comme se produisant d'après un certain nombre de lois invariables, dont la découverte et la réduction au moindre nombre possible sont le but de tous les efforts des savants.

9. Le mot *cause* désignera donc d'une manière générale un ou plusieurs phénomènes ou faits généraux auxquels se rattachent divers phénomènes particuliers, d'après certaines lois reconnues invariables.

Les phénomènes généraux du monde planétaire sont donc expliqués, leur cause est donc connue, puisqu'on sait que l'immense variété des faits astronomiques dérivent tous de la loi de la gravitation newtonienne, qui exprime le fait général de la tendance constante de toutes les molécules les unes vers les autres, en raison directe de leurs masses et en raison inverse du carré des distances. Ce fait général n'est lui-même qu'une simple extension d'un phénomène qui nous est familier, et que d'après cela seul nous regardons comme bien connu : la pesanteur des corps à la surface de la terre. Ainsi

les phénomènes astronomiques ne sont qu'un seul et
même fait envisagé sous divers points de vue, dans diverses conditions.

Mais qu'est-ce en elle-même que cette attraction et
cette pesanteur? Quelles en sont les *causes?* Pourquoi
existe-t-elle? Ce sont des questions qu'il faut regarder
comme insolubles. Il faut les abandonner à l'imagination des théologiens ou aux subtilités des métaphysiciens qui n'ont jamais pu faire plus que définir ces
deux faits principes l'un par l'autre, en disant que l'attraction n'est autre chose qu'une pesanteur universelle, et la pesanteur qu'elle consiste dans l'attraction
terrestre : ce qui revient à dire que l'attraction est
l'attraction, et de même pour la pesanteur.

Ainsi, analyser avec certitude les circonstances de la
production des phénomènes, les rattacher par leurs
relations normales de similitude et de succession, voilà
où il faut s'arrêter. Mais la recherche des *causes* géné-
ratrices, soit premières, soit finales, est absolument
inaccessible à notre intelligence, et l'on ne peut avoir la
prétention de les exposer dans les explications, même
les plus parfaites, d'un phénomène quelconque, puisqu'on ne fait jamais que reculer la difficulté toutes les
fois qu'on l'essaie.

10. Les *causes finales* doivent nous arrêter ici quelques instants.

La doctrine des causes finales consiste à considérer,
par exemple, en astronomie, l'univers comme subor-
donné à la terre, et, par suite, approprié à la satisfaction parfaite de tous les désirs et de tous les besoins
de l'homme; mais l'exacte exploration du système solaire a fait disparaître, chez les esprits éclairés, l'ad-

miration aveugle que cette idée inspirait autrefois à la vue de l'ordre général des astres.

Dans les sciences moins avancées, des considérations analogues sont encore quelquefois mises en avant par ceux qui considèrent les végétaux comme ayant pour fin d'absorber l'acide carbonique expiré par les animaux, de servir de nourriture aux herbivores, puis ceux-ci comme faits pour nourrir les carnivores et l'homme, etc. Ou bien par ceux qui s'extasient sur la perfection et la complication d'un organe ou d'un appareil, de l'œil par exemple, particulièrement en ce qui concerne le but du cristallin, évidemment fait pour jouer le rôle de len-tille et concentrer les rayons lumineux sur la rétine ; mais dont un peu plus loin ils n'admirent pas moins l'inutilité, parce qu'après avoir été enlevé par l'opéra-tion de la cataracte, la vision est encore possible.

Dans ces cas, et tous les cas analogues, c'est pour n'avoir envisagé qu'un des côtés de la question qu'on arrive à un résultat qui frappe outre mesure pendant quelque temps, et qui en définitive s'évanouit bientôt. Ce sont, en un mot, des questions mal posées ; ce sont autant de restes de l'ancienne suprématie théologique qui plaçait un être surnaturel chargé de régir les phé-nomènes de tous les corps.

Pour ces exemples et tous les exemples analogues, l'observation et le raisonnement transforment graduel-lement le dogme élémentaire des causes finales dans le principe fondamental des conditions d'existence. Elles nous conduisent à reconnaître que, par cela même que tel organe fait partie de tel être vivant, il concourt néces-sairement d'une manière déterminée, quoique peut-être inconnue, à l'ensemble des actes qui composent son existence. Ceci revient simplement à concevoir qu'il n'y a pas plus d'organes sans fonctions que de fonctions sans organes ; ce principe est un résultat de l'observation.

Ainsi donc, d'après ce grand fait, appelé *principe des conditions d'existence*, quand nous avons observé une fonction quelconque, nous ne devons pas être surpris que l'analyse anatomique nous montre dans l'organisme un mode statique propre à permettre l'accomplissement de cette fonction. Et d'une manière générale, toutes les fois qu'une chose existe, nous ne saurions être étonnés de reconnaître que tout est disposé de manière à ce qu'elle ait lieu. La seule chose que nous devions faire, c'est de rechercher comment les choses sont disposées au point de vue statique, et d'après quelles lois elles se passent au point de vue dynamique ; de telle sorte que nous puissions arriver à les modifier ou les approprier à l'avantage de l'espèce humaine.

De même, toute admiration exagérée devant la stabilité du système planétaire, qui aurait pour fin de permettre l'existence de l'homme et des animaux à la surface de la terre, revient à dire que, puisque nous existons il faut bien de toute nécessité que le système dont nous faisons partie soit disposé de façon à permettre cette existence, qui serait incompatible avec une absence totale de stabilité dans les éléments du monde. S'il en était autrement, la cause finale précédente se réduirait à cette remarque puérile, que si cette stabilité n'existait pas, nous n'existerions pas à la surface du globe ; ce qui dès lors rendrait toute admiration impossible, ou, en un mot, qu'il n'y a d'astres habités que ceux qui sont habitables.

On est ici, comme précédemment, ramené au fait des conditions d'existence, dont la portée et la fécondité sont bien supérieures à celles du dogme des causes finales (1).

11. C'est par l'étude du développement des sciences, considérées dans leur ensemble, qu'on a été conduit aux résultats énumérés précédemment, et par suite à préciser le sens des mots *causes*, *lois*, etc., de la manière qu'il vient d'être indiquée. Relativement au mot *nature*, les résultats obtenus ne sont pas moins importants.

Ce mot ne se trouve pas employé dans les livres sacrés, livres les plus anciens que nous connaissions. Ces livres qui, ainsi que l'a démontré M. A. Cocquerel, ne sont autre chose que l'exposé des connaissances scientifiques du temps, ayant été écrits sous l'influence du régime théologique monothéique le plus pur, leurs auteurs ne pouvaient, suivant la remarque de M. de Blainville, avoir besoin de ce mot, puisqu'ils admettaient un Dieu, un être créateur et gouverneur de toutes choses. Ce sont les philosophes métaphysiciens de la Grèce qui créèrent le mot *nature* pour désigner une divinité, un être surnaturel, véritable entité qui paraît avoir été imaginée par l'école d'Hippocrate. (Φύω, *je nais*; φυσις, *nature*.) Cette divinité régissait et dirigeait toutes les choses d'ici-bas. C'était déjà un immense progrès que de réduire à un seul les êtres surnaturels qui antérieurement présidaient à tous les phénomènes principaux que présentent les végétaux, les animaux, etc. Cet être,

____

(1) Comte, *loc. cit.*, t. II et III; Lamarck, de Blainville, Geoffroy Saint-Hilaire, etc.

imaginé d'abord pour expliquer les phénomènes appelés crises dans les maladies aiguës qu'on ne voulait pas attribuer au hasard, servit peu à peu à l'explication de tous les phénomènes de l'univers, et finit par être considéré comme son créateur. Chez les Latins, le mot *nature* (*nasci*, naître) désignait ce qu'un être tient de sa naissance, ses qualités ou propriétés spontanées, par opposition à ce qu'il peut acquérir par l'art. Ainsi, le diamant brut est naturellement cristallisé, mais souvent peu brillant; l'art du lapidaire lui donne un éclat qui ne lui est pas naturel.

Les métaphysiciens scolastiques le rendirent synonyme d'essence, en s'en servant pour désigner l'ensemble des attributs qui constituent un être ce qu'il est et le distinguent des autres. De là vient qu'on dit : Il est dans la nature de l'homme d'être humain, sociable, raisonnable ; dans celle du fer, d'être dur, malléable, etc. Ce terme fut nécessairement étendu par les métaphysiciens, des qualités générales des corps organiques et inorganiques (qualités qui, pour eux, étaient en réalité autant d'entités dont ils prétendaient arriver à connaître l'essence) à l'entité providentielle et créatrice, à Dieu. Aussi dit-on également bien : La nature de Dieu ; la nature du fer, de l'homme, d'un raisonnement, d'un triangle, etc.

Une fois arrivés à reconnaître que les propriétés communes à tous les corps, que les propriétés générales de la matière ne sont pas des entités, n'existent pas hors de la matière et sans elle, mais lui sont inhérentes, lui sont propres, les savants n'ont plus employé le mot *nature* pour désigner l'ensemble de ces qualités, antérieurement considérées comme des entités indépendantes. Dès lors il n'a plus signifié que l'ensemble des êtres qui possèdent ces propriétés générales ; de là vient qu'on le substitue quelquefois à celui d'*univers, monde, création*, qu'on s'en sert pour désigner l'universalité des êtres. C'est dans ce sens qu'on dit que le sphynx ou autres êtres fantastiques ne sont pas dans la nature.

Les lois qu'on établit d'après l'observation de relations constantes qui unissent les uns aux autres les nombreux phénomènes des êtres de l'univers sont, dans ce sens, appelées lois de la nature.

Arrivée à sa plus haute perfection, la métaphysique n'a pas laissé au mot *nature* l'acception précédente beaucoup trop positive pour elle. Elle ne s'est pas bornée à désigner par ce mot l'ensemble des êtres pris d'une manière générale : elle personnifia cet ensemble d'êtres ; elle en fit un être distinct, une grande âme, dont chaque corps organisé ou inorganique possédait une branche, un prolongement qui rentrait dans l'âme commune dès que le corps était détruit. Cet être de pure création, cette grande entité générale comprenait tous les autres, réglait leurs rapports, en dirigeait les lois. On lui assigna tous les attributs de Dieu. C'est ainsi qu'on dit : La bonté, la sagesse de la nature, comme on dit : La justice de Dieu. La *nature* prit dès lors la place de Dieu, devint la *natura naturans* des scolastiques.

De là est né le *panthéisme*, système d'après lequel Dieu n'est pas seulement dans la nature, mais est la nature elle-même, c'est-à-dire l'ensemble de tout ce qui est ; en un mot, l'entité nature est substituée à l'entité Dieu.

« Le mot *nature* devient évidemment une véritable

entité, une création ontologique qui n'a pas plus de réalité que le principe vital, que l'archée de Van Helmont, autres entités qu'on a supposées chez les animaux et qui devaient présider aux phénomènes de la vie, les régler, les diriger (1). »

Ainsi le mot *nature* ne sera donc employé ni pour désigner une sorte de divinité, comme le faisaient les Grecs, ni pour l'entité ontologique mise à sa place par les métaphysiciens panthéistes. Il indiquera, au contraire, les propriétés qu'un être tient de sa naissance, comme le faisaient les Latins, surtout dans le cas où l'on dit, les propriétés naturelles d'un corps, comme synonyme de propriétés générales.

Il désignera surtout l'ensemble des êtres existants ; il est alors synonyme d'univers, terme préférable, puisque l'étymologie emporte sa définition. (De Blainville, *loc. cit.*)

Ce serait retomber dans la métaphysique ou le théologisme que de vouloir rechercher ce qui concerne la nature intime des êtres, leur essence, leur mode essentiel de production ; c'est là un genre de recherches absolument inaccessible au raisonnement et à l'observation, et qui rentre dans le domaine de l'imagination.

12. On donne, dans les sciences, d'une manière générale, le nom de *forces* à tous les faits généraux auxquels se rattachent un ou plusieurs phénomènes particuliers, comme autant d'*effets.* En un mot, toute cause est une *force*. Ainsi, par exemple, on donne le nom de force de cohésion à la cause ou fait général en vertu duquel

____

(1) De Blainville, *Cours de physiologie comparée.* t. I. p. 17. Paris, 1829.

les molécules des corps sont retenues, fixées les unes aux autres à des degrés variables d'intensité.

Le fait de l'attraction newtonienne est la *force* ou *puissance* en vertu de laquelle les planètes tournent autour du soleil, les corps tombent vers le centre de la terre; l'attraction est la cause de ces mouvements.

D'une manière analogue dans les corps organisés, le mot *force* désigne d'une manière générale l'action produite par une ou plusieurs propriétés de ces corps agissant simultanément. Par force d'impulsion du cœur, on désigne implicitement l'effet que peut produire la contraction des fibres musculaires de cet organe. La force digestive du ventricule succenturié des oiseaux de proie diurnes est plus grande que celle du même ventricule des passereaux; parce que chez les premiers il a la propriété de sécréter un liquide plus acide et plus abondant.

On conçoit facilement qu'à l'époque où chaque fait général, chaque propriété générale de la matière, étaient considérés comme autant de manifestations d'une ou de plusieurs entités, les forces devaient conséquemment être aussi regardées comme une puissance surnaturelle placée au-dessus de la matière.

13. *En résumé*, on voit d'après ce qui précède, que les sciences, considérées philosophiquement dans leur ensemble, se développent graduellement en se prêtant un mutuel appui et d'après certaines lois.

La principale de ces lois est que chaque science passe successivement par trois états différents : 1° l'état théologique, pendant lequel la fiction et la création d'êtres surnaturels créés à l'image de l'homme suppléent à l'observation et au raisonnement, et servent de théorie pour relier et expliquer les faits qui frappent les yeux ; 2° l'état métaphysique ou abstrait, modification du premier, pendant lequel aux agents surnaturels on substitue des forces abstraites, véritables entités inhérentes aux divers êtres du monde, et conçues comme capables d'engendrer tous les phénomènes observés ; 3° l'état positif, dans lequel reconnaissant l'impossibilité d'obtenir des notions absolues, ainsi que l'origine et la destination de l'univers, de connaître les causes intimes des phénomènes, des êtres de la nature, l'esprit humain s'attache uniquement à découvrir par l'usage bien combiné du raisonnement et de l'observation leurs lois effectives.

Par *loi* on entend les rapports constants de similitude et de succession qui rattachent les uns aux autres tous les phénomènes que présentent les êtres de l'univers.

Le mot *cause* désigne d'une manière générale un ou plusieurs faits généraux auxquels se rattachent les faits particuliers analogues, d'après certaines lois reconnues invariables par expérience.

Le dogme des *causes finales* est un reste de l'ancienne suprématie théologique dans l'explication des phénomènes du monde ; il ne peut être soutenu qu'autant qu'on envisage un seul point de la question. Mais lorsqu'elle est posée d'une manière scientifique, il se réduit au principe des conditions d'existence, qui nous montre expérimentalement que toutes les fois qu'une chose existe, nous ne saurions être étonnés de reconnaître que tout est disposé de manière qu'elle ait lieu ; ou plus spécialement qu'il n'y a pas plus d'organes sans fonction que de fonction sans organes.

Par le mot *force* on entend d'une manière générale tous les faits généraux auxquels se rattachent plusieurs phénomènes particuliers, comme autant d'effets. Toute cause est une force.

Le mot *nature* désigne l'ensemble des êtres existants, il est synonyme d'univers. Pris adjectivement, il indique les propriétés qu'un être ou un objet tiennent de leur naissance.

Les recherches sur la nature intime, l'essence des choses, doivent être abandonnées à l'imagination des métaphysiciens, et il faut y substituer la recherche des lois des phénomènes.

CHAPITRE II.

DIVISION DES SCIENCES D'APRÈS L'ORDRE DE LEUR ÉVOLUTION ET LE DEGRÉ DE COMPLICATION CROISSANTE DES PHÉNOMÈNES DONT ELLES S'OCCUPENT.

ART. I. — Séparation successive des sciences du corps unique qu'elles formaient primitivement.

14. Il n'est personne qui, dans l'étude des sciences, n'éprouve le besoin d'une théorie susceptible de rattacher les uns aux autres, d'une manière rationnelle et complète, cette immense quantité de traités spéciaux qui paraissent chaque jour et sont présentés comme autant de sciences particulières, et conséquemment reçoivent chacune leur nom. Cependant, quels que soient les ouvrages qui dans leurs préliminaires traitent de ce sujet, il n'en est pas deux qui s'accordent sous ce rapport. Les traités de physique mêmes, dans lesquels on s'attend à trouver plus de rigueur sur ce point, ne sont pas plus satisfaisants que les ouvrages qui traitent des

sciences organiques. Il est résulté de là une sorte de
répulsion contre toute tentative de ce genre, et la plupart des auteurs s'abstiennent maintenant d'un tel
ordre de considérations. Ils se bornent à traiter du sujet
qui les occupe, sans faire ressortir ses relations avec
les autres branches des connaissances humaines et la
place qu'il doit occuper parmi elles ; sans montrer
quelle est son importance relative , sans faire voir s'il
s'agit d'un ordre d'idées plus simples ou plus complexes
que celui des sciences voisines.

Il résulte de cela une tendance de la part de chaque
auteur à considérer son sujet comme dominant tous les
autres, et à le poursuivre d'une manière immodérée
sous chaque point de vue. Aussi à chaque pas il empiète
sur les sciences voisines et tend à les absorber plus ou
moins complétement ; comme, par exemple, la chimie
organique qui tend à absorber une grande partie de la
physiologie, tandis qu'elle ne doit être pour le physiologiste qu'un instrument, indispensable, il est vrai,
mais qui pourtant ne peut marcher sans l'anatomie.

Aussi, comme conséquence nécessaire de cette vicieuse distribution du travail scientifique, on voit bientôt
les progrès réels de la science envahie, rendre presque
complétement inutiles un nombre considérable de travaux consciencieux en eux-mêmes, dont la lecture ne
peut plus servir qu'aux historiens de la science. Au
milieu des exemples sans nombre qu'on pourrait citer
à cet égard, il suffit de signaler l'influence de ce
genre exercée, par les remarquables découvertes de
M. Cl. Bernard, sur un grand nombre de travaux trop
exclusivement chimiques relatifs surtout aux liquides
de l'économie animale.

15. Il est incontestable que, quelles que soient les divisions que nous établissions dans l'ensemble de nos connaissances, elles s'enchaînent l'une à l'autre d'une manière régulière et méthodique. Il est de la dernière importance de déterminer quel est cet ordre sous un grand nombre de rapports. En premier lieu, c'est le seul moyen d'éviter l'inconvénient cité plus haut. Cet ordre est, en outre, la base de toute méthode dans l'étude des sciences; méthode qui doit nous conduire, d'une part, à ne rien laisser échapper tant parmi les détails anatomiques, que parmi les phénomènes qui se passent sous nos yeux ; d'autre part, à donner à chacun de ces faits l'importance qu'il mérite par rapport aux autres.

C'est par conséquent le seul moyen qui puisse nous éviter de tomber dans des détails descriptifs trop oiseux, et de poursuivre outre mesure des recherches de minime importance, relative ou absolue. Car il y a autant de sagacité à savoir s'arrêter dans un ordre d'investigations quelconques poussées à un certain point, qu'à reconnaître quelle est la partie d'une science qui doit de préférence attirer notre attention et faire le but de nos recherches.

La notion exacte du développement corrélatif de l'ensemble des sciences, celle des phases par lesquelles elles passent successivement, déjà mentionnées (§ 4 et suiv.), et celle de leur enchaînement réciproque peuvent seules nous conduire à reconnaître qu'un sujet quel qu'il soit ne peut jamais être traité complétement, être fini (suivant le langage reçu) d'une manière définitive et absolue. Cependant c'est ce que l'on entend journellement déplorer à l'occasion de chaque ouvrage, de chaque nouveau travail publié, quel qu'il soit. On ne peut pas même en excepter ceux dont les auteurs, se proposant ce but inaccessible, s'épuisent en vain en détails minutieux et souvent stériles.

16. Dans l'état primitif des connaissances humaines il n'existait aucune division régulière des travaux intellectuels ; les mêmes hommes cultivaient simultanément toutes les sciences. Il ne pouvait pas en être autrement à une époque où les faits observés et recueillis étaient encore en petit nombre. Mais, à mesure que les divers ordres de conceptions se développent, par une loi nécessaire, chaque branche de nos recherches se sépare insensiblement du tronc, lorsqu'ayant pris assez d'accroissement, elle occupe à elle seule l'activité entière de quelques hommes et exige ainsi une culture isolée. C'est à cette division du travail intellectuel, perfectionnée de plus en plus, et à cette répartition des diverses sortes de recherches entre différents ordres de savants, que nous sommes redevables du développement si étendu des connaissances humaines, qui rend complétement impossible chez les modernes cette universalité de recherches spéciales, si facile et propre à tous les anciens philosophes.

17. Les différentes sciences n'ont pas pu se séparer les unes des autres simultanément, car elles n'ont pas dû parcourir d'une vitesse égale les trois grandes phases de leur développement indiquées au chapitre Ier (art. II). Elles ont, dans cette progression, suivi un ordre invariable et nécessaire, dont la considération exacte est le complément indispensable de la loi précédente. Cet ordre est déterminé par les degrés : 1° de généralité ; 2° de simplicité ; 3° d'indépendance

de chaque science par rapport aux autres. Cet ordre est conforme à la nature simple ou complexe des phénomènes dont traite chacune d'elles. Ces trois considérations, bien que distinctes, concourent au même but, qui est de séparer chaque science des autres et en même temps de les ranger dans l'ordre de leur enchaînement rationnel. Ainsi, parmi les phénomènes de l'univers, les phénomènes astronomiques d'abord, qui sont les plus généraux, les plus simples et les plus indépendants de tous; puis successivement par les mêmes raisons, les phénomènes de la physique proprement dite, ceux de la chimie et ceux que présentent les corps organisés, se sont successivement séparés les uns des autres. C'est dans cet ordre aussi que, dans ces sciences, le raisonnement s'est affranchi des entités théologiques et métaphysiques.

Enfin, comme dernière science, il faut placer celle qui s'occupe non plus des corps organisés considérés comme individus, mais qui traite des phénomènes des êtres réunis en société, la science sociale, en un mot, ou sociologie, la moins simple et la moins générale de toutes quant aux faits qui en font le sujet, et la moins indépendante de toutes celles qui la précèdent. Sa grande complication, ses phénomènes particuliers, peu généraux, leur dépendance de tous les autres, montrent qu'elle a dû par cela seul se perfectionner plus lentement que les précédentes. Ils nous expliquent pourquoi elle n'est pas encore nettement envisagée et nettement conçue par tous les esprits; pourquoi ce n'est que dans ces derniers temps qu'elle a été considérée d'une manière à la fois philosophique et systématique comme formant un corps de science distinct des autres; le dernier terme des conceptions humaines sur l'ensemble des phénomènes de l'univers (1).

18. Quoique toutes ces sciences fondamentales, en tête desquelles nous placerons plus loin les mathématiques, n'inspirent pas à certains esprits un égal intérêt, il n'en est aucune qui doive être absolument négligée. Quant à leur importance et leur utilité à l'espèce humaine, elles sont certainement équivalentes quand on les examine d'une manière approfondie. Celles qui, au premier abord, présentent un moindre intérêt pratique, se recommandent, soit par un plus grand perfectionnement de leur méthode, soit comme étant le fondement indispensable de toutes les autres.

19. La grande division nécessaire du travail intellectuel, qui, pendant un certain temps, est la base des progrès de chaque science, a cependant des inconvénients des plus graves et faciles à concevoir. C'est de l'extrême particularité et de l'étroitesse des idées qui absorbent alors trop exclusivement chaque individu qu'il s'agit. Aussi voyons-nous la plupart des savants, à mesure qu'ils avancent en âge, reconnaître ce principe ouvertement ou implicitement, par leur tendance à donner plus d'extension, plus de généralité à leurs travaux.

Pourtant les divisions établies entre les différentes branches de la philosophie naturelle sont finalement artificielles, et n'ont été faites que pour arriver à une plus grande perfection de nos recherches. La supériorité des anciens sur nous, au point de vue de la généralité des connaissances, ne tenant qu'au peu de développement des sciences à cette époque, on ne saurait

(1) Comte, *loc. cit.*, t. I, p. 20, et t. IV.

guère éviter d'une manière absolue les effets pernicieux de la spécialité exagérée à laquelle nous tendons de plus en plus.

Néanmoins on peut arrêter cette influence délétère en utilisant la division même du travail intellectuel, en la perfectionnant. Pour cela, il faudrait faire de l'étude des généralités scientifiques une section distincte du grand travail intellectuel, une grande spécialité de plus. Tant que les différentes sciences étaient peu développées, leurs relations mutuelles n'avaient pas assez d'importance pour donner lieu d'une manière permanente à une classe particulière de travaux, et cette nouvelle étude était bien moins nécessaire. Mais actuellement chaque science a pris assez d'extension pour que ces travaux deviennent nécessaires afin de prévenir la dispersion trop grande des conceptions humaines.

Qu'une classe nouvelle de savants préparés par une éducation convenable, sans se livrer à la culture spéciale d'aucune branche particulière de la philosophie naturelle, s'occupe uniquement à considérer les diverses sciences positives dans leur état actuel, à déterminer exactement l'esprit de chacune d'elles, à découvrir leurs relations et leur enchaînement, à résumer, s'il est possible, tous leurs principes propres en un moindre nombre de principes communs, en se conformant sans cesse aux maximes fondamentales de la méthode positive. Qu'en même temps les autres savants, avant de se livrer à leurs spécialités respectives, soient rendus aptes désormais par une éducation portant sur l'ensemble des connaissances précédentes, à profiter immédiatement des lumières répandues par ces savants voués à l'étude des généralités, et réciproquement à rectifier leurs résultats, état de chose dont se rapprochent visiblement de jour en jour les savants actuels. Ces deux grandes conditions une fois remplies, et il est évident qu'elles peuvent l'être, la division du travail dans les sciences sera poussée, sans aucun danger, aussi loin que le développement des divers ordres de connaissances l'exigera. Cette classe distincte étant incessamment contrôlée par toutes les autres, ayant pour fonction propre et permanente de lier chaque nouvelle découverte particulière au système général, on n'aura plus à craindre qu'une trop grande attention donnée aux détails empêche jamais d'apercevoir l'ensemble. En un mot, l'organisation moderne du monde savant sera dès lors complétement fondée, et n'aura qu'à se développer indéfiniment en conservant toujours le même caractère (1).

Art. II. — Classification des sciences.

20. Nous avons vu précédemment dans quel ordre et d'après quelles raisons les diverses sciences fondamentales se sont séparées successivement du tronc unique qu'elles formaient dans l'origine, et dont les principes généraux constituaient la philosophie des anciens. Nous devons actuellement les classer dans un ordre methodique.

Ce sont les travaux philosophiques des botanistes et des zoologistes qui ont mis le mieux en évidence le véritable principe fondamental de l'art de classer, qui n'avait pas été nettement conçu jusqu'alors. Ce prin-

____

(1) Comte, *loc. cit.*, t. I, p. 30.

cipe consiste en ce que toute classification doit se déduire de la connaissance exacte, de l'étude même des
objets à classer; elle doit être déterminée par les affinités réelles et l'enchaînement naturel que présentent
ces objets, de telle sorte que cette classification ne soit
autre chose que l'expression exacte du fait le plus général, démontré par leur comparaison approfondie.

Les sciences que nous avons à classer doivent donc
être rangées d'après leur dépendance mutuelle; et
celle-ci ne peut résulter elle-même que de la dépendance relative des phénomènes qu'elles embrassent.

21. La division la plus générale de nos connais-
sances réelles consiste à les distinguer en connaissances
THÉORIQUES OU SPÉCULATIVES et en connaissances PRATI-
QUES, d'ACTION OU d'APPLICATION.

Les premières ont pour but d'envisager les phénomènes sous tous leurs points de vue, de les relier
entre eux de manière à en préparer et faciliter l'application à nos besoins. Les secondes s'emparent de ces
faits, tels qu'ils sont présentés par les premiers, et les
utilisent au profit de l'espèce humaine.

Les premières sont plus générales, plus simples, plus
indépendantes que les secondes; elles en constituent
les bases fondamentales indispensables. Toutefois cette
indépendance n'est pas absolue; les secondes sont nécessaires aux premières, mais seulement pour l'exploration, pour l'observation des phénomènes; elles leur
fournissent les moyens d'observer, elles leur servent
d'instrument. En un mot, les premières constituent les
sciences, les secondes sont les *arts*, en prenant ces mots
dans leur acception totale.

22. L'étude des sciences conduit l'homme à deux ré-

sultats importants. D'une part l'étude des phénomènes
de la nature sert de base à l'action de l'homme sur la
nature même. Cette étude, en nous faisant connaître
les lois de ces phénomènes, nous conduit nécessairement à nous les faire prévoir, avec plus ou moins de
précision, suivant leur nature simple ou complexe, et
par suite à les modifier, à notre avantage, les uns par
les autres.

Comme nos moyens pour agir sur les corps qui nous
entourent sont extrêmement faibles, il n'y a que la connaissance des lois naturelles qui nous permette d'introduire quelques éléments modificateurs parmi les
circonstances déterminées sous l'influence desquelles
s'accomplissent les divers phénomènes. Quelque faibles
que soient ces moyens, ils suffisent souvent pour faire
tourner à la satisfaction des besoins de l'homme les
résultats définitifs de l'ensemble des phénomènes qui
se passent autour de lui.

En sorte que *savoir* ou *science*, d'où *prévoyance*;
prévoyance d'où *action* ou *application*, telle est la formule exacte du rapport des *sciences* avec les *arts*.

23. Il faut se garder toutefois de ne considérer les
sciences que comme base des arts. Quoique, suivant
l'expression de Bacon, *la puissance soit nécessairement
proportionnée à la connaissance*, et que les sciences
aient rendu et rendent toujours d'immenses services
à l'industrie, il est un second point de vue qui leur
donne une importance à la fois plus directe et plus
élevée. C'est de satisfaire au besoin si impérieux et si
généralement répandu, qu'éprouve notre intelligence,
de connaître les lois des phénomènes. Pour juger d'une
manière à la fois juste et complète combien ce besoin

est profond et impérieux, il suffit de se rappeler que la sensation la plus terrible que nous puissions éprouver, et qui se renouvelle souvent depuis l'enfance, quoique avec de moins en moins d'énergie, est celle qui se produit toutes les fois qu'un phénomène nous semble s'accomplir contrairement aux lois naturelles qui nous sont familières. Il suffit, en un mot, de se reporter pour quelques instants aux phénomènes physiologiques de l'*étonnement*, sensation bien moins fréquente et moins énergique chez ceux qui cultivent les sciences, que chez ceux qui sont restés étrangers à leur étude.

De là ce besoin de disposer les faits dans un ordre que nous puissions concevoir avec facilité, but qui fait l'objet propre de toutes les théories scientifiques. C'est ce besoin, comme nous l'avons vu (§ 7), qui a primitivement donné naissance inévitablement aux explications théologiques et métaphysiques ; or, il est tellement inhérent à notre organisation, que si nous ne parvenions pas à le satisfaire par des conceptions basées sur l'observation, par des conceptions positives, nous retournerions nécessairement à ces deux modes primitifs d'explication (1).

24. Il est à remarquer, avant d'aller plus loin, qu'à chaque science fondamentale se rattachent spécialement un ou plusieurs arts principaux. Ceux-ci leur empruntent, d'une manière plus spéciale qu'aux sciences voisines, la plupart des données principales sur lesquelles ils s'appuient pour agir sur les êtres de l'univers, de manière à conduire l'homme à la satisfaction réelle de ses besoins. Tels sont, par exemple, l'art nau-

____

(1) Comte, *loc. cit.*, t. I, p. 64.

tique, basé sur les connaissances astronomiques; l'art
médical, fondé sur notre connaissance des corps organisés en général, et de l'homme en particulier, etc.
L'impulsion si énergique pour hâter les progrès naturels de la raison humaine, qui résulte des besoins de
l'application, a même fait dire à beaucoup de savants
que chaque science naissait d'un art correspondant.
Quoiqu'exagérée, cette pensée est on ne peut plus vraie,
si l'on entend dire par là que cet art a conduit à faire
sortir chaque science successivement du domaine trop
spéculatif où les entraînaient les philosophies théologiques et métaphysiques, pour les ramener à l'étude
de questions plus réelles et plus accessibles à notre
intelligence. Il est en réalité très vrai qu'à raison des
données positives que fournissent involontairement les
arts aux sciences, leur formation, comme science proprement dite, c'est-à-dire comme système de coordination des faits d'après des lois bien constatées, a été,
sinon déterminée, au moins très hâtée par les arts.

Ainsi la liaison des sciences aux arts a été longtemps
d'une importance capitale pour le développement des
premières; elle continue même à réagir encore très
utilement sur leurs progrès. Mais il est incontestable
aussi que si, une fois parvenues à un certain degré
d'extension, on assujettit la théorie à une trop intime
connexion avec la pratique, la marche des connaissances spéculatives sera extrêmement ralentie.

Quelque limitées que soient les forces de spécula-
tion de l'homme, elles sont néanmoins encore supérieures à sa puissance d'action, aussi ne faut-il pas
chercher à astreindre la première à régler sa marche
sur celle de la seconde, qui, au contraire, doit s'effor-

cer de la suivre autant que possible. Par conséquent, si chaque science, lorsqu'elle commence à prendre un certain degré de positivité, dérive d'un art, il est certain aussi qu'elle ne peut prendre la constitution réelle qui lui convient d'après les phénomènes qu'elle envisage, et se développer d'une manière ferme et rapide que lorsqu'elle est conçue et cultivée, abstraction faite de toute idée d'application trop directe aux arts. Ce n'est que lorsqu'elles en sont arrivées à ce point que les arts peuvent venir (comme ils doivent le faire) puiser dans leur sein les données applicables qui leur sont nécessaires, et faire à leur tour ces progrès gigantesques et si rapides, dont l'industrie moderne, s'appuyant sur les progrès de la physique et de la chimie spéculatives, nous a fourni tant d'exemples.

25. Laissant ici de côté les arts, qui s'éloignent trop du but de ce livre, et dont le nombre immense nous entraînerait trop loin, nous ne considérerons que les sciences. Les sciences naturelles se divisent toutes chacune en deux grands genres; 1° *les sciences abstraites et générales* ont pour objet la découverte des lois que suivent les diverses classes de phénomènes, en considérant tous les cas qu'on peut concevoir ; 2° *les sciences concrètes*, particulières, spéciales, descriptives, désignées quelquefois sous le nom de sciences naturelles proprement dites, consistent dans l'application des lois découvertes par les précédentes à l'histoire réelle de chaque être existant pris en particulier.

Les premières sont fondamentales ; les autres, malgré leur importance et leur indispensabilité, ne viennent qu'après, sont secondaires.

Comme exemple de cette division, et pour s'en faire

une idée nette, on peut citer d'une part la physiologie générale ; et d'autre part, la zoologie et la botanique proprement dites. On reconnaît bien vite que ce sont deux genres de travaux très différents, que d'étudier d'une manière générale les lois des corps vivants, ou bien de déterminer l'organisation de chaque être vivant pris en particulier.

Ce qui montre encore d'une manière sensible la nécessité de cette distinction dans les sciences, c'est que chaque branche d'une science, prise au point de vue concret, exige non seulement la culture préalable de la section correspondante au point de vue abstrait, mais encore elle exige la connaissance des lois générales de tous les autres ordres de phénomènes, de toutes les autres sciences.

26. Le besoin si impérieux, dont nous avons parlé, de disposer les faits dans un ordre que nous puissions concevoir avec facilité, peut donner lieu comme on le prévoit, et donne lieu en effet à mille combinaisons diverses des phénomènes observés sur quelque sujet que ce soit, physique, anatomique, physiologique à l'état normal ou pathologique, etc. De là ce nombre inouï de prétendues théories, émises avec tant de facilité à chaque instant, et qui, suivant les époques, se rapprochent plus ou moins de l'un des trois états par lesquels passent les conceptions humaines.

Il n'est pourtant qu'un seul de ces arrangements qui puisse être le plus simple, le plus rationnel, le plus satisfaisant, le plus sûr quant aux résultats qu'on doit attendre des sciences : la prévoyance, d'après quelques faits simples de ce qui arrivera dans des circonstances plus complexes. Cet arrangement, cette théorie unique est celle qui tient le mieux compte de l'enchaînement naturel des faits , de leur dépendance mutuelle.

Il faut donc chercher à disposer les sciences dans l'ordre de leur enchaînement et de leur dépendance mutuelle , de telle sorte qu'on puisse les étudier successivement, sans jamais être entraîné dans un cercle vicieux. Mais il faut reconnaître que c'est là une condition impossible à remplir d'une manière tout à fait rigoureuse, et qu'on est indispensablement amené à quelques répétitions, à quelques redites, quel que soit le sujet traité. Quelque parfaite que soit une théorie, elle ne fera jamais qu'empêcher l'excès de ce défaut, et par suite prévenir la confusion.

Ainsi donc, quelque naturelle que soit une classification des sciences ou toute autre, elle renfermera toujours quelque chose, sinon d'arbitraire, du moins d'artificiel.

27. Comme exemple à l'appui de ce qui précède, on peut prendre les lettres d'un nom propre qui donnent lieu à quelques centaines de combinaisons ; plusieurs se rapprocheront plus ou moins de la désignation cherchée ; mais il en est une seule pourtant dont la prononciation nous représentera l'individu à nommer. De même les sciences fondamentales, au nombre de six, que nous avons désignées plus haut, comportent sept cent vingt dispositions différentes, qui pourraient fournir autant de classifications distinctes. Quoique toutes les classifications proposées jusqu'à présent, étant additionnées, soient loin d'atteindre ce chiffre, on n'en trouverait peut-être pas une en faveur de laquelle on ne pût faire valoir quelque raison ; car telle science qui est à la tête dans une classification, est repoussée à la

fin dans une autre. Il s'agit donc de choisir la classification, nécessairement unique, qui satisfait le mieux
aux principales conditions de dépendance et d'enchaînement des phénomènes dont elles ont pour but de
découvrir les lois par la comparaison (1).

28. La dépendance mutuelle des sciences résulte de
celle des phénomènes correspondants. En considérant
l'ensemble de tous les phénomènes observables, on reconnaît qu'il est possible de les classer en quelques
groupes naturels, disposés de telle façon que l'étude
rationnelle de chacun soit basée sur la connaissance
des lois principales du groupe précédent; et qu'à son
tour, la catégorie envisagée devienne le préliminaire
indispensable, la base de l'étude de la catégorie suivante.

Cet ordre est déterminé par le degré de simplicité
des phénomènes, d'où résulte leur dépendance successive, et par suite, la facilité plus ou moins grande de
leur étude. On peut reconnaître même, *à priori*, que
les phénomènes les plus simples, ceux qui sont le
moins compliqués par d'autres, sont nécessairement
aussi les plus généraux. En effet, tout phénomène qui
se montre dans le plus grand nombre de circonstances
est nécessairement celui qui est le plus dégagé, le plus
indépendant des conditions propres à chaque phénomène particulier.

Par conséquent, c'est par l'étude des faits les plus
généraux ou les moins compliqués qu'il faut commencer, puis arriver graduellement aux phénomènes
les plus particuliers, les plus compliqués. Cet ordre

(1) Comte, *loc. cit.*

méthodique de généralité ou de simplicité déterminant nécessairement l'enchaînement rationnel des diverses sciences fondamentales par la dépendance successive de leurs phénomènes, fixe en même temps leur degré de facilité.

Il faut noter aussi un fait qui corrobore les précédents, c'est que les phénomènes les plus généraux ou les plus simples se trouvent nécessairement les plus étrangers à l'homme ; il en résulte qu'ils sont étudiés dans une disposition d'esprit plus calme, plus rationnelle, avec moins de prévention et de partialité, ce qui fait que les sciences qu'ils constituent se développent plus rapidement.

29. En procédant de la sorte on est amené à établir les six catégories suivantes de sciences fondamentales, et à les ranger ainsi qu'il suit :

1° Mathématique ;

2° Astronomie ;

3° Physique ;

4° Chimie ;

5° Biologie ;

6° Et sociologie physique, ou science sociale, ou science des phénomènes que présentent les êtres réunis en société.

CHAPITRE III.

EXPOSITION PARTICULIÈRE DES CONSIDÉRATIONS PRINCIPALES SUR LES-
QUELLES REPOSE CETTE CLASSIFICATION DES SCIENCES ; DE SES
PROPRIÉTÉS AU POINT DE VUE DE LA DOCTRINE ET DE LA MÉTHODE ;
DE SON INFLUENCE SUR LE MODE D'EXPOSITION DOGMATIQUE OU
HISTORIQUE.

ART. I. — Considérations sur lesquelles repose cette classification
des sciences.

30. La *mathématique* est, depuis Descartes et Newton,
la vraie base fondamentale de toute la philosophie
naturelle plutôt qu'une de ses parties constituantes
proprement dites, ou plus exactement elles sont à la
fois l'une et l'autre.

La science mathématique, malgré les connaissances
très réelles et très importantes qu'elle donne et qui la
composent directement, est certainement moins utile,
a certainement moins de valeur par le fait de ces connaissances, que parce qu'elle constitue l'instrument le
plus puissant que l'homme mette en usage dans la recherche des lois des phénomènes de l'univers.

C'est, en effet, dans la mathématique qu'on doit
chercher à connaître d'une manière nette et précise la
méthode générale que l'esprit humain emploie dans ses
recherches positives, parce que dans aucune autre
science les questions ne sont résolues d'une manière
aussi complète, et les déductions prolongées aussi loin
avec une sévérité aussi rigoureuse. Toute éducation
scientifique qui ne commence pas par l'étude de cette
science pèche par sa base.

Toute *science* consiste dans la coordination des faits ;
si les diverses observations restaient entièrement iso-

lées, il n'y aurait pas de science. On peut même dire, d'une manière générale, que la science est destinée à dispenser, autant que possible, à un degré variable suivant la nature simple ou complexe des phénomènes, de toute observation directe, en permettant de déduire du plus petit nombre possible, de donner le plus grand nombre possible de résultats. C'est là l'usage réel, au point de vue théorique comme dans la pratique, des *lois* que nous parvenons à découvrir entre les phénomènes naturels. La science mathématique ne fait d'après cela que pousser au plus haut degré possible sur les sujets véritablement de son ressort, le même genre de recherches que poursuit, à des degrés inférieurs, chaque science dans sa sphère propre. C'est donc par l'étude de la mathématique, et seulement par elle, que l'on peut se faire une idée juste et approfondie de ce que c'est qu'une science (1).

51. La mathématique se divise en deux grandes sciences dont le caractère est bien distinct : 1° mathématique abstraite ou calcul, en prenant ce mot dans sa plus grande extension (arithmétique, algèbre); 2° mathématique concrète, qui se compose, d'une part, de la géométrie générale, d'autre part, de la mécanique rationnelle.

La partie concrète est fondée sur la partie abstraite, et devient à son tour la base directe de toute la philosophie naturelle, en considérant autant que possible tous les phénomènes de l'univers comme géométriques ou comme mécaniques.

La partie abstraite, n'étant autre chose qu'une immense et admirable extension de la logique naturelle à

(1) Comte, *loc. cit.*, t. 1, p. 112 et 130.

un certain ordre de déductions, est la seule qui soit purement instrumentale. La géométrie et la mécanique sont au contraire de véritables sciences naturelles, fondées sur l'observation comme toutes les autres, mais qui, par l'extrême simplicité de leurs phénomènes, comportent un degré de perfection bien plus grand. Elles ont cela de particulier, qu'elles sont et seront toujours davantage employées comme méthode que comme doctrine.

Les phénomènes géométriques et mécaniques sont de tous les plus généraux, les plus simples, les plus abstraits, les plus irréductibles, les plus indépendants de tous les autres, dont ils sont au contraire la base. C'est donc la science mathématique qui doit être placée à la tête des sciences, et doit constituer le point de départ de toute éducation scientifique, suivant l'usage universellement répandu, quoiqu'il ait été d'abord empirique et fondé sur la plus grande ancienneté de cette science (1).

32. Les *phénomènes de l'univers*, considérés dans leur ensemble, se divisent d'abord en deux grandes classes principales ; la première renferme tous les phénomènes des corps bruts, la seconde tous ceux des corps organisés.

Les premiers ne dépendent que des faits géométriques et mécaniques ; les seconds sont plus compliqués, plus particuliers que les précédents, et ils en dépendent ; ils sont dominés par eux, mais ne les influencent pas. D'où la nécessité d'étudier les phénomènes des êtres organisés après ceux des corps bruts.

Il est incontestable qu'on observe dans les corps vi-

(1) Comte, *loc. cit.*, t. I.

vants tous les phénomènes, soit mécaniques et physiques proprement dits, soit chimiques, qui se passent dans les corps bruts. Néanmoins on a constaté un ordre tout spécial de phénomènes, qui se lient aux précédents par des nuances insensibles, mais s'en distinguent par une complication bien plus grande, et par là échappent en certains points à nos méthodes ordinaires d'explications employées en physique et en chimie pures. Ce sont ceux qui tiennent à l'*organisation*, et sont appelés phénomènes vitaux.

Les éléments moléculaires ou chimiques, les corps simples qui constituent les êtres organisés, sont les mêmes que ceux du règne inorganique. Mais leur mode d'agrégation, de groupement, l'arrangement de leurs combinaisons, diffèrent de celui des corps bruts.

Il sera probablement prouvé un jour que toutes les substances chimiques d'origine organique peuvent être réduites, ramenées en dernière analyse, par séparation successive sans décomposition proprement dite, à l'état de corps cristallisables. Que d'après cette circonstance, en acceptant l'hypothèse de Haüy, on soit forcé d'admettre que les molécules intégrantes de ces substances sont dans nos *éléments anatomiques* (fibres, tubes, cellules, etc.), sous forme de cristaux infiniment petits, comme dans les corps bruts, il n'en reste pas moins constaté par les recherches des modernes, que ces substances constituent par leur groupement spécial des corps sans analogues parmi les êtres inorganiques.

Ces corps sans analogues sont les *éléments anatomiques* des tissus (fibres, tubes, cellules, etc.), dernier terme de réductibilité anatomique des tissus organisés. Leur forme et tous leurs caractères statiques d'une part, puis, d'autre part, toutes leurs propriétés dynamiques diffèrent de celles des corps bruts. Ces propriétés dynamiques des éléments anatomiques sont les seuls phénomènes élémentaires qui doivent recevoir le nom de *propriétés vitales;* modifiables du reste à un degré variable suivant le mode de texture ou le nombre des éléments réunis.

Alors même qu'il sera démontré d'après quelles lois mécaniques, physiques et chimiques, se passent les phénomènes physiologiques élémentaires; dans quelles limites et de quelle manière elles sont modifiées par la composition et l'agrégation des substances qui constituent les éléments anatomiques, puis par la texture de ceux-ci, la division fondamentale établie en tête de ce paragraphe n'en subsiste pas moins. En effet, il reste toujours vrai que les phénomènes généraux doivent toujours être étudiés avant de procéder à l'examen des modifications spéciales qu'ils éprouvent dans certains êtres de l'univers, par suite d'une disposition particulière des molécules.

Du reste, il faudrait préalablement démontrer d'après quelles lois mécaniques et physiques se passent les phénomènes chimiques. Car il serait singulier d'admettre un ordre spécial de phénomènes moléculaires, appelés phénomènes chimiques, distincts des phénomènes physiques, et de ne pas vouloir considérer les phénomènes élémentaires que présentent les corps organisés ou phénomènes vitaux, comme aussi distincts (par suite de leur extrême complication) des phénomènes chimiques, que ceux-ci des phénomènes physiques. De ce que les êtres vivants nous présentent tous les phénomènes des corps bruts, ce n'est pas à dire pour cela que tous les phénomènes qui se passent en eux soient identiques à ceux des corps inorganiques. Il y a d'abord ceux-ci, plus quelques autres plus compliqués : ce sont les phénomènes vitaux. De même les corps bruts terrestres sont soumis aux lois qui régissent les astres, possèdent un ensemble de propriétés physiques en plus, et de plus enfin un autre ordre de propriétés moléculaires distinguées sous le nom de propriétés chimiques.

Il ne s'agit pas ici d'examiner si les mélanges ou combinaisons des différentes substances composées qui sont réunies pour constituer chaque espèce d'éléments anatomiques, sont de même *nature* que les mélanges ou combinaisons des substances tirées des corps inorganiques. Ce serait en effet sortir du domaine de la philosophie positive, qui s'abstient de rechercher la *nature intime* de quelque phénomène ou de quelque corps que ce soit.

Il est du reste surabondamment prouvé depuis longtemps que les corps organisés sont formés des mêmes substances simples que les corps bruts. De plus il n'est aucunement indispensable de considérer les corps bruts et les corps vivants comme étant d'une nature essentiellement différente, pour reconnaître la nécessité de la séparation de leurs études. Il suffit pour cela d'une modification très spéciale dans les phénomènes, coïncidant avec une disposition statique toute spéciale aussi des corps étudiés, ce qui est le cas ici.

Ainsi il est reconnu en principe, que logiquement il faut séparer la *physique inorganique* de la *physique organique*, et qu'il ne faut procéder à l'étude de celle-ci qu'après avoir établi les lois générales de la première.

33. Les *phénomènes des corps inorganiques*, ou physique inorganique, envisagés d'après leur ordre de généralité et de dépendance, se divisent à leur tour en deux sections distinctes. L'une comprend les phéno-mènes généraux de l'univers ou célestes; l'autre, les phénomènes des corps terrestres. La première con-titue la physique céleste ou astronomie, soit géomé-trique, soit mécanique; l'autre la physique terrestre.

Les phénomènes astronomiques sont les plus géné-raux, les plus simples, les plus abstraits de tous; c'est donc par leur étude que doit commencer la philosophie naturelle. En effet, les lois auxquelles ils sont assujet-tis influent sur celles de tous les autres phénomènes, dont elles sont au contraire absolument indépendantes. Ainsi, par exemple, dans tous les phénomènes de la physique terrestre, on observe d'abord les phénomènes généraux de la gravitation universelle, mais de plus quelques autres effets qui leur sont propres : d'où il résulte que tout phénomène terrestre, même le plus simple, chimique ou mécanique, est toujours plus com-plexe que le phénomène astronomique le plus compli-qué. Il s'ensuit qu'il est indispensable de séparer nette-ment la physique terrestre de la physique céleste, et qu'il ne faut procéder à l'étude de la première qu'après avoir étudié celle-ci, qui en est la base rationnelle et fondamentale.

34. La *physique terrestre* doit, d'après les mêmes principes, être subdivisée en deux branches distinctes, suivant qu'elle étudie les corps sous le point de vue *mécanique* ou sous le point de vue *chimique*. Elle cons-titue ainsi, d'une part, la *physique proprement dite*; d'autre part, la *chimie*.

Cette dernière, pour être envisagée d'une manière méthodique, suppose évidemment la connaissance préalable de l'autre. En effet, les phénomènes chimiques sont nécessairement plus compliqués que les phénomènes physiques; ils en dépendent et pourtant n'influent pas sur eux. Ainsi, par exemple, toute action chimique est soumise en premier lieu à l'influence de la pesanteur, de la chaleur, de l'électricité; mais de plus elle présente quelque chose de spécial qui modifie l'action des agents précédents.

On voit par là qu'évidemment la chimie ne peut marcher qu'après la physique; en même temps, on reconnaît qu'elle doit constituer une science distincte. Voulût-on ne considérer dans les affinités chimiques que des modifications de la gravitation générale déterminées par la figure et la disposition mutuelle des atomes, ainsi qu'on peut le concevoir, il n'en demeure pas moins incontestable qu'il faut continuellement avoir égard à ces conditions spéciales; ce qui ne permettrait pas de traiter de la chimie comme d'un simple appendice de la physique. Dans tous les cas, on serait obligé, ne fût-ce que pour faciliter les études, de maintenir la division et l'enchaînement qui est encore aujourd'hui considéré comme tenant à une hétérogénéité des phénomènes.

35. Prenant actuellement les *corps organisés* séparés précédemment des corps bruts, nous trouvons qu'ils présentent deux sortes de phénomènes bien distincts : 1º Ceux relatifs à l'individu ; 2º ceux qui concernent l'espèce, surtout quand elle est susceptible de se réunir et de vivre en société, ce qui est principalement le fait de l'homme. Ces derniers ne doivent pas être réunis aux

précédents, parce qu'ils diffèrent évidemment des phénomènes propres à l'individu pris isolément. Quoique
exécutés par des individus, ils ne le sont pas par un individu isolé ; quoique de même nature au fond que
ceux de l'individu, ils sont évidemment modifiés par le
fait de sa réunion en société, et varient suivant l'organisation de cette société. Ces phénomènes sont donc
plus compliqués, plus particuliers que les premiers ;
ils en dépendent et, à proprement parler, n'influent
pas sur eux. De là deux sections : la *physique organique*
ou *biologie*, et la *physique sociale, sociologie*, ou science
des phénomènes sociaux.

Répétons encore que dans tous les phénomènes sociaux on observe d'abord l'influence des lois physiologiques de l'individu ; mais, de plus, quelque chose de
particulier qui en modifie les effets et tient à l'action
des individus les uns sur les autres : action qui s'est
surtout singulièrement compliquée dans l'espèce humaine par la propriété de chaque individu d'être plus
perfectible, plus modifiable qu'aucun des autres animaux ; d'où l'action considérable de chaque génération
sur celle qui la suit. Par conséquent pour étudier convenablement les phénomènes sociaux, il faut d'abord
connaître les lois de la vie individuelle.

Enfin il ne faut pas voir dans la science sociale un
simple appendice de la physiologie, car les phénomènes
ne sont pas identiques, car il ne s'agit plus de phénomènes individuels, mais des phénomènes produits par
l'individu réuni à d'autres individus. Ainsi il serait
impossible de traiter de l'étude collective de l'espèce,
comme d'une pure déduction de l'étude de l'individu,
puisqu'il s'agit ici d'étudier spécialement, d'une part,

les conditions sociales qui modifient les lois physiologiques, et, d'autre part, ces modifications elles-mêmes.
Il faut donc fonder cette science sur un ensemble direct
d'observations qui lui soit propre, en tenant un compte
convenable de son intime relation avec la physiologie.

36. Si au point de vue descriptif *concret* il est très
important de séparer la physiologie végétale de la physiologie animale, au point de vue général et *abstrait*
cette distinction ne doit pas être établie. En effet, la
connaissance des lois générales de la vie exige la considération simultanée de toute la série organique sans
distinction d'animaux et de végétaux ; distinction qui
s'efface de jour en jour, à mesure que l'étude des lois
de l'organisation est plus approfondie, et vient nous
montrer que les phénomènes primitifs relatifs aux deux
ordres de fonctions communes aux végétaux et aux
animaux (reproduction et nutrition) sont analogues
dans ces deux divisions des êtres vivants.

37. Par ce qui précède, nous voyons que l'ensemble
des conceptions humaines, basées sur les phénomènes
de la nature, donnent lieu à la création de six sciences
fondamentales, dont cinq traitent spécialement de l'é-
tude directe de ces phénomènes. La première, quoique
n'envisageant pas ces phénomènes d'une manière directe, n'est pourtant autre chose qu'une immense et
admirable extension à un certain ordre de déductions
de la logique naturelle qui préside spontanément à
l'étude de tout phénomène quelconque.

Ces sciences, ainsi envisagées, forment le tableau synoptique suivant.

Connaissances humaines ayant pour but l'étude

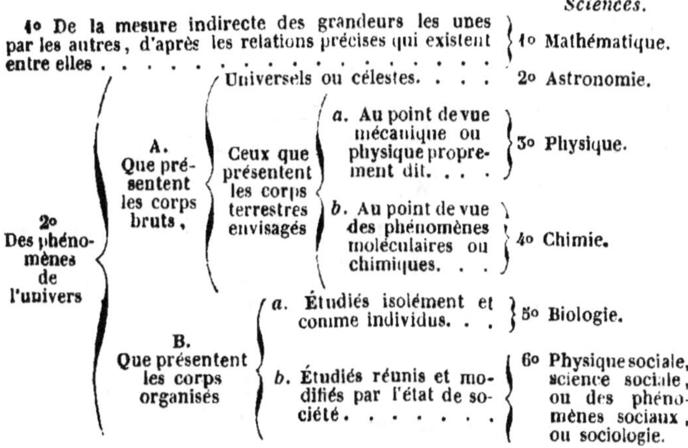

L'astronomie, la première des sciences d'observation proprement dite, considère les phénomènes les plus généraux, les plus simples, les plus abstraits et les plus éloignés de l'humanité; ils influent et dominent sur tous les autres sans être dominés par eux. A partir de celle-ci, les degrés de spécialité, de complication et de personnalité vont graduellement en augmentant, ainsi que leur dépendance successive de ceux qui les précèdent jusqu'aux phénomènes considérés par la dernière, qui sont les plus particuliers, les plus compliqués, les moins abstraits et les plus directement intéressants pour l'homme. Ils dépendent à un degré variable de tous les précédents, sans exercer sur eux aucune influence.

Art. II. — Propriétés de cette classification au point de vue de la doctrine et de la méthode.

38. Les *propriétés* générales de cette hiérarchie fonda-

mentale des sciences sont très remarquables, et en font ressortir à la fois l'importance et l'exactitude.

59. Le *premier* de ces caractères, c'est sa grande conformité avec l'ordre, pour ainsi dire spontané, suivi par les savants dans l'étude des diverses branches des sciences qui constituent la philosophie naturelle. Il était, en effet, très important d'établir comme distinctes et dans un ordre conforme aux rapports que manifeste leur développement, les sciences que l'esprit humain a été conduit à cultiver séparément en quelque sorte, sans dessein prémédité.

Ces divisions, qui se sont ainsi introduites spontanément dans le corps des conceptions humaines, n'ont pu être déterminées que par un véritable besoin de l'esprit humain longtemps reconnu, sans qu'on ait pu être égaré par de vicieuses généralités qui n'ont toujours été mises en avant que plus tard.

40. Le *second caractère*, non moins essentiel de cette classification, c'est d'être nécessairement conforme à l'ordre effectif du développement de la philosophie naturelle.

Ce caractère est vérifié par tout ce qu'on sait de l'histoire des sciences, principalement de celle des deux derniers siècles, où leur marche peut être suivie avec une grande exactitude.

On conçoit, en effet, que l'étude rationnelle de chaque science fondamentale, exigeant la culture préalable de toutes celles qui la précèdent dans la hiérarchie encyclopédique, n'a pu faire de progrès réels, et prendre le caractère véritable qui lui est propre, qu'après un grand développement de ces sciences antérieures relatives à des phénomènes plus généraux, plus abstraits, moins compliqués et plus indépendants des autres.

C'est suivant cet ordre que les théories des différentes sciences ont passé successivement par l'état théologique, puis métaphysique, pour atteindre l'état positif ; et ainsi l'état théologique ou métaphysique de certaines sciences fondamentales a dû coïncider pour un temps avec l'état positif de celles qui leur sont antérieures. L'histoire montre, en effet, que ce cas s'est présenté souvent.

41. La *troisième propriété* de cette classification est de marquer d'une manière exacte la perfection relative des différentes sciences, perfection qui consiste essentiellement dans le degré de précision des connaissances et dans leur coordination plus ou moins parfaite.

On comprend facilement que plus les phénomènes sont généraux, simples et abstraits, moins ils dépendent des autres, et plus les connaissances qui s'y rapportent peuvent être précises, en même temps que leur coordination peut être plus parfaite, plus complète.

Par conséquent il faut s'attendre à voir les phénomènes organiques ne comporter qu'une étude à la fois moins précise et moins systématique que celle des corps bruts.

Les phénomènes des corps célestes, vu leur plus grande généralité et leur indépendance de tous les autres, ont donné lieu à une science bien plus exacte et bien mieux coordonnée que les autres. On peut appliquer à l'étude de ces phénomènes l'analyse mathématique, ce qui est le moyen de procurer à cette étude le plus haut degré possible de précision et de coordination. Mais un instrument aussi puissant ne peut pas s'appliquer à l'étude de toutes les sciences du tableau précédent, à cause de la trop grande complexité des phénomènes qu'étudient plusieurs d'entre elles. Cette possibilité se trouve exactement déterminée par le rang qu'occupent, dans cette échelle encyclopédique, les phénomènes dont elles traitent.

42. La *quatrième propriété* de cette classification est remarquable, à cause de l'importance et de la multiplicité de ses applications immédiates; elle sert, en effet, à déterminer le véritable plan général d'une éducation scientifique.

En effet, avant d'entreprendre l'étude méthodique de l'une quelconque des sciences fondamentales, il faut nécessairement s'être préparé par l'étude de celles dont les phénomènes influent toujours d'une manière prépondérante sur ceux dont on se propose d'apprendre à connaître les lois.

Ainsi, avant d'aborder la physique, ce serait manquer un point fondamental de ne pas étudier l'astronomie, au moins d'une manière générale. Pour les chimistes, l'astronomie, puis la physique; pour les physiologistes, l'astronomie, la physique et la chimie, tel est l'ensemble des connaissances générales qui leur sont nécessaires, et avec d'autant plus de détails, qu'il s'agit d'une science plus rapprochée de celle dont on fait sa spécialité. Enfin, pour faire une étude réelle des phénomènes que présentent les êtres réunis en société, il est indispensable d'acquérir préalablement une connaissance générale et exacte de l'ensemble des sciences précédentes.

ART. III. — De la méthode dans les sciences.

43. La classification des sciences qui vient d'être ex-

posée conduit naturellement à traiter de la méthode à suivre dans leur étude, parce que chacune d'elles a la propriété remarquable de développer, à un degré plus prononcé que celle qui la précède, tel point de la méthode resté, pour ainsi dire, à l'état rudimentaire dans les autres, ainsi que nous le verrons plus loin.

En considérant dans leur ensemble toutes les théories scientifiques de l'échelle précédente, on est amené à reconnaître en elles autant de grands faits logiques, et c'est uniquement par l'observation de ces faits qu'on peut s'élever à la connaissance des lois de la logique. C'est, par conséquent, par l'examen philosophique des sciences qu'il est possible d'arriver à reconnaître en quoi consiste la méthode positive à suivre dans leur étude, et d'en avoir une notion assez nette et assez profonde pour en faire usage. C'est en action qu'il faut l'étudier; ce sont les diverses grandes applications, déjà vérifiées par l'expérience que l'esprit humain en a faite, qu'il faut étudier avec soin, afin de savoir ce qu'il en faut admettre et ce qu'il en faut rejeter.

On parvient ainsi à reconnaître que la méthode n'est pas susceptible d'être étudiée isolément, séparée des recherches où elle est employée; car les grands procédés logiques ne peuvent pas être expliqués avec la précision suffisante, en dehors de toute application, pour devenir utiles.

Or les phénomènes naturels ayant été classés de telle sorte que ceux qui sont réellement du même ordre, qui sont homogènes, sont compris dans une même science ; tandis que, au contraire, ceux qui sont plus ou moins complexes, qui sont hétérogènes, sont embrassés par une autre science, il en résulte que la méthode générale sera uniformément modifiée dans l'étendue d'une même science fondamentale. Il en résulte, de plus, qu'en passant d'une science à l'autre, elle éprouvera des modifications différentes et de plus en plus composées. Comment donc se faire une idée nette et exacte de la méthode, sinon en étudiant successivement, et dans l'ordre de leur enchaînement naturel, les diverses classes de phénomènes de l'univers?

L'une quelconque des sciences, étudiée isolément, serait insuffisante pour atteindre ce but. Cela tient à ce que, quoique la méthode soit identique dans toutes, chaque science développe spécialement tel ou tel de ses procédés caractéristiques qui, étant peu prononcé dans les autres sciences, resterait inaperçu.

44. Si l'on se bornait à l'étude d'une science unique, il faudrait sans aucun doute choisir la plus parfaite; or la plus parfaite étant en même temps la plus simple, on n'aurait ainsi qu'une connaissance très incomplète de la méthode, puisqu'on ne saurait pas quelles sont les modifications à lui faire subir pour l'adapter à l'étude de phénomènes plus compliqués. Ainsi, sous ce rapport, chaque science a des avantages qui lui sont propres; ce qui prouve la nécessité de les considérer toutes, sans quoi l'on ne s'en formerait qu'une idée trop étroite. Tel précepte qui fait partie de la méthode a été fourni dans le principe par une science déterminée; mais quoique transporté ensuite à d'autres sciences, c'est néanmoins à sa source, là où il est le plus développé, qu'il faut l'étudier pour le bien connaître.

Ainsi, par exemple, c'est par l'étude des mathématiques qu'on apprendra à connaître la méthode générale de raisonner que l'esprit humain emploie dans toutes ses recherches positives, parce que les questions y sont résolues d'une manière plus complète, et les déductions prolongées plus loin que partout, avec une sévérité rigoureuse.

Mais on ne peut, dans les mathématiques, apprendre à reconnaître : 1º ni l'*observation proprement dite*, c'est-à-dire l'examen direct du phénomène tel qu'il se présente naturellement ; 2° ni l'*expérience*, c'est-à-dire l'observation du phénomène plus ou moins modifié par des circonstances artificielles instituées dans le but d'une plus parfaite exploration ; 3° ni la *comparaison*, c'est-à-dire la considération d'une série de cas analogues dans lesquels le phénomène se simplifie de plus en plus. Ainsi ce serait laisser de côté les trois moyens composant essentiellement notre art d'observer.

45. Déjà en *astronomie* l'observation vient en aide au pur raisonnement ; mais elle y est bornée à bien peu de chose, comparativement aux autres sciences. En réalité, quelque indispensable que soit l'observation à cette science, c'est pourtant celle de toutes où elle est le moins significative. La part du raisonnement y reste encore infiniment plus grande. C'est toujours à l'astronomie qu'il faut remonter désormais pour sentir nettement ce que c'est que l'*explication* positive d'un phénomène, sans aucune prétention à s'enquérir de ses causes finale ou première. Enfin, c'est par l'astronomie qu'on apprendra le véritable caractère et les conditions essentielles des *hypothèses* vraiment scientifiques, parce que, en effet, nulle autre science n'a fait de ce puissant secours un usage à la fois aussi étendu et aussi convenable.

Quant à l'expérience, elle y est impossible, et la comparaison n'y existerait que si nous pouvions observer directement plusieurs systèmes solaires.

46. En *physique*, la comparaison peut quelquefois être utilement employée, mais elle y reste à l'état de vestige. Cette science présente, au contraire, à un plus haut degré de développement que toutes les autres, les deux autres moyens d'exploration, savoir, l'observation et l'expérimentation.

Bornée au seul sens de la vue, en astronomie, l'observation proprement dite s'aide en physique de tous nos sens.

Mais c'est surtout l'expérience qui s'introduit ici spontanément dans la philosophie naturelle, et vient constituer la principale force des physiciens, pour l'étude de toutes les questions un peu compliquées. Ce moyen artificiel fondamental consiste toujours à observer en dehors des circonstances naturelles, en plaçant les corps dans des conditions artificielles instituées expressément pour faciliter l'examen de la marche des phénomènes qu'on se propose d'analyser sous un point de vue déterminé, mis de la sorte en relief. Destinées par leur nature à étudier dans les corps leurs propriétés générales et permanentes, ne pouvant varier qu'en intensité, les recherches physiques peuvent admettre, à peu près sans limites, l'ensemble quelconque de circonstances qu'on juge convenable de faire intervenir. C'est en physique réellement que l'expérimentation atteint son plus haut degré de développement, parce que notre pouvoir de modifier les corps n'y est forcé à aucune sorte de restriction. Mais ce n'est plus le cas des êtres organisés, chez lesquels s'ajoute la nécessité de maintenir l'état de vie et autant que possible l'état normal, ce qui exige un ensemble complexe de conditions.

Après les expériences, la principale base du perfectionnement de la physique résulte de l'application de l'analyse mathématique, mais d'une manière plus ou moins complète, et variable suivant différents points. C'est, en effet, à la physique que vient finir l'usage de cet instrument si puissant en astronomie et dans quelques parties de la physique, mais qui dans les autres branches ne peut déjà plus être employé que d'une manière indirecte (1).

47. C'est en *chimie* que le premier mode d'investigation des phénomènes de la nature, l'*observation* proprement dite, acquiert son entier développement. En astronomie, la vue; en physique, la vue, l'ouïe et le toucher, tels sont nos moyens d'exploration. En chimie, le goût et l'odorat viennent se joindre aux sens précédents, et acquièrent une importance dont on ne peut se faire une idée qu'en supposant pour un instant ce que serait la chimie sans l'emploi de ces deux sens.

L'expérience conserve encore, comme en physique, une très grande importance, quoique déjà le besoin d'un trop grand concours de circonstances diverses, leur donne moins de clarté et de précision.

Quant à la comparaison, quoique susceptible d'être utilement employée dans un certain nombre de cas chimiques, comme ceux de la forme des cristaux, etc., elle est encore loin d'atteindre le degré de perfection qu'elle atteint en biologie.

Il est un point de la méthode dont la chimie, par la

(1) Comte, *loc. cit.*, t. I et II.

nature même de son objet, présente le plus parfait modèle, c'est l'art général des nomenclatures rationnelles.
La nature trop compliquée des phénomènes empêchera
toujours que les tentatives de nomenclatures anatomiques, zoologiques et pathologiques, aient jamais le
même succès, atteignent jamais le même degré de perfection qu'en chimie.

A mesure que les phénomènes se compliquent davantage, les objets étant caractérisés par des comparaisons à la fois plus variées et moins nettement limitées,
il devient de plus en plus difficile de les assujettir d'une
manière suffisamment expressive à un système uni-
forme de dénominations rationnelles et abrégées, propres à faciliter réellement la combinaison des idées.
Mais les tissus, les organes, les affections morbides
diffèrent sous trop de points de vue pour être coor-
données d'une manière facile et avantageuse, en dehors
de certaines limites encore trop générales pour être
bien précisées.

48. En *biologie*, le premier mode d'exploration, l'observation, acquiert encore plus d'extension qu'en chimie ;
car à l'emploi combiné des cinq sens on peut ajouter
des appareils artificiels destinés à perfectionner les
sensations naturelles. Il s'agit ici surtout de la vision
perfectionnée par l'emploi des loupes et des microscopes, point qui sera développé plus loin, et aussi de
l'audition dont les appareils accessoires, d'abord bornés
à l'étude des faits pathologiques, sont applicables à
l'état normal.

A ces moyens empruntés à la physique le physiologiste peut joindre encore de puissants perfectionnements empruntés à la chimie.

Nous avons déjà vu que l'expérimentation a souvent moins de précision en physiologie qu'en chimie, et surtout qu'en physique. Néanmoins elle conserve une grande importance, parce que, par suite même de la complication des circonstances, on peut répéter l'expérimentation sous un plus grand nombre de points de vue par un changement introduit successivement dans chacune de celles qui entrent dans le problème. En outre, on peut modifier, soit l'individu expérimenté, soit le milieu dans lequel il vit.

C'est en biologie que le dernier mode d'exploration, la *comparaison*, que nous avons vu rester à l'état rudimentaire dans les autres sciences, prend son plus haut degré de développement, de sorte qu'on ne pourrait le transporter à aucun sujet, si préalablement on n'était venu l'étudier à sa source. C'est que, en effet, dans aucune autre science antérieure, chaque phénomène ne dépend d'un plus grand nombre de circonstances sur chacune desquelles on peut s'appuyer pour arriver à un seul but, qui est la connaissance des lois de ce phénomène, ainsi que nous le verrons plus loin.

Outre ce mode d'expérimentation directe, il en est un autre non moins important, quoique indirect, qui consiste dans la considération des cas pathologiques qui, rationnellement analysés, peuvent être regardés comme autant d'expériences toutes faites.

Mais il est une partie de la méthode qui découle de l'art comparatif, qui acquiert en biologie son summum de développement et sa plus grande perfection : c'est l'art de classer. Quoique son application puisse être faite dans les autres sciences, dans les mathématiques déjà, mais surtout en chimie, il est naturel cependant de voir chacune de nos facultés élémentaires spécialement développée, par celle de nos études positives fondamentales qui exige la plus urgente application et lui présente le champ le plus étendu. Nulles sciences ne présentent à un plus haut degré ces caractères, que la zoologie et la botanique proprement dites, vu la multiplicité des êtres distincts, quoique analogues, qu'elles embrassent.

Il est, en outre, nécessaire d'établir entre tous ces êtres une exacte comparaison, à la fois comme puissant moyen d'exploration pour conduire, par des efforts alternatifs, à une bonne classification et réciproquement. La multiplicité même des êtres vivants, et l'extrême diversité de leurs rapports tendent même à rendre leur classification plus facile et plus parfaite, sous plusieurs rapports, en permettant de saisir des analogies plus étendues et plus aisées à vérifier, de manière à éviter l'équivoque. C'est même à la variété et à la complication plus grande des animaux que tient la plus grande perfection de leur classification à côté des végétaux, qui donnent moins de prise à l'art de classer ; c'est donc à cette source qu'il faut venir étudier cet art.

49. Sans vouloir entrer ici dans des détails trop éloignés du but de ce livre, il suffira de signaler que, dans l'étude des phénomènes sociaux, les différents moyens employés dans les autres sciences peuvent encore l'être dans ce cas spécial, sinon d'une manière directe, au moins indirectement et en présentant des modifications appropriées à la nature des phénomènes.

Mais cette science a comme les autres la propriété remarquable de développer un point particulier de la méthode générale employée dans leur étude. Il dérive de l'art comparatif, et le complète par le rapprochement des conceptions et des actes des générations antérieures avec les conceptions contemporaines.

C'est de la *méthode historique* qu'il s'agit, base fondamentale de l'étude des sociétés. Elle forme même le fond de la science sociale en la distinguant de la biologie, qui ne considère que les individus. Au contraire, la première envisage surtout l'influence nécessaire des diverses générations humaines sur les générations suivantes, qui, graduellement accumulée d'une manière continue, vient bientôt constituer la considération principale de l'étude du développement social, et reçoit le nom d'étude de la filiation des faits.

Ces considérations importantes doivent présider sans cesse à tout travail historique, car sans cela il dégénérerait inévitablement en une simple compilation. Puisque, en effet, c'est surtout dans leur développement que les éléments sociaux sont solidaires et inséparables, l'histoire exclusive d'une science, d'une partie de science ou d'un seul art, ne saurait être faite sans être rattachée à la fois et aux progrès des autres conceptions qui s'en rapprochent, et surtout à l'étude de l'ensemble des progrès, de l'évolution de l'esprit humain. C'est donc essentiellement sur l'ensemble de l'évolution sociale que devront porter les comparaisons historiques, surtout celles des divers âges de la civilisation.

50. De l'exposé précédent ressort une loi très importante dans ses applications à toutes les sciences et leurs subdivisions, à la physiologie surtout. On a pu voir, en effet, qu'à mesure que les phénomènes à étudier devenaient plus compliqués, ils étaient en même temps,

par suite de cette complication même, susceptibles de moyens d'exploration plus étendus et plus variés. Ainsi, chaque fois que nous avons abordé un ordre de phénomènes plus complexes, exigeant pour avoir lieu un plus grand nombre de circonstances et de conditions déterminées, chaque fois aussi nous avons trouvé qu'il était possible de les envisager sous un plus grand nombre de faits, se rattachant chacun aux nouvelles conditions exigées et permettant au nouveau développement des moyens d'exploration. Toutefois il faut se garder de croire qu'il y ait ou puisse y avoir une exacte compensation entre l'accroissement des difficultés apportées par la complication des conditions du phénomène et l'augmentation des ressources nouvelles que ces circonstances apportent avec elles. Aussi, malgré cette harmonie incontestable, les sciences relatives aux phénomènes les plus complexes n'en restent pas moins nécessairement les plus imparfaites, celles qui se développent le plus lentement, dont les lois sont le plus difficile à découvrir, et permettent le moins de précision dans les déductions qu'on en peut tirer.

ART. IV. — Des hypothèses dans les sciences, comme faisant partie de la méthode positive à suivre dans leur étude.

54. Quoique l'astronomie soit de toutes les sciences celle qui fasse l'usage à la fois le plus rationnel et le plus étendu des hypothèses, les phénomènes y sont si simples, que les conditions essentielles à suivre ont été presque toujours spontanément observées. Il n'était, par conséquent, pas besoin de règles philosophiques spéciales pour en prévenir les abus ; mais il n'en est

pas de même en physique et dans les sciences qui la suivent.

Il n'y a que deux manières rationnelles directes d'arriver à connaître la loi réelle de tout phénomène quelconque : 1° L'analyse immédiate de la marche de ce phénomène : c'est l'induction. 2° Établir ses rapports exacts et évidents à quelque loi plus étendue déjà établie : c'est la déduction. Mais quoi qu'on fasse, il arrive souvent que l'une et l'autre de ces deux voies sont insuffisantes, et l'on se trouve conduit à anticiper sur les résultats, à faire une supposition provisoire, que le tort des savants est de vouloir presque toujours considérer comme absolue et définitive. Ils la présentent et défendent comme telle, tandis qu'elle est d'abord essentiellement conjecturale, au moins pour un grand nombre des notions qui sont le but de la recherche.

L'introduction des hypothèses dans les sciences forme pourtant un détour indispensable, dont l'idée a dans le principe été suggérée par la méthode d'approximation des géomètres. Sans l'emploi de ce moyen accessoire et temporaire dans tous les cas un peu compliqués, il serait impossible d'arriver à la découverte effective des lois du phénomène, ou du moins elle serait toujours très ralentie. Comment sans cela relier entre eux le grand nombre de faits dont une loi est ordinairement l'expression générale? comment les retenir? On ne pourrait arriver à établir la loi, qui est l'expression générale d'un grand nombre de phénomènes analogues, sans posséder d'abord tous les cas isolés, au moins les principaux. Mais d'autre part, il est facile à quiconque est familier avec l'exploration scientifique de reconnaître qu'un homme seul ne peut guère arriver à ce

résultat. Comment donc les autres observateurs ratta-
cheraient-ils aux faits qu'il a recueillis ceux qui se
passent sous leurs yeux, si déjà une théorie provisoire
n'en faisait un seul groupe? Il faut même reconnaître
que sans cela les observations antérieures deviendraient
presque inutiles, et les cas analogues à ceux déjà connus passeraient inaperçus sous nos yeux.

52. Mais l'emploi de cet *artifice*, qu'il ne faut jamais
hésiter à présenter comme tel, doit être assujetti à une
condition fondamentale, sans laquelle il devient un
obstacle au développement de connaissances réelles,
comme de nombreux exemples pourraient le prouver.

Cette condition consiste à ne jamais imaginer que
des hypothèses susceptibles par leur nature d'une vérification positive, peut-être éloignée, mais d'avance manifestement inévitable, et dont le degré de précision
soit en harmonie avec celui que comporte l'étude des
phénomènes étudiés. En un mot, les hypothèses doivent toujours présenter le caractère de simples antici-
pations sur ce que l'expérience et le raisonnement
auraient pu démontrer immédiatement si les circonstances du problème eussent été favorables, et qu'ils
démontreront par la suite.

On se borne, par conséquent, de la sorte, à substituer une exploration indirecte et provisoire à des recherches directes, impossibles ou trop difficiles dans
l'état présent de la science. Mais vouloir par l'hypothèse, comme on le fait souvent, atteindre ce qui est
en soi-même inaccessible à l'observation et au raisonnement, mais seulement à l'imagination, c'est sortir
du domaine scientifique; car dès lors chacun devient
libre d'imaginer telle ou telle chose qui lui plaît davan-

tage. De là des discussions interminables en prétendant pouvoir se prononcer sur des discussions insolubles, telles que la nature intime, la cause première ou finale, le mode essentiel de production, l'essence des choses.

53. Il y a dans les sciences deux sortes d'hypothèses : 1° Les unes sont relatives aux lois des phénomènes qu'elles supposent, lorsqu'elles n'ont pu encore être démontrées par l'expérience et le raisonnement ; 2° par les autres on prétend déterminer les agents généraux auxquels on attribue les différents genres d'effets naturels ; on veut en déterminer la nature. Mais les premières seules peuvent être vérifiées ou renversées par l'expérience. Ce sont par conséquent les seules dont il soit permis de faire usage : usage artificiel, il est vrai, mais pourtant rationnel, et limité autant que possible aux lois générales.

Quant aux autres, elles introduisent dans les sciences des êtres ou entités chimériques, qui actuellement entravent plus qu'elles ne favorisent le développement de la science. La définition même de ces agents inintelligibles, fluides ou éthers, montre que leur conception est purement fantastique, et leur existence n'est pas plus susceptible d'être démontrée que d'être renversée, puisqu'ils sont imaginés comme invisibles, intangibles, impondérables, et pourtant inséparables des substances qu'ils animent. Il est certainement déjà possible d'imiter les astronomes qui, depuis l'établissement de la loi de la gravitation universelle, ont cessé de créer des fluides chimériques pour expliquer le mode de production des mouvements des corps célestes (1).

(1) Comte, *loc. cit.*, t. II, p. 433.

Ces précieuses données, d'autant plus méconnues qu'il s'agit de sciences plus compliquées, donnent lieu journellement à un nombre considérable de travaux. Mais, par suite des progrès de la science, ils deviennent bientôt inutiles, et faute d'avoir toujours en présence à l'esprit que les lois des phénomènes, c'est-à-dire leurs relations constantes de succession ou de similitude, sont les seules choses qui puissent être utiles à l'homme, il ne reste à puiser dans ces écrits que les faits qui en sont le point de départ, lorsque toutefois ces hypothèses irrationnelles n'ont pas conduit à en dénaturer l'interprétation.

En réunissant cette cause de stérilité de tant de travaux à celle déjà mise en évidence (chap. II, art. 1) à propos du manque de méthode qui porte à laisser envahir une science par une autre dont le but est l'étude d'un ordre de faits tout différents, on est amené à se rendre compte naturellement du nombre considérable de travaux qui pourraient disparaître sans nuire aux sciences, si ce n'est peut-être à leur histoire, et encore bien plus à l'érudition pure qu'à cette dernière.

Art. V. —De la précision et de la certitude dans les sciences.

54. Relativement à l'idée exprimée par ces mots, il est un préjugé très dangereux dont l'influence se fait surtout sentir dans l'étude des corps organisés, et dont il faut savoir se garder. L'expérience ayant montré que le degré de précision des faits varie beaucoup suivant leurs conditions de simplicité ou de complication, on est venu à dire, par une vicieuse confusion, qu'il en était de même de leur certitude. Aussi les sciences qui traitent des phénomènes les plus compliqués, étant celles

dont les faits présentent le moins de précision, dont les lois permettent la prévoyance la moins précise des faits qui pourront se produire dans une circonstance donnée, on parle encore, quelquefois du moins, de certitude de ces sciences, ce qui tend à décourager et éloigner de leur étude.

Il est cependant évident que la *certitude* et la *précision* sont deux qualités fort différentes. Ainsi, par exemple, une proposition absurde peut être précise, comme si l'on disait que la somme des angles d'un triangle est égale à trois angles droits ; tandis qu'une proposition très certaine peut ne comporter qu'une médiocre précision. Ainsi, lorsqu'on dit que tout homme mourra, on peut soutenir que le fait est certain , mais on ne peut préciser que très médiocrement, et en tenant compte de beaucoup de circonstances, l'époque de cette mort.

Il est donc vrai que les diverses sciences présentent une précision très inégale, qui diminue avec la complication de ses phénomènes ; mais il n'est pas vrai que celles-ci présentent moins de certitude que les autres. Chaque science peut offrir des résultats aussi certains que tout autre, pourvu qu'elle sache renfermer ses conclusions dans le degré de précision que comporte la complication des phénomènes correspondants. Cette condition est quelquefois difficile à remplir, mais l'exactitude de ce qui précède n'est pas annulée pour cela. Tout ce qui dans une science n'est que conjecture n'est aussi que plus ou moins probable, mais ce n'est pas ce qui compose son domaine essentiel ; au contraire, tout ce qui est fondé sur des faits bien constatés, tout ce qui est positif, est certain (1).

(1) Comte, *loc. cit.*, t. I.

Art. VI. — Du mode d'exposition dogmatique ou historique.

55. Pour compléter ce qui vient d'être exposé, il ne reste qu'à développer le titre précédent par des considérations qui découlent naturellement de l'ordre d'enchaînement mutuel des sciences et des conséquences qui en sont la suite.

Il n'y a que deux manières d'exposer les sciences, qui toutes deux sont très distinctes l'une de l'autre, et tout autre mode ne saurait être autre chose qu'une combinaison des deux : ce sont l'ordre *historique* et l'ordre *dogmatique*.

56. *Marche historique.* Par le premier procédé, on expose les connaissances dans l'ordre suivant lequel l'esprit humain les a obtenus et en adoptant autant que possible les mêmes voies. Par le second, on présente le système de nos connaissances tel qu'il pourrait être conçu aujourd'hui par un seul esprit qui, placé au point de vue convenable et suffisamment préparé, envisagerait la science comme à refaire dans son ensemble avec les matériaux placés sous ses yeux.

La première de ces manières est celle par laquelle commence de toute nécessité l'étude de chaque science qui naît. Elle indique un état d'enfance de cette science. C'est aussi la méthode qui, à l'origine de nos études, nous semble être nécessaire pour arriver à la connaissance réelle des phénomènes, et nous fait désirer de passer en revue tout ce qui a été écrit sur un sujet quelconque. C'est en même temps le procédé le plus facile ; car il n'exige pour l'exposition des connaissances aucun nouveau travail distinct de celui de leur formation : tout se réduit à étudier dans l'ordre chronologique les divers ouvrages originaux qui ont contribué aux progrès de la science.

Cette marche et la marche intermédiaire, encore suivies dans un grand nombre d'ouvrages concernant l'étude des êtres organisés, ont le double inconvénient de faire passer en revue un grand nombre de faits devenus inutiles par suite des progrès de la science, et de jeter le doute dans l'esprit du lecteur, après l'avoir longuement fatigué par l'hésitation de savoir à quoi il doit s'en tenir.

57. *Marche dogmatique.* — L'exposition dogmatique exige, contrairement à la précédente, que tous les travaux particuliers sur le sujet traité soient refondus en un système général, pour être présentés suivant un ordre logique plus naturel, et mis au niveau des sciences qui précèdent dans l'ordre hiérarchique, autant que le comporte la complication des phénomènes. Il faut remarquer cependant que cette manière, outre une élaboration approfondie des matériaux écrits et recueillis par l'observation qu'elle demande, n'est applicable qu'à une science déjà parvenue à un assez haut degré de développement. Quoi qu'il en soit, à mesure que la science fait des progrès, l'ordre historique devient de plus en plus impraticable par la trop longue suite d'intermédiaires qu'il oblige à parcourir; l'ordre dogmatique devient au contraire de plus en plus nécessaire, parce que les recherches les plus récentes permettent de présenter les recherches antérieures sous un point de vue plus direct.

58. En réalité, mis en pratique, le mode dogmatique d'exposition est inévitablement toujours un peu combiné avec l'ordre historique ; seulement le premier domine et doit toujours dominer de plus en plus. Il ne

peut pas être suivi d'une manière tout à fait rigoureuse; car exigeant une nouvelle élaboration des connaissances acquises antérieurement, il n'est pas applicable aux parties de la science les plus récemment
formées, et l'on est ainsi toujours conduit à donner une
analyse des travaux nouvellement publiés.

59. On peut reprocher au mode dogmatique de laisser ignorer la manière dont se sont développées et formées les connaissances qu'on expose, ce qui est toujours d'un grand intérêt et en même temps important;
quoiqu'il y ait toujours une grande différence entre
savoir ce qui est et savoir ce qui a été dit sur cette même
chose. Il faut remarquer en outre que connaître véritablement l'*histoire* effective d'une science, et étudier
cette science suivant l'ordre *historique* de son développement, sont deux choses différentes dont les rapports
ne sont qu'apparents et non réels. En effet, si les différentes branches et subdivisions d'une science que
l'ordre dogmatique conduit à traiter par autant de chapitres séparés se sont en fait développées simultanément en se prêtant un mutuel appui, on est amené à
préférer l'ordre historique ; mais, d'autre part, ce dernier fait tend à montrer que le développement de ces
subdivisions de chaque science dépend en même temps
des progrès des autres sciences, qui toutes se perfec-
tionnent et s'entr'aident mutuellement.

On reconnaît ainsi que chaque science se sert de celle
qui la précède dans la classification, comme d'un appui
indispensable et d'un instrument, et même emprunte
certains perfectionnements à celles qui la précède, lorsqu'elles sont elles-mêmes assez avancées. On voit
même que les progrès des sciences et ceux des arts ont
dépendu les uns des autres par de nombreuses influen-

ces réciproques; en un mot, que tous ont été liés au développement général les uns des autres, ainsi que de la société entière.

L'anatomie générale en offre elle-même un exemple particulier des plus frappants. Si, en effet, Bichat, en créant l'anatomie générale, a repoussé le microscope, c'est que l'optique comme art, et peut-être comme science, se trouvait en retard à côté des progrès de l'anatomie et du génie du grand anatomiste. Le microscope était, à cette époque, loin d'être assez parfait, assez facile à mettre en usage, pour conduire à des résultats positifs comme de nos jours, et il l'a été encore pendant longtemps comme le montrent les premiers essais. De là vient que ce qu'il appelle *élément anatomique*, est un tissu déjà composé de plusieurs *éléments anatomiques*; éléments dont la découverte récente a égaré ses nombreux auteurs, et leur a fait méconnaître l'anatomie générale, telle qu'elle doit être envisagée d'après les conceptions si profondément philosophiques de Bichat, puis de M. de Blainville, pour conduire aux résultats physiologiques qu'avait continuellement en vue son créateur.

60. Il résulte de là qu'on ne peut connaître la véritable histoire de chaque science, c'est-à-dire la formation réelle des découvertes dont elle se compose, qu'en étudiant d'une manière générale et directe l'histoire de toutes les sciences. Pour être complète, cette étude doit être conçue comme entièrement séparée de l'étude propre et dogmatique de la science, sans quoi même cette histoire ne serait pas intelligible. Le prétendu ordre *historique* d'exposition, même dans les cas où il pourrait être suivi rigoureusement pour les détails de chaque

science en particulier, serait déjà purement hypothétique sous le rapport le plus important, en ce qu'il considérerait le développement de cette science comme isolé. Loin de mettre en évidence la véritable histoire de la science, il en donnerait une opinion très fausse et incomplète.

61. C'est, par conséquent, l'ordre dogmatique qui sera suivi dans l'exposé de l'anatomie générale, comme déjà depuis longtemps le font surtout les physiciens et les chimistes. Mais comme, ainsi que nous l'avons vu, les sciences, tout en empruntant beaucoup à celles qui les précèdent dans l'ordre de leur enchaînement, se lient sous certains rapports à celles qui suivent, et leur empruntent même les moyens d'exploration dont elles présentent le plus haut degré de développement, la connaissance d'un sujet quelconque ne saurait être complète si l'on n'en connaissait l'histoire, c'est-à-dire celle de son développement, de son évolution, etc.

C'est à l'étude des phénomènes sociaux que nous empruntons ce moyen complémentaire, la *méthode historique* dont cette étude développe complétement les caractères essentiels. La marche indiquée plus haut nous servira de guide dans les limites imposées par un ouvrage spécial de ce genre. Cette marche a l'avantage de n'être jamais en opposition avec les autres, quant aux faits, et, en outre, d'être bien plus rationnelle, de mieux faire ressortir l'ordre de leur découverte; comment ces découvertes étaient plus ou moins préparées par d'autres, comment elles s'enchaînent, et elle met en relief les progrès dont la science est réellement redevable à chaque auteur.

DEUXIÈME SECTION.

De la Biologie en général et de l'Anatomie en particulier. Classification de leurs subdivisions.

CHAPITRE PREMIER.

DES CORPS ORGANISÉS CONSIDÉRÉS COMME INDIVIDUS ; DIVISION DE LA SCIENCE QUI LES ÉTUDIE OU BIOLOGIE, ET CLASSIFICATION DE SES DIFFÉRENTES BRANCHES.

Art. I. —Nécessité de former de l'étude des corps organisés une science distincte, d'après la méthode fondamentale suivie dans les autres sciences.

62. L'esprit humain a, dans l'origine des sociétés, pris pour principe de l'explication des phénomènes qui se passent autour de nous, le sentiment immédiat des phénomènes qui se passent en nous. Par là, il fut inévitablement conduit à imaginer des *volontés* d'abord naturelles, puis surnaturelles, qu'il supposait nécessairement semblables à la sienne ; volontés auxquelles il attribuait le pouvoir de diriger tel ou tel phénomène, comme en vertu de sa volonté il exécute tel ou tel acte au moyen de ses appareils. Il faisait prédominer la considération de l'homme sur celle du monde extérieur à lui. Mais l'étude même de ce dernier l'a conduit à reconnaître que tous les phénomènes se passent d'après certaines *lois* immuables. Après avoir reconnu ce fait, d'abord pour les choses les plus simples, il en est venu peu à peu à étendre cette notion aux phénomènes les plus compliqués, ceux des corps organisés.

63. Bichat, qui soutenait encore l'indépendance des

corps vivants envers les lois générales de la matière, a plus que tout autre jeté le discrédit sur une pareille croyance, par la rigueur avec laquelle il a toujours cherché à établir le rapport des propriétés des tissus comme causes, avec les phénomènes des corps vivants comme effets. Aussi les métaphysiciens seuls soutiennent encore en principe l'existence de propriétés vitales indépendantes des corps. Néanmoins on ne saurait trop faire ressortir que les faits accumulés, en quelque nombre que ce fût, resteraient stériles si, au lieu de baser l'étude de l'homme sur la connaissance préalable des lois chimiques, physiques, etc., on continuait à maintenir à son égard la manière primitive de raisonner, qui consistait à regarder une telle étude comme directe et isolée de celle de la nature inerte.

La physiologie n'a réellement commencé à prendre un vrai caractère scientifique qu'à l'époque peu éloignée où les phénomènes vitaux ont été regardés comme assujettis aux lois générales de la matière, dont ils ne présentent que de simples modifications dues à une disposition statique, à un arrangement différent. C'est à Bichat plus qu'à tout autre que nous sommes redevables de cet immense progrès.

Toutefois l'extrême complication des phénomènes organiques, comparés à ceux des corps bruts, rend bien compte de l'imperfection relative de leur étude. Elle permet de concevoir jusqu'à un certain point comment les mêmes auteurs qui reconnaissent l'inutilité de toute recherche des causes premières, et l'essence des phénomènes en physique et chimie, abordent encore ces vaines questions dans l'étude des corps vivants. On ne cherche plus à pénétrer le mystère de la pesanteur, et pourtant on reproche à la physiologie de ne rien apprendre sur l'essence de la vie, de la pensée, etc. De cette tendance métaphysique résulte qu'on s'exagère l'imperfection de la physiologie, et aussi qu'on se laisse trop aller à vouloir résoudre des questions insolubles.

ART. II. — Nécessité pour les progrès de la physiologie de la séparer de l'art médical.

64. Les domaines de chaque science, et de l'art ou des arts qui lui correspondent, sont parfaitement distincts, quoique philosophiquement liés l'un à l'autre. Si chaque science, en commençant à prendre un caractère marqué de positivité, dérive d'un art, il n'en est pas moins certain qu'elle ne saurait se constituer définitivement comme science, d'une manière appropriée à la nature des phénomènes dont elle traite, sans être librement conçue et cultivée, abstraction faite de toute idée d'application. Ce n'est qu'ainsi envisagée qu'une science peut faire des progrès rapides et certains qui réagissent ensuite d'une manière si énergique sur les progrès de l'art auquel elle était unie, comme la physique et la chimie nous en fournissent tant d'exemples.

C'est à la physiologie, plus qu'à toute autre science, que s'appliquent ces réflexions. Aucune science n'a été liée d'une manière plus intime à l'art correspondant que la biologie à l'art médical. Ceci tient à la fois et à la complication de la science et à l'importance de l'art. C'est en vertu des besoins sans cesse croissants de la chirurgie pratique, par exemple, qu'on a senti le besoin de connaître l'anatomie de l'homme; c'est ensuite le besoin de connaître cette anatomie qui a conduit à étudier celle des animaux : c'est ainsi que s'est formée la science anatomique. C'est en vertu des besoins de la médecine pratique et des indications qu'elle a procurées nécessairement sur chaque fonction, sur chaque phénomène organique, qu'on a senti le besoin de les étudier directement, indépendamment de toute considération ; et de la sorte insensiblement la physiologie s'est détachée du tronc de la philosophie primitive, pour se composer de plus en plus de notions vraiment positives.

C'est ainsi, pour le dire en passant, que la philosophie ancienne, dépouillée successivement de tout ce qui en faisait la base, de tout ce qui en constituait la partie réelle et solide, est devenue inutile et impuissante entre les mains de ceux qui essaient encore d'en faire un tout, en s'appuyant seulement sur des entités, pures créations de l'esprit. Depuis qu'on l'a séparée de l'observation des phénomènes de la nature, qui en faisait toute la force, phénomènes dont ces parties désignaient les causes, cette philosophie est devenue stérile, ce n'est plus qu'un jeu de l'esprit, ordinairement vide de sens et surtout d'application quelconque aux besoins intellectuels et moraux de l'homme.

65. Mais aujourd'hui la physiologie est assez avancée pour qu'il faille, dans l'intérêt de ses progrès à venir, la considérer indépendamment de toute adhérence à l'art médical ou autre. Sauf ensuite à s'occuper d'une manière directe et générale à relier le système des arts à celui des sciences, d'après un ordre intermédiaire de conceptions spécialement adaptées à cette importante destination, ainsi que déjà on le fait pour les sciences les plus avancées.

Il faut donc actuellement, avant toute application, isoler la physiologie de la médecine pratique, afin d'en assurer les progrès ; séparation dont Haller a le premier commencé à ouvrir nettement la marche. La physiologie seule fait exception à toutes les autres sciences. Chacune, si ce n'est celle-ci, est spécialement cultivée par des hommes qui s'y consacrent exclusivement sans s'occuper des arts qui s'y rattachent, autrement que pour y puiser tout ce qu'ils peuvent fournir d'utile à la science même, soit en données expérimentales, soit en instruments. Ces sciences n'en sont pas moins celles dont les progrès sont les plus marqués, celles aussi qui donnent la plus puissante impulsion aux arts. Jamais, ainsi envisagée, la biologie ne perdra tellement de vue les besoins de la pratique, qu'elle ne puisse concourir aux progrès de l'art. Elle atteindra ce dernier but bien plus qu'en la laissant adhérente à la pratique, qui s'oppose évidemment à son développement, ainsi qu'il serait facile de le démontrer en citant les nombreux travaux des physiologistes purs ; qui à chaque instant viennent renverser sans réplique possible toutes les théories, constituant ce qu'on appelle les doctrines médicales, basées sur les faits pathologiques seuls.

Art. III. — Des corps organisés.

66. Le seul moyen de bien étudier une chose, c'est d'abord de la distinguer de toutes les autres choses ; le seul moyen d'arriver à cette distinction, c'est la comparaison. Alors seulement il est possible d'en donner une définition qui ne puisse appartenir qu'à elle, tout en comprenant les variétés ou accidents dont elle est susceptible.

A. *Propriétés générales de la matière communes aux corps organisés et aux corps bruts.*

67. Tous les corps, quelle que soit leur nature, peuvent être comparés sous deux points de vue différents : 1° Sous le point de vue *statique*, c'est-à-dire comme aptes à entrer en action; 2° sous le point de vue *dynamique*, c'est-à-dire comme corps en état d'activité ou agissants. L'étude d'un corps et les déductions à tirer de cette étude seront nécessairement toujours incomplètes tant qu'il ne sera pas envisagé de ces deux manières. Ce sont les deux seules voies générales complémentaires l'une de l'autre, par lesquelles on puisse arriver à des notions véritablement rationnelles et certaines sur les corps de la nature ; ils peuvent de la sorte être étudiés dans tous les phénomènes qu'ils présentent sans exception (1).

Les propriétés de la matière, ou des corps en général, doivent être considérées sous ces deux rapports.

68. On se rappelle que depuis Epicure et Lucrèce, puis Gassendi, etc., on admet que les corps sont formés par des particules indivisibles appelées *atomes, équivalents, atomes élémentaires*, hypothèse que l'on peut considérer comme démontrée par la chimie moderne. Ces noms s'appliquent aux dernières particules, en lesquelles sont réductibles par le raisonnement les *corps simples*, ou encore par extension, à celles des corps composés qui jouent le rôle de *radical*.

On admet que les atomes ou équivalents se réunissent en nombre déterminé pour former un premier ordre

(1) De Blainville, *Principes d'anat. comparée.* Paris, 1822, in-8, t. I, Introduction, p. viij.

de groupes appelés depuis Haüy *molécules intégrantes*. Celles des corps simples, comme le soufre, etc., sont formées d'une seule espèce d'atomes ; mais dans tous les corps composés, elles renferment autant d'atomes que l'on reconnaît de *corps simples* ou *éléments* dans ces corps.

Les anciens admettaient l'identité de tous les atomes ; les minéralogistes, sans trop s'inquiéter de cette question, et avec raison, admettent avec Haüy, que les *molécules intégrantes* ont des formes variables, mais régulières, cristallines, dans tous les corps composés. Ces formes sont toujours les mêmes pour les molécules des corps de même composition proportionnelle ; mais celles-ci peuvent se grouper de différentes manières, de façon à former des cristaux de formes différentes ou des corps non cristallisés.

Les *atomes* et les *molécules intégrantes* ne sont pas perceptibles à nos sens ; nous n'en connaissons les propriétés qu'à l'aide du raisonnement.

Elles ne deviennent perceptibles qu'autant qu'elles se réunissent en nombre assez considérable pour former un groupe d'un volume particulier proportionné à la force de nos organes seuls ou aidés d'instruments. Dans cet état, elles constituent ce que nous appelons un *corps* proprement dit.

Les propriétés des corps nous sont révélées par un ou plusieurs de nos sens.

Ainsi, un *corps* est composé de *molécules intégrantes*, celles-ci d'*atomes* ou *équivalents* appartenant à un ou plusieurs éléments, suivant qu'il s'agit d'un corps simple ou composé.

69. *a*. Au point de vue *statique*, les propriétés de la

matière se divisent en trois catégories, suivant qu'elles se rapportent :

1° Aux *atomes* (insécables) simples ou *équivalents;*

2° Aux *molécules intégrantes*, formées elles-mêmes d'atomes ;

3° Aux assemblages de molécules intégrantes ou *corps* proprement dits, susceptibles d'affecter un ou plusieurs de nos sens, soit directement, soit à l'aide de quelques artifices.

70. PREMIÈRE CATÉGORIE. *Propriétés des atomes.* — Elles sont des créations de notre esprit comme les atomes eux-mêmes :

1° *Impénétrabilité.* Cette propriété est démontrée par le raisonnement plus que par l'expérience; il est en effet impossible de concevoir qu'un atome puisse pénétrer dans un autre atome.

2° L'*indivisibilité* est démontrée par les déductions qu'on peut tirer de la loi chimique, des combinaisons en proportion définie. Mais notre intelligence, gouvernée par les faits physiques, peut toujours concevoir qu'un corps divisé autant que possible ait des extrémités et un milieu.

3° La *pesanteur* est une propriété générale démontrée par l'observation ; nous devons nécessairement attribuer par le raisonnement cette propriété à chacun des atomes dont chaque corps est composé. Il est évident que chaque atome a comme le corps entier la propriété de peser; car quel que soit le nombre de ses particules, il pèse toujours.

4° L'*inertie*, c'est l'indifférence au repos et au mouvement : on ne la démontre que par le raisonnement. Ainsi, en supposant qu'un corps en mouvement ne trouvât aucune résistance , il n'y aurait pas de raison pour qu'il s'arrêtât. Mais par lui-même un corps n'a aucune tendance à se mettre en mouvement; il faut que celui-ci lui soit imposé par un autre corps ou la pesanteur.

Nous admettons toutes ces propriétés parce que nous ne pouvons pas concevoir les choses autrement, nous ne les constatons pas par l'observation directe , mais par déduction analogique basée sur des faits observés, comme pour la pesanteur dans le cas de la réunion d'un grand nombre d'atomes formant un corps.

5° *L'indestructibilité* de la matière est absolue ; on ne peut lui faire subir que des changements de forme ou de place.

Il faut, avec M. de Blainville, ne pas ranger l'*étendue* parmi les propriétés de la matière ; car, ou bien c'est la matière elle-même, comme le dit Descartes , ou bien c'est la place, l'espace occupé par elle; mais dans l'un et l'autre cas, c'est vouloir remonter à connaître l'essence, la nature intime d'une chose , c'est-à-dire remonter à une question insoluble. Nous ne pouvons en effet en juger que d'une manière relative, comparative.

On ne peut pas dire l'*impénétrabilité, c'est la matière;* car nous ne jugeons de l'impénétrabilité que par le raisonnement, et après que nous avons constaté l'existence des corps par ce qui les caractérise à nos sens , et, par suite, par ce qui nous donne les moyens de les définir, comme nous le faisons pour toutes choses. Ce qui caractérise un corps ou la matière qui le constitue, c'est à la fois sa forme et ses propriétés ; nous ne pouvons pas aller au delà sans nous perdre dans les discussions sur la nature intime des choses.

Dire : L'impénétrabilité, c'est la matière, c'est mettre une création de l'esprit à la place de la réalité, ou une propriété que nous ne constatons qu'autant que nous avons la matière à la place de la chose qui possède cette propriété.

71. 2° **Catégorie.** *Propriétés relatives aux molécules intégrantes.* — Celles-ci nous sont enseignées par le raisonnement, de même aussi que c'est par le raisonnement seul que nous est démontrée l'existence des molécules intégrantes :

1° *Divisibilité.* Étant composées d'atomes, elles sont susceptibles d'être divisées.

2° *Formalité*, c'est-à-dire propriété de se grouper, de se réunir pour former des corps ayant une certaine forme. Cette dernière dérive d'une des propriétés de la première catégorie, de la *pesanteur.*

71. 3° **Catégorie.** *Propriétés relatives aux corps proprement dits.* —Nous les connaissons par l'observation, comme les corps eux-mêmes :

1° *Tangibilité* ou faculté d'être sentis, constatés par le toucher ; car une fois assemblés en corps ayant une certaine forme, le corps et les molécules intégrantes de la surface peuvent être touchés à l'aide du doigt.

2° *Porosité.* Propriété des molécules intégrantes, de laisser entre elles des espaces très petits, que l'on ne constate du reste que par la possibilité de faire traverser ou pénétrer un corps par un liquide ou un gaz.

Les physiciens, en constatant la porosité du bois, prenaient les lacunes ou interstices placés entre les éléments de ces tissus et les conduits vasculaires pour des pores ; il en est de même du papier non collé et autres tissus. Dans certains tissus animaux, les faisceaux de fibres circonscrivent des lacunes qui ont pu être prises pour des pores, ainsi que le pense M. de Blainville ; mais nous verrons plus tard que chaque élément anatomique est poreux, se laisse traverser, imbiber et pénétrer par des liquides sans présenter la plus petite lacune. Le fait se constate, soit sur ces éléments isolés, soit dans les tissus qu'ils forment en se touchant tous immédiatement.

5° *Densité.* C'est une propriété relative des corps qui indique le degré de rapprochement de leurs molécules intégrantes. On ne peut pas constater la densité absolue de deux corps, car il faudrait pour cela évaluer le nombre des molécules de chacun d'eux à volume égal.

4° *Dilatabilité.* Propriété des molécules intégrantes de s'écarter sous l'influence de la chaleur ou de l'extension.

5° *Compressibilité.* Propriété opposée à la précédente, en vertu de laquelle les molécules se rapprochent quand deux puissances opposées les poussent l'une contre l'autre ; il y a dès lors diminution de volume et augmentation de densité.

6° *Élasticité.* Propriété en vertu de laquelle les molécules, déplacées par une puissance compressive ou extensive, reviennent à leur première position dès que cesse cette puissance ; avec cette circonstance remarquable que : en vertu du mouvement acquis, le mouvement de retour dépasse le degré suffisant pour remettre les molécules à leur place. Ces mouvements répétés un certain nombre de fois, en diminuant de plus en plus, jusqu'à ce que l'état de repos soit atteint, constituent ce qu'on appelle des *vibrations.*

72. *b.* Propriétés qui se rapportent à l'état *dynamique* de la matière.

1° *Visibilité*. Propriété des corps en vertu de laquelle ils affectent l'organe visuel d'une manière spéciale, par l'intermédiaire de la lumière. Cette impression varie suivant la disposition moléculaire du corps, et suivant les conditions que présente la lumière. Nous donnons le nom de *couleur* à l'impression qui résulte de l'action de la lumière diversement modifiée par le corps, suivant son état, sur le sens de la vue. C'est la couleur qui nous fait distinguer les corps et leurs limites dans l'espace. Quelques physiciens pensent que nous voyons les corps en vertu de la propriété qu'ils ont de vibrer à leur surface d'une manière spéciale. Pour eux, la lumière n'est qu'un mouvement de la matière, ainsi que Fourier l'a démontré pour la chaleur, et par conséquent reproduit dans ses phénomènes toutes les lois du mouvement des corps.

2° *Sonorité*. Propriété des corps mis dans de certaines conditions de vibration, en vertu de leur élasticité et de leur compressibilité, d'impressionner le sens de l'ouïe quand ces vibrations sont transmises jusqu'à l'oreille par l'intermédiaire du milieu ambiant. Tous les corps sont sonores, plus ou moins, c'est-à-dire susceptibles de vibration.

5° *Caloricité*. Propriété des corps mis en mouvement de produire sur nous le phénomène auquel nous donnons le nom de chaleur ; il n'y a pas de corps que le mouvement ne puisse échauffer. Fourier a démontré que la chaleur suit dans sa distribution toutes les lois du mouvement : on en conclut que la chaleur n'est pas un fluide impondérable spécial, comme dans le principe on a été obligé de l'imaginer pour pouvoir observer et se rendre compte des phénomènes, mais dépend de mouvements moléculaires des corps.

4° *Electricité.* Propriété des corps de manifester dans de certaines conditions les phénomènes auxquels on donne ce nom : tous les corps sont susceptibles de les présenter. L'électricité consisterait aussi, comme la lumière et la chaleur, en un mouvement moléculaire ; par conséquent, si le fait est vrai, ses phénomènes fondamentaux ont lieu d'après des lois déjà connues, c'est-à-dire celles du mouvement des corps. C'est afin de suppléer à notre ignorance sous ce rapport, qu'on a, dans le principe, encore imaginé là un fluide impondérable présentant deux variétés.

B. *Propriétés spéciales d'une part aux êtres inertes, et d'autre part aux êtres vivants, ou comparaison des corps inorganiques et des corps organisés.*

75. Les corps peuvent être comparés sous le point de vue statique, c'est-à-dire dans leur état fixe, sans mouvement, comme aptes à agir, et sous le point de vue dynamique, c'est-à-dire en action.

Sous le premier rapport on étudie :

1° Leur *matière*, c'est-à-dire les éléments chimiques ou atomes.

2° Les principes immédiats (molécules intégrantes) qui résultent de la combinaison des atomes, et les lois d'après lesquelles ont lieu ces combinaisons.

3° Le mode de groupement des principes immédiats, d'où résultent chez les corps vivants les *éléments anatomiques* des tissus (fibres, cellules, corps ou corpuscules élémentaires) ; et dans le règne minéral, la *forme primitive* à laquelle chaque espèce cristalline peut être ramenée par le clivage, absolument comme un tissu peut être (par une analyse appropriée, véritable clivage) ramené à son élément ou ses éléments anatomiques fondamentaux, ainsi que déjà le remarque Haüy.

4° L'*arrangement réciproque* ou texture de ces éléments organiques ; premiers groupements, d'où résultent chez les animaux les tissus proprement dits, et dans le règne inorganique, les minéraux. Ceux-ci sont constitués, soit par une seule espèce cristalline, un seul cristal, soit par l'assemblage régulier ou non de plusieurs cristaux d'une ou de plusieurs espèces ; de même qu'il y a des tissus formés par un seul élément anatomique, et d'autres par plusieurs de ces éléments.

5° La *forme extérieure* que cet assemblage de matières affecte.

Sous le point de vue DYNAMIQUE, c'est-à-dire le point de vue dans lequel la matière est considérée en mouvement, en action, on étudie :

1° Le mode de *formation* ou naissance ;

2° Le mode de *composition* (nutrition pour les êtres vivants), d'où résulte l'augmentation ou l'accroissement du corps ;

3° La *décomposition*, d'où résulte son décroissement ou sa destruction.

74. D'après ce qui a été dit précédemment, il est impossible de s'abstenir d'un parallèle entre les corps bruts et les corps vivants pour arriver à définir ces derniers, puisque leur définition doit être l'expression de tout ce qui appartient à ces corps et n'appartient qu'à eux. Ce n'est même qu'après avoir bien étudié comparativement deux corps ou deux classes de corps ; ce n'est qu'autant qu'ils sont bien connus sous tous les rapports, qu'on peut arriver à dire s'il est possible ou non de les distinguer l'un de l'autre. De là vient que ce n'est

qu'après s'être déjà très développée qu'une science reçoit une définition satisfaisante, les autres étant toutes rejetées ; il en est de même pour quelque objet que ce soit.

Ce parallèle doit nécessairement être court, parce que, quoique les propriétés des corps vivants ne soient que des propriétés générales de la matière plus ou moins modifiées, leur complication est telle, que les points de ressemblance avec les autres sont très peu nombreux. Après quelques lignes il n'est plus possible d'établir un parallèle, puisqu'il n'y a plus que des différences à signaler, et tellement frappantes, tellement évidentes, que la comparaison devient complétement oiseuse.

C'est ce que Vicq-d'Azyr, qui le premier a établi cette comparaison, avait très bien senti lorsqu'il indiquait en peu de mots, et d'une manière très remarquable pour cette époque, comment il divisait les corps de la nature en deux classes, et par quels caractères il les distinguait l'une de l'autre (1). Aussi rien de plus philosophique que ce parallèle sans prétention, et rien de moins rationnel que l'exagération dans laquelle sont tombés (sauf M. de Blainville) tous ses successeurs. Se perdant au milieu de détails inutiles et se copiant mutuellement les uns les autres, ils ont jeté le discrédit sur ce sujet et ont mérité les reproches si judicieux de Dugès (2), qui a cru devoir le rejeter absolu-

____

(1) *Encyclopédie méthod.*, Système anatomique, Quadrupèdes, par F. Vicq-d'Azyr ; *Second discours préliminaire sur l'anatomie simple et comparée*, Paris, 1792, in-4°. p. III.

(2) *Physiologie comparée.* Paris, 1839. t. I, p. 4.

ment en se basant, du reste, sur une fausse donnée philosophique.

En effet, ce ne sont pas des *types*, c'est-à-dire des créations idéales et abstraites, qu'il s'agit de mettre en présence ; il ne faut pas chercher ce que dans un minéral on peut regarder comme un *type* pour le comparer à des êtres organisés, qui sont toujours des *individus*, des objets déterminés. Là n'est pas la question, il faut se placer au point de vue de Vicq-d'Azyr, et dire : Étant donnés deux corps quelconques, un minéral, une couche géologique, poudingue ou autre, une statue, une plante, un animal, de la poussière, etc., établir à quel règne ils appartiennent et par quels caractères on peut les distinguer l'un de l'autre. C'est la comparaison qui résout la question en montrant ce qu'ils ont de commun et en quoi ils diffèrent.

C'est ainsi qu'on est arrivé à voir que les uns sont organisés, et les autres inorganisés.

75. a. *Comparaison des êtres vivants et des corps bruts au point de vue statique.*

1° Dans tous les êtres de la nature les matières élémentaires ou corps simples sont identiques. Il n'y a pas une matière organique, ni une matière inorganique différentes l'une de l'autre, comme le voulait Buffon.

Aucun corps de la nature, minéral ou organique, ne renferme tous les éléments connus, à moins de prendre le globe tout entier ; mais il serait possible d'en composer un artificiellement par voie chimique et par mélange. Il n'y a pas de corps simple qui soit spécialement et exclusivement propre à tous, ni à un seul des individus d'une classe de corps, et puisse servir à les distinguer en masse ou séparément.

Mais on sait qu'il n'y a pas de corps vivant composé d'un seul corps simple, et l'on a remarqué qu'il y a des corps élémentaires, toujours les mêmes, au nombre de quatre, qui se trouvent dans tous les corps organisés en plus grande quantité que les autres. Leurs combinaisons constituent la partie fondamentale et la plus abondante des éléments anatomiques des tissus. Ce sont tous des corps non métalliques, l'oxygène, l'hydrogène, le carbone et l'azote.

A ceux-ci s'en joignent d'autres, qui, pour exister en plus petite quantité, ne sont pourtant pas moins indispensables, les uns plus, les autres moins, suivant les groupes d'êtres vivants ; car il n'est aucun de ceux-ci qui ne contienne quelques uns d'entre eux. Ce sont d'abord, parmi les corps non métalliques, le soufre, le phosphore, le chlore ; et, parmi les métaux, le calcium, le potassium, le sodium et le magnésium.

Puis viennent quelques autres corps, soit non métalliques, comme le silicium, l'iode, le brome et le fluor ; soit métalliques, comme l'aluminium, le fer, le manganèse, le cuivre, le plomb, et peut-être l'or et le titane, qui se trouvent, les uns en grande quantité, les autres en très petite quantité. Les uns indispensables à certains êtres, les autres accidentels, éventuels en quelque sorte, se trouvent chez les individus qui vivent dans un milieu renfermant quelques uns de ces éléments. Joints aux premiers, ils forment un total de 20 à 22 corps simples que renferment les corps organisés, sur les 61 connus comme constituant le globe terrestre ; sur ces 22 éléments, il y en a 11 non métalliques.

Tous ces corps sont par conséquent moins importants que les 4 premiers. Il est probable qu'on pourrait ainsi, en plaçant artificiellement tous les éléments sous une forme appropriée dans les matières nutritives d'un être vivant, les fixer tous dans les tissus; ce que montrent déjà le mercure, l'antimoine, l'argent, sur les individus traités par les préparations qui ont ces métaux pour base.

76. Les remarques précédentes sont l'expression d'un fait d'observation, qui nous prouve qu'il y a une harmonie générale entre la composition chimique élémentaire des corps vivants et celle de l'ensemble de leurs aliments, puisés par les uns dans le règne minéral exclusivement, par les autres à la fois dans celui-ci et dans le règne organique même. Il est, en effet, évident que tout corps vivant, quelle que soit l'origine qu'on lui suppose, doit à la longue se trouver composé des éléments chimiques divers, propres aux substances solides, liquides et gazeuses dont il se nourrit habituellement. Nous constatons, en effet, que les différentes parties des corps vivants sont soumises à un état de rénovation continuelle, et d'autre part il serait absurde de soutenir encore, avec quelques métaphysiciens, que les êtres doués de la vie font des éléments chimiques.

Ce qui précède aurait déjà pu faire deviner que les corps organisés ne diffèrent pas des autres, quant aux éléments chimiques qui les constituent. Car les animaux carnassiers se nourrissent d'herbivores, ceux-ci de plantes, et les végétaux prennent leurs aliments dans l'air et les liquides. Les éléments de l'air, ceux de l'eau et ceux des substances qu'elle dissout étant connus par l'analyse, les êtres vivants ne pouvaient pas en comporter d'autres.

77. 2° Sous le rapport des *molecules intégrantes des*

principes immédiats des corps organisés et des lois qui régissent leurs combinaisons, il n'y a pas de différences absolues à établir entre les corps bruts et les corps vivants.

Plus la chimie progresse, plus sa division artificielle en chimie minérale et en chimie organique disparaît.

Il serait irrationnel, dans une étude quelconque, d'oublier l'harmonie nécessaire entre la nature des questions scientifiques et l'ensemble des questions indispensables à leur étude. Quand les sciences sont vaguement classées, d'après des principes arbitraires, les transpositions de l'une à l'autre, l'envahissement d'une partie de l'une par l'autre, peuvent paraître avoir un faible inconvénient. Mais quand la hiérarchie des sciences est une fois directement fondée sur la comparaison rationnelle des différents ordres de phénomènes, de manière à correspondre à l'ensemble du développement de notre intelligence, les questions d'attributions scientifiques prennent une grande importance. Leur solution détermine aussitôt l'esprit général des recherches et la nature des moyens à employer; d'où une influence capitale sur leurs progrès effectifs.

Ces principes doivent toujours être présents à l'esprit dans l'étude chimique des êtres organisés, afin de prévenir l'envahissement d'abord inaperçu de la biologie par la chimie, mais qui se montre bientôt lorsque les progrès de celle-ci viennent renverser de nombreux travaux qui n'étaient pas basés sur des notions exactes de physiologie.

Or, que fait ici la chimie? Elle retire des corps organisés des substances de plus en plus simples, comme elle le fait des masses minérales : rien de plus. Cela fait, elle étudie les propriétés de chacune de ces sub-

stances, et cherche à intervenir d'après cette connàis-
sance plus précise sur ces corps complexes, pour les
modifier au profit de l'homme. C'est là tout ce qu'elle
peut faire, c'est le seul rôle auquel elle puisse prétendre.

En procédant de la sorte, elle est arrivée naturellement à bien connaître, en premier lieu, les *produits* de
l'organisme, comme les résines, les huiles ; les alcalis
organiques, comme la quinine, la morphine, etc. ; **les**
acides citrique, acétique, oxalique, cyanhydrique, etc.,
pour les végétaux ; les graisses et huiles sécrétées, l'u-
rée, l'acide urique, hippurique, etc., chez les animaux.
Pour tous ces produits et leurs nombreux dérivés, on
est arrivé à reconnaître qu'ils suivent dans leurs combinaisons les mêmes lois que tous les corps inorganiques, et sont représentés par des formules analogues
aux leurs. Ces formules peuvent toutes se dédoubler
en formules plus simples, représentant analogiquement
chacune un composé semblable à ceux tirés du règne
minéral. Ces formules sont toutes binaires, degré de
simplicité auquel peuvent être ramenées toutes les substances chimiques tirées de ce règne, et c'est par la combinaison de plusieurs de ces corps à formules binaires
qu'est constituée cette substance organique complexe.

De plus, dans les cas où il s'agit d'une substance organique ternaire, on peut (en faisant entrer dans ce corps,
par substitution à l'un de ses éléments, une combinaison binaire d'un autre élément qui ne change rien au
fond de la formule) s'assurer que : de même que dans
les substances minérales, il s'agit ici de la combinaison,
deux à deux, de deux substances binaires ayant un élément commun. Des faits analogues se reproduisent pour
les substances quaternaires ou plus complexes encore.

78. L'analyse des *produits* de l'organisme dont il vient d'être question appartient réellement à la chimie, et l'opportunité de l'application de cette science à l'étude de ces corps se manifeste par l'importance même des résultats auxquels on est conduit.

Quant à l'étude chimique des tissus, proprement dits, et des liquides, comme le sang, la lymphe, assujettis à des variations continuelles, n'étant presque toujours que de simples mélanges, leur étude ne saurait appartenir à la chimie; ils rentrent dans le domaine de la biologie, qui les étudie à l'aide des données fournies par cette science. Celle-ci borne ses efforts à rechercher quels sont les principes immédiats qui sont mélangés ou combinés pour former ces substances; comme, par exemple, M. Chevreul l'a fait à l'égard des matières grasses du tissu adipeux, le plus simple des tissus, celui qui se rapproche le plus des produits sécrétés; étude qui laisse désormais peu de chose à faire.

Mais, quant aux autres matières, comme la cellulose, comme la fibrine retirée des muscles, celle retirée du sang, l'albumine du sang, etc., la gélatine, la chondrine, etc., l'étude est bien moins avancée que pour plusieurs des matières d'origine organique énumérées tout à l'heure. Telles qu'elles sont extraites, c'est seulement pour le physiologiste qu'elles peuvent avoir quelque intérêt; leur étude lui appartient. C'est à lui de les préparer, de les séparer l'une de l'autre, dans chaque tissu ou liquide, à l'aide de procédés chimiques qu'il aura modifiés d'une manière appropriée à la nature de chaque solide ou liquide dont il a étudié l'organisation, et de les présenter ensuite au chimiste comme un minerai dont il faut séparer les uns des autres les nombreux principes immédia s. De cette manière seulement, les chimistes pourront recevoir ces substances isolées et non mélangées d'autres d'une organisation différente. Sans ces précautions, il donnera, comme analyse d'une seule substance, ce qui appartient à plusieurs substances mélangées.

Ce n'est guère que pour la fibrine et l'albumine du sang que ces conditions ont été remplies, et encore pour celui du bras seulement, et non pour celui des différents viscères.

79. Néanmoins les travaux des chimistes, à cet égard, n'ont pas encore conduit aux mêmes résultats que pour les produits et leurs dérivés. De là vient qu'on admet encore que les molécules intégrantes des principes immédiats de chaque substance constituante des tissus organisés sont directement ternaires, quaternaires, etc., formées par le groupement direct de 3, 4, 5 atomes ou plus encore, et, par conséquent, ne suivent pas les mêmes lois que les autres corps, celles des combinaisons en proportions binaires.

Mais tout porte à croire que ces substances (albumine, fibrine, cellulose, etc.) sont, comme les graisses, un mélange ou une combinaison de plusieurs autres combinaisons, en nombre plus complexe que dans les *produits* et les matières grasses. Peu à peu on parviendra à les dédoubler successivement en plusieurs substances cristallisables directement binaires, ou ternaires, quaternaires, etc., mais pouvant être représentées par la combinaison de plusieurs corps binaires déjà connus (ou même simplement possibles), comme dans les corps inorganiques

On pourra dès lors, au point de vue de la mécanique chimique, se représenter les molécules intégrantes de ces substances sous la forme de cristaux infiniment petits, appartenant à la forme primitive du type des cristaux formés, et désigner toutes les substances d'origine organique, par des formules analogues à celles des corps d'origine minérale.

En résumé on voit, par conséquent, que les différences qui existent encore entre les principes immédiats minéraux et une partie de ceux des êtres organisés, sous le rapport des lois de combinaison pour la formation des molécules intégrantes, disparaissent chaque jour davantage. Si elles peuvent servir actuellement à différencier les deux classes de corps, cela tient uniquement à des difficultés d'analyse qui diminuent peu à peu, et non à une différence réelle des lois de combinaison.

80. Quant à la question de savoir si les substances que nous tirons des corps organisés ne sont pas altérées par les procédés d'extraction, si nous les avons bien dans l'état où elles se trouvent dans les tissus, elle ne doit réellement être posée qu'à propos de la cellulose, fibrine, gélatine, albumine, etc., ou de toute autre substance tirée des tissus musculaires, nerveux, etc., peut-être aussi pour quelques *produits;* car les autres, comme les acides oxalique, cyanhydrique, l'urée, etc., peuvent être faits de toute pièce, ayant toutes leurs propriétés caractéristiques.

Mais c'est une question qui, au point de vue chimique, est complétement insoluble, parce qu'il n'y a aucun moyen de s'assurer du pour ni du contre. Au point de vue physiologique, il est évident qu'elles ont subi des changements, puisque l'albumine coagulée ne peut se redissoudre, puisque la fibrine du sang se coagule spontanément, etc. Mais dans l'un et l'autre cas, le changement des conditions physiques dans lesquelles elles se trouvaient a suffi pour amener ces modifications d'aspect et de propriétés, sans qu'il soit possible de constater un changement chimique quelconque.

On ne peut pas dire que l'impossibilité de faire la synthèse de ces corps soit un argument en faveur de ce changement chimique; car, ainsi que nous l'avons vu, tout porte à croire, par analogie avec les graisses du tissu adipeux, etc., qu'ils ne sont qu'un mélange ou une combinaison très complexe de plusieurs composés directement binaires ou ternaires, quaternaires, etc., mais, dans ce dernier cas, réductibles eux-mêmes à deux ou plusieurs formules de corps binaires analogues à ceux d'origine inorganique. C'est donc à la recherche de ces composés que doit se borner le rôle du chimiste, et ce n'est qu'après les avoir obtenus qu'il pourra essayer la synthèse de la cellulose, fibrine, etc.

81. On voit déjà que vouloir tirer parti de l'impossibilité de faire de toutes pièces les principes extraits directement de nos tissus, pour établir une distinction entre les corps bruts et organisés, c'est s'appuyer sur un argument de peu de valeur au fond. Nous avons reconnu, en effet, que c'est aux physiologistes que revient l'étude de ces corps, que c'est à eux à les présenter aux chimistes, isolés de ceux auxquels ils peuvent être mélangés, pour les analyser; de la même manière que

dans le règne minéral, on se sert des minerais pour extraire les corps définis qu'ils renferment ou obtenir ceux qu'on peut créer avec leurs éléments.

Bien plus, eût-on dédoublé la fibrine, la cellulose, l'amidon, etc., en plusieurs corps définis cristallisables, comme on dédouble la graisse en acides margarique, stéarique, oléique et glycérine, et ne pût-on, avec ces principes, faire la synthèse de la fibrine, etc., on ne pourrait pas encore dire qu'il y eût, sous ce point de vue qui nous occupe, une différence entre les corps bruts et les corps organisés. Il faudrait, avant tout, se placer dans les conditions physiques et chimiques si complexes qui caractérisent l'état de vie de ces corps.

Les êtres organisés sont des appareils d'un effet lent, agissant sur des matières toujours à l'état naissant, et produisant avec un très petit nombre d'éléments des combinaisons inorganiques les plus diverses qui varient ou se multiplient dès que la composition ou l'arrangement des parties vient à être modifié par une cause quelconque.

Ces êtres réalisent conséquemment, par le nombre et la variété des combinaisons du carbone et du soufre avec les éléments de l'air et de l'eau, ce qui, dans les terrains primitifs du globe, s'est produit par les combinaisons de la silice, de l'alumine, etc., avec les nombreuses bases qui s'offraient à elles. Dans les composés organiques précédents, comme dans les granits, porphyres, etc., il y a mélange ou combinaison d'un grand nombre de corps définis réductibles à l'état binaire. Seulement un petit nombre d'éléments chimiques des substances organiques pouvant donner lieu à une foule de combinaisons, très différentes quant aux propriétés,

quoique souvent peu différentes quant aux proportions
des atomes, on se rend compte (d'après ce qu'on peut
faire artificiellement au moyen de substances analogues) du nombre considérable de corps définis qui peuvent entrer dans une substance, dont la composition
absolue diffère peu d'une autre qui a cependant des
propriétés très éloignées de celle-là. En même temps
l'analyse devient fort difficile (1).

82. S'il n'y a pas de différences réelles à établir entre
les corps bruts et les corps organisés, sous le rapport
des lois de combinaison, des éléments et des molécules intégrantes qui en résultent, on en trouve de très
positives en étudiant la fixité des principes immédiats
des tissus.

Nous avons vu comment il était facile de concevoir
que le charbon, le soufre, le phosphore, l'air et l'eau,
mis en rapport sous tant de formes et dans des appareils si variés, pussent, dans la nature organique,
produire des combinaisons si diverses. Car, en effet, en
chimie minérale, les produits se multiplient et se
compliquent à mesure qu'on multiplie les conditions
dans lesquelles se font les combinaisons, et en même
temps ils sont moins fixes.

Ce petit nombre d'éléments donne une foule de produits définis; mais ils sont peu stables et se modifient
avec une suprenante facilité, ce qui donne souvent à ces
corps un air de famille quand on ne se reporte pas tout
de suite aux corps complexes formés des mêmes éléments en chimie minérale. C'est ce fait, joint à ce que

(1) Voyez Dumas, *Traité de chimie*, Paris, 1835, t. V. p. 72; et
Comte. *loc. cit.*, Paris. 1835, t. III. p. 227.

la complication de ces corps est telle, que les lois des combinaisons minérales n'ont pu encore rendre compte des faits observés, qui fait maintenir encore la division de la chimie en deux, l'une organique, l'autre inorganique.

Néanmoins, cette instabilité des corps d'origine organique pouvait, en quelque sorte, être soupçonnée, en voyant que leurs éléments se prêtent à une multitude de combinaisons, fait qui se reproduit en chimie minérale, quoique à un degré bien moins prononcé. Celles-ci ne renferment jamais assez d'oxygène pour brûler l'hydrogène et le carbone qui l'accompagnent, d'où leur tendance à en emprunter à tous les corps qui peuvent en céder.

Plus les substances minérales sont complexes, moins elles sont stables aussi; mais sauf un petit nombre formées des mêmes éléments que les premières, elles se laissent dédoubler en combinaisons de plus en plus simples, et aussi de plus en plus fixes, jusqu'à l'état de composés binaires. C'est l'état où elles ont satisfait aux affinités les plus énergiques, d'où une plus grande résistance à la décomposition. On dit alors que le corps est le plus complétement brûlé possible, parce que, en effet, il ne peut plus être oxydé davantage en présentant des phénomènes de combustion. Quand on élève sa température au contact de l'air, on le place dans d'autres conditions favorables à l'oxydation.

83. Les *produits* de l'organisme, comme l'acide oxalique, l'acide cyanhydrique, l'urée, l'acide formique, etc., présentent beaucoup plus de fixité que les principes immédiats des tissus, et se rapprochent beaucoup des substances d'origine minérale : ce sont aussi les seuls

qu'on ait, jusqu'à présent, pu faire de toutes pièces. Leur analyse montre qu'ils sont moins complexes et renferment beaucoup plus d'oxygène que les autres, ils sont brûlés davantage. Ils représentent la partie des principes de nos tissus qui a satisfait à sa tendance à l'oxydation, et par là est devenue trop fixe pour continuer le mouvement de composition et de décomposition sous les faibles influences chimiques caractéristiques de la vie. Ils sont devenus étrangers aux corps vivants et, en conséquence, sont rejetés par sécrétion.

Ce qui nous manque encore pour arriver à connaître la véritable constitution des substances, comme la fibrine, la cellulose, etc., formées d'un mélange considérable de corps définis, peu stables, avides d'oxygène, et étant pour ainsi dire constamment voisins de l'état naissant, c'est de connaître les produits de leur combustion, intermédiaires entre le produit définitif, par exemple, l'urée, etc., et la substance à l'état de fibrine, etc., qui en est le point de départ.

84. Quoi qu'il en soit, en résumé, nous commençons à trouver dans ce parallèle, comme différence entre les corps organisés et les corps bruts, la facilité de combustion des substances extraites des uns à côté de la difficulté d'oxyder les autres ; avec une facilité de synthèse en un sens inverse. De là, comme point de départ, la stabilité de ceux-ci et le peu de fixité, la facile destruction des autres, dont les éléments, ainsi que leurs dérivés, étant gazeux, sauf le carbone, le phosphore et le soufre, donnent naissance à des produits volatils et binaires dès que le mouvement vital moléculaire continu vient à cesser. L'oxygène se joint au carbone pour faire de l'acide carbonique, à l'hydrogène pour faire de

l'eau ; celui-ci à l'azote pour faire de l'ammoniaque ; au carbone, au soufre, au phosphore, pour faire des hydrogènes carboné, sulfuré, etc., etc., etc.

Ce n'est pas à dire qu'on ne puisse, en chimie minérale, faire des produits très combustibles, peu stables ; mais ce fait que tous les corps extraits des êtres organisés sont formés d'éléments à combinaisons nombreuses, peu saturées d'oxygène et avides de ce corps, doit être pris en considération.

85. 3° C'est surtout *le mode de groupement des principes immédiats, d'où résultent les éléments anatomiques dans les corps organisés et la forme primitive de chaque type cristallin ou ses dérivés*, qui distingue les corps bruts des corps organisés.

Jusque là nous n'avions fait qu'emprunter à la chimie des notions, sur les corps simples extraits des corps organisés, sur les lois des combinaisons des corps définis, cristallisables, qu'ils forment dans ces êtres ; sur leur fixité ou leur tendance à se combiner à l'oxygène. Nous sommes insensiblement arrivés jusqu'à celles qui sont si complexes, qu'actuellement même on ne peut pas encore les obtenir toutes cristallisées ou exemptes de mélange, soit à cause de l'imperfection de nos méthodes, soit parce qu'il faut pour cela se placer dans des conditions si compliquées qu'on n'a pas encore pu les remplir. Mais pour celles-là même, nous avons trouvé plus de ressemblances que de différences, et surtout nous avons constaté que ces différences disparaissent de plus en plus à mesure des progrès de la chimie.

Nous abordons actuellement le point où commence, à proprement parler, le domaine de la physiologie.

C'est celui où par suite du mélange ou des combinaisons de ces principes immédiats résultent des corps dont la complexité est telle, qu'ils ne peuvent être étudiés directement par la chimie. Il se manifeste, au contraire, des propriétés nouvelles qui s'éloignent des propriétés physiques et chimiques proprement dites, en raison directe de cette complexité même.

86. Définition des ÉLÉMENTS ANATOMIQUES OU ORGANIQUES (Bichat).

La différence entre les corps vivants et les minéraux devient frappante du moment où l'on arrive aux *éléments anatomiques ou organiques*.

On entend par là des *Corps très petits, ayant tous une composition chimique peu stable et très complexe, résultant du mélange ou de la combinaison de plusieurs substances définies, appelées principes immédiats; et présentant un ensemble de caractères physiques qui, quoique très variables de l'un à l'autre, n'appartiennent cependant qu'à eux, leur sont tout à fait propres.*

Ils constituent le premier mode du groupement des principes immédiats empruntés par les êtres vivants aux milieux qui les environnent, eau, air, sels, etc.

Sous un autre point de vue, ce sont les derniers corps nettement déterminés auxquels on peut ramener les tissus organisés par séparation mécanique ou isolement successif des tissus qui les constituent. C'est, en effet, par leur réunion, leur enchevêtrement en nombre plus ou moins considérable que sont constitués nos tissus; c'est, comme le fait remarquer Bichat, à eux seulement, et non aux tissus proprement dits, et aux organes, que peut s'appliquer l'idée de vie.

On remarque en eux une forme, une couleur, une

consistance et un ensemble de propriétés toutes spéciales, qui n'existent chez aucun corps inorganique. Aussi veut-on reconnaître si un corps est organisé ou non, ce sont ses éléments organiques et leur arrangement réciproque, qui caractérise la texture, qu'il faut étudier.

Leur forme de fibres, de cellules, plus ou moins compliquées, de corpuscules arrondis ou ramifiés, ou de masse homogène, molle, granuleuse, ou parsemée de divers corpuscules déterminés, leur mollesse, leurs réactions diverses en contact des agents chimiques, leur décomposition, leur arrangement relatif, empêchent de les confondre avec les dernières particules des corps inertes.

Pour ceux-ci, au contraire, quel que soit le corps pris en considération, nous arrivons à trouver que les dernières particules auxquelles on puisse mécaniquement le ramener sont irrégulières, dures, à angles aigus, à arêtes tranchantes, ou, s'il est en fine poussière, la couleur des granules, vus au microscope, etc., et l'action des réactifs viennent indiquer leur différence de nature. Quelquefois même ces dernières particules sont régulièrement cristallisées, et leur forme, la nature de leurs faces, de leurs angles, indiquent à quel type cristallin le corps pris en masse doit être rattaché; de même que, dans un grand nombre de cas, la forme des éléments anatomiques nous conduit à reconnaître si un être vivant est végétal ou animal.

Ce cristal primitif est pour les corps bruts cristallisés ce que les éléments organiques sont pour les corps vivants. Dans le cas des cristaux, l'arrangement des particules primitives a lieu dans un ordre régulièrement mathématique, sans changer la forme de celles-ci, ce qui ne peut être comparé à l'arrangement des éléments anatomiques. En outre, la forme de ces derniers varie de mille manières, autour de quelques formes principales, par suite de la pression réciproque qu'ils exercent l'un sur l'autre.

Dans les cas où il s'agit des êtres vivants les plus petits, réduits pour ainsi dire à un seul élément des êtres supérieurs, ou bien d'un de ces éléments même isolé, comme une cellule, un zoosperme, etc.; leur forme, leurs productions appendiculaires ou cils, la disposition des corpuscules qu'ils renferment (lesquels remplissent en eux le rôle d'autant d'éléments organiques), et leur manière de se comporter en présence des réactifs, ne permettent pas de confusion entre eux.

Jamais dans un corps brut, quelles que soient la complication et l'hétérogénéité du mélange de ses particules, on ne trouve rien ni dans la forme de celles-ci, ni dans leur disposition qui se rapproche de ce que présentent les êtres vivants.

87. Il faut, dans une comparaison de ce genre, éviter de prendre pour point de comparaison un type quelconque, ainsi que le fait remarquer Dugès. Il s'agit, en effet, d'arriver par la comparaison de deux ordres de corps, quels qu'ils soient, quelles que soient leurs variétés ou leur complication, à reconnaître ceux qui doivent être réunis et étudiés ensemble, et ceux qui d'autre part doivent en être séparés. Or, prendre un type pour point de départ, c'est établir d'avance les différences que l'on veut arriver à reconnaître; et cela pour un ordre de caractères choisis, propres à ce type seulement, pouvant ensuite varier ou se compliquer

tellement, dans les autres êtres, que les différences établies à propos de celui-là fussent inexactes pour ceux-ci.

L'individualité d'un corps est dans ce qu'il est, mais nullement dans telle partie plutôt que dans telle autre, ni même dans sa molécule intégrante pour les minéraux, pas plus que pour les êtres vivants. Les uns et les autres peuvent être très complexes, comme l'eau de mer, l'humus, et un grand nombre de *roches* qui n'en sont pourtant pas moins des individus, mais formés du mélange d'un grand nombre de substances ayant chacune leurs molécules intégrantes propres. Or il faut ici avoir en vue aussi bien ces corps que tout autre.

88. Dans les corps bruts homogènes, chaque cristal primitif a la même composition chimique dans toute sa masse; il en est de même pour chacune des particules constituantes d'un corps hétérogène prise à part. Dans les corps organisés au contraire, chaque élément anatomique, premier mode de groupement de leurs principes immédiats, est une partie déjà compliquée. Chacun d'eux renferme déjà un nombre plus ou moins considérable de principes immédiats, albumine, fibrine, graisse, eau. sel, etc., mélangés ou combinés ensemble.

Le nombre, la nature de ces principes, la plupart déjà si complexes, ne sont pas encore nettement déterminés pour chaque élément anatomique. Mais le fait de leur multiplicité est démontré par l'action des réactifs, dont plusieurs appliqués successivement, d'après la nature des substances qu'ils ont la propriété de dissoudre ou d'après l'ordre d'intensité de leur action, font disparaître chacun un principe ou un autre, jusqu'à ce qu'il ne reste plus rien de l'élément étudié. Telle est par exemple l'action différente de l'acide acétique sur certaines cellules, etc., sur leur noyau, celui-ci n'étant détruit que par la potasse ou un autre réactif.

89. Sachant que plus le nombre des substances combinées ensemble est grand, moins est stable la combinaison, on comprendra facilement comment il se fait que de la combinaison ou du mélange de plusieurs substances déjà complexes et peu fixes doivent résulter des corps beaucoup moins stables encore.

Jointe à la grande combustibilité des principes immédiats, cette non-stabilité est cause de cette facilité d'échange des matériaux sous l'influence des moindres forces. De là ce mouvement moléculaire intestin dans chaque élément anatomique en particulier, qui constitue le phénomène le plus général des êtres organisés, et caractérise la vie de nutrition, la seule absolument générale. C'est là vraiment où commence la physiologie, l'étude des phénomènes des êtres organisés. De là aussi vient que dès que ces combinaisons et décompositions alternatives, mais continues, viennent à cesser, on dit qu'il y a mort ; et aussitôt les principes immédiats se combinent à l'oxygène : il y a fermentation, putréfaction, il se fait de l'acide carbonique, de l'eau, des gaz sulfurés, phosphorés, etc. Dans les corps bruts, au contraire, les composés plus stables se combinent difficilement à ceux qui les entourent, et, s'il y a combinaison, le phénomène s'arrête, le corps nouveau reste fixe et défini.

90. Il faut ajouter à ces différences la quantité d'eau considérable, propre à chaque élément anatomique, eau qui favorise singulièrement le mouvement molé-

culaire intime de chacun. C'est à chaque corpuscule élémentaire, à chaque élément anatomique, qu'appartient toute celle qu'on obtient de chaque être vivant par évaporation, à l'exception de l'eau contenue dans les vaisseaux ou les réservoirs. Ces éléments lui doivent leur mollesse, leur forme, leur volume, car par la simple dessiccation à l'air ou par la chaleur, ils perdent beaucoup de leur volume, ils se déforment, et l'on constate ainsi qu'ils renferment peu de matière solide proportionnellement à la quantité d'eau. Privés de cette eau, ils perdent en outre leur élasticité et toutes leurs autres propriétés physiques et dynamiques.

Cette eau est en quelque sorte pour les éléments anatomiques ce qu'est l'*eau de constitution* de certains sels, comme le phosphate de soude, laquelle ne peut être chassée sans que le sel se décompose et perde ses propriétés. Dans les éléments organiques on peut bien varier les proportions de l'eau, mais dans des limites assez restreintes qu'on ne peut dépasser sans voir disparaître leurs propriétés dynamiques caractéristiques, et leurs propriétés physiques.

Dans les corps inorganiques, au contraire, l'eau de cristallisation, quand elle existe, n'existe jamais en quantité assez grande pour être comparable à celle des êtres organisés. Dans les cas en apparence contraires, ce n'est pas de l'eau de cristallisation, c'est de l'eau retenue par capillarité, par imbibition, et elle peut être évaporée sans détruire les propriétés du corps qui la renferme.

S'il est possible d'enlever une certaine quantité d'eau à certains animaux, comme les rotifères, les vibrions, etc., ce qu'on pourrait comparer au fait de certains sels, comme le phosphate de soude, qu'on peut faire descendre de 25 équivalents d'eau de cristallisation à 17, sans le détruire, il faut remarquer qu'en même temps disparaissent les propriétés des éléments organiques de ces êtres; car tout phénomène vital cesse alors en eux. De plus, comme ils renferment tous des principes immédiats de propriétés analogues, pour que ces phénomènes puissent recommencer quand on rend l'eau enlevée, il faut que l'animal n'ait pas été soumis à une température de dessiccation dépassant 70°, température au-dessus de laquelle l'albumine et tous les éléments organiques commencent à se détruire.

91. 4° *Différences entre les corps bruts et les corps organisés, résultant de l'arrangement réciproque ou texture des particules, cristallines ou non, chez les premiers, des éléments anatomiques chez les seconds.*

Plus nous avançons dans ce parallèle, plus les différences entre les deux ordres de corps deviennent évidentes, plus elles sont saillantes et faciles à constater; moins il y a de points de ressemblance à énumérer et à discuter, quoique cependant les différences soient moins générales et moins caractéristiques que celles tirées des éléments organiques.

Les corps bruts sont seulement formés d'une seule substance simple, ou sont homogènes si elle est complexe; jamais les corps vivants. Il n'y a pas de corps organisé tout gazeux, tout liquide ou tout solide, fait qui se rencontre fréquemment parmi les êtres inorganiques. Les êtres vivants sont nécessairement composés des trois ordres de substance à la fois.

Si ce fait se rencontre quelquefois parmi les corps bruts, composés de substances diverses, comme l'humus, la vase, etc., alors on trouve de grandes différences dans le mode de distribution de ces substances, chez les uns et chez les autres.

Ainsi, les parties solides sont, chez les corps bruts, ou homogènes, et alors intimement cohérentes entre elles, sans arrangement déterminé, ou en couches superposées régulièrement, comme dans les cristaux proprement dits. Chaque particule prise dans un point quelconque a la même composition chimique que les autres, et en est tout à fait indépendante. Ce fait ne se trouve pas dans le règne organique dont nous avons vu chaque individu formé de plusieurs ordres différents de particules spéciales, les éléments anatomiques qui présentent tous chacun un mode spécial d'arrangement réciproque, qui constitue la *texture* du corps dont il s'agit. Ou bien les parties solides du corps inorganique sont hétérogènes ; mais alors elles ne présentent pas cet arrangement spécial, cette texture, cet enchevêtrement de parties semblables ou diverses qui caractérise tous les tissus des êtres vivants ; elles sont irrégulièrement distribuées, présentent un volume inégal, sans parler des différences signalées précédemment par chacune d'elles.

Si, au contraire, il s'agit d'un corps brut à la fois gazeux, liquide et solide, les parties gazeuses sont bien dissoutes dans les liquides des corps, ainsi que cela existe chez la plupart des êtres vivants (quand elles ne sont pas à l'état complétement gazeux, comme chez les phanérogames, etc.) ; mais ces liquides sont seulement à l'état d'imbibition, ils sont retenus par capillarité. Dans la plupart des êtres vivants, au contraire, les solides forment des réservoirs de diverses sortes dans lesquels se trouvent retenus ces liquides et où ils peuvent être mis en mouvement d'une manière déterminée et régulière.

92. Les corps vivants sont bien susceptibles de s'imbiber d'une quantité d'eau plus ou moins considérable, pouvant éprouver **des** variations assez étendues; mais ces liquides ne sont pas généralement compris dans les mailles des tissus. Ce n'est que dans certains cas de maladie que les tissus sont dans cet état d'infiltration, et laissent écouler les liquides; ce n'est qu'alors que beaucoup d'entre eux sont susceptibles de mouiller le papier brouillard, ou après la section des vaisseaux qui les renferment. Mais beaucoup de tissus ne sont pas dans ce cas : tels sont les tendons, les os, etc.

Cette propriété, signalée par Berzélius, est commune, du reste, à la plupart des corps bruts ou organisés, **et** ne peut par conséquent pas être mise en avant dans **un** parallèle qui conduit à séparer deux ordres de corps réellement dissemblables. Dire que cette eau n'est pas combinée dans les substances organiques, parce qu'elle est susceptible de diminuer par évaporation spontanée, et qu'elle peut le faire dans de certaines limites sans que le tissu perde ses propriétés, c'est encore constater un fait qui n'est pas une différence entre les deux ordres de corps. Il se présente, en effet, chez ceux des corps bruts qui contiennent de l'eau; la plus grande différence porte sur la quantité. Mais il est plus important de remarquer que les tissus ont besoin pour remplir leurs fonctions d'un certain degré de saturation, qu'ils tendent continuellement à prendre quand on l'a fait disparaître par addition ou soustraction de liquide.

93. 5° *Sous le rapport de la forme extérieure et du*

volume dans les deux classes de corps, on observe que les corps bruts n'ont que rarement une forme déterminée, et un volume que l'on puisse trouver constamment le même ou variable dans des limites peu étendues. Quand ils ont une forme limitée, comme les minéraux proprement dits, par exemple, ce sont des faces planes qui circonscrivent le corps, d'où résultent des lignes droites, des angles solides, des contours anguleux, en un mot, un solide géométrique et complétement commensurable.

Le volume des corps vivants ne varie que dans des limites assez étroites ; leur forme est circonscrite par des faces courbes, soit dans un , soit dans deux sens à la fois , d'où résultent des contours onduleux, ou une forme plus ou moins arrondie.

Le volume et la forme se transmettent dans les générations successives sans s'écarter des limites déterminées, tandis qu'elles peuvent varier considérablement dans les corps bruts.

Enfin, les corps bruts ne présentent pas des appendices de diverses sortes, suivant les espèces, qui donnent à la plupart des corps vivants un cachet tout spécial.

94. b. *Comparaison des êtres vivants et des corps bruts au point de vue dynamique.*

D'après ce que nous venons de dire, on voit que sous le point de vue statique seul on peut déjà établir par comparaison des différences nettement tranchées entre les êtres organisés et les êtres inorganiques.

Mais ici, comme en quoi que ce fût, il ne faudrait pas croire qu'un seul des deux ordres de caractères statiques ou dynamiques puisse toujours suffire d'une manière absolue à établir une distinction entre des corps, quels qu'ils soient. Si, en effet, quelques végétaux et animaux infusoires extrêmement petits nous présentent une homogénéité qui n'est peut-être qu'apparente et due à l'imperfection de nos moyens d'observation, ou une uniformité d'imbibition des liquides qui les rapprochent sous quelques rapports des corps bruts, les propriétés dynamiques des uns et des autres achèvent de les différencier.

Sous le point de vue dynamique, nous avons vu qu'il fallait étudier : 1° Le mode de formation ou de naissance des corps ; 2° leur mode de composition ou d'accroissement ; 3° le mode de décomposition, de décroissement ou de mort.

95. *1° Mode de formation de génération ou de naissance des corps.*

Il faut reconnaître, avec M. de Blainville, qu'il y a formation ou naissance dans le règne minéral comme parmi les corps vivants. Mais il faut en cela distinguer avec soin, comme précédemment, la molécule intégrante des minéraux, du minéral proprement dit, ou cristal, et celui-ci des masses minérales et des roches. La molécule intégrante est simple ou formée d'une combinaison déterminée de plusieurs équivalents ou atomes. Le cristal est un assemblage d'un certain nombre de ces molécules, affectant une forme déterminée, la forme définitive ou celles qui en dérivent. La masse minérale est un assemblage de molécules intégrantes de même sorte, mais n'affectant plus de forme fixe. Enfin, les roches sont un assemblage de masses minérales ou de cristaux assez gros le plus souvent pour être discernés.

96. Il y a réellement formation ou naissance régulière des molécules intégrantes , quand un certain nombre d'atomes ou équivalents de substances simples ou composées se joignent réciproquement, et se disposent entre eux de manière à présenter une forme déterminée.

Il y a réellement quelque chose de la vie dans le moment où les équivalents agissent les uns sur les autres pour former la molécule intégrante ; mais cela n'a lieu que pendant le moment extrêmement court où cette attraction a lieu. Dès que la combinaison est faite , la molécule intégrante minérale est définitivement formée d'une manière invariable; c'est un corps brut, c'est-à-dire sans trace aucune de mouvement moléculaire intime (1).

97. La formation du cristal est analogue, mais elle est bien plus complétement mécanique. Il naît tout simplement par assemblage d'un certain nombre de molécules intégrantes, dont on peut, dans bien des cas, analyser les divers modes de groupement, suivant les conditions dans lesquelles le phénomène a lieu (alun, chlorure de sodium, etc.).

La formation des masses minérales et des roches n'a plus rien de régulier; ce n'est qu'une agrégation très variable et irrégulière de molécules intégrantes ou de cristaux. Elle est complétement accidentelle, et la masse peut s'accroître indéfiniment.

98. Dans les corps organisés, la formation qui a reçu le nom de naissance n'est pas une évolution de choses existantes, pas plus que la formation des molécules in-

____

(1) De Blainville, *loc. cit.*, Introduction, p. xv.

tégrantes et des formes cristallines primitives. Toute formation, toute naissance est une réunion de molécules intégrantes des principes immédiats, qui se réunissent entre elles de manière à former un corps doué de caractères particuliers et susceptible d'évolution plus étendue.

Ce corps est l'ovule qui naît spontanément dans des conditions déterminées, mais très complexes, qui se rencontrent dans certains organes de chaque être vivant et peut-être aussi en dehors d'eux. Ces circonstances sont d'autant plus circonscrites, d'autant plus limitées, que l'on s'élève davantage dans l'échelle des deux séries qui forment le règne organique. C'est ainsi que dans les êtres les plus complexes ce groupement a lieu dans une région, dans un organe déterminé de leur corps, et ne peut subir une évolution complète sans l'action ou l'introduction de molécules produites d'une manière analogue par un autre individu. Mais dans l'un et l'autre des individus ou des organes, quand ils sont sur le même individu, la génération n'en a pas moins été spontanée, les ovules ne se sont pas moins formés de toutes pièces aux dépens des principes fournis par l'individu vivant.

Seulement cette formation spontanée demande un ensemble de conditions si complexes, qu'on n'a pu manifestement les rencontrer jusqu'à présent que dans les êtres déjà vivants, ce qui n'est pas le cas pour les êtres inorganiques dont les individus dans leur succession sont toujours indépendants les uns des autres. Toutefois cependant, on est porté à soupçonner que ces conditions peuvent se rencontrer quelquefois en dehors des êtres organisés, de manière à donner lieu à la formation spontanée de corps vivants eux-mêmes, mais toujours des plus simples sous le point de vue du mode de formation. Ces êtres ne différeraient par conséquent des corps bruts que par la complexité des conditions qu'exige cette génération, tout en présentant les différences statiques dont il a été question plus haut, et les dynamiques dont il va être parlé.

99. 2° *Mode d'accroissement des corps bruts et organisés, ou nutrition de ces derniers.*

La molécule intégrante minérale une fois formée ne s'accroît plus ; elle reste ce qu'elle est, parce qu'elle ne vit pas, elle est fixe.

Le minéral proprement dit, ou cristal, s'accroît bien d'une manière déterminée et régulière ; cet accroissement est bien soumis à certaines lois qui font qu'il ne dépasse pas certaines limites ; ces limites semblent même souvent être déterminées par un ensemble de circonstances appréciables , mais elles sont bien autrement évidentes et manifestement mieux déterminées, plus invariables dans les corps organisés. Quant aux masses minérales, aux roches, elles s'accroissent d'une manière accidentelle, irrégulière et indéfinie, en suivant seulement les lois de l'attraction, et elles ne sont comparables en rien aux êtres vivants.

100. La forme des corps est une conséquence de l'accroissement, elle le suit. Sous ce rapport il y a d'assez grandes analogies entre les deux classes d'êtres. Les cristaux, étant limités par des surfaces planes, sont plus mesurables que les êtres vivants, quoique leur forme soit moins fixe. Cependant elle l'est assez pour que l'on ait pu découvrir les lois très simples d'après lesquelles la forme cristalline primitive est arrivée par

un accroissement déterminé à acquérir telle ou telle forme secondaire dérivée. De plus, ces formes secondaires, véritables variétés, se trouvent toujours les mêmes dans des localités analogues; elles sont donc dépendantes des circonstances extérieures. Ce qui achève de le prouver, c'est qu'on peut en produire de nouvelles à volonté en les plaçant dans des conditions diverses actuellement bien étudiées.*

Il y a quelque analogie avec les variétés qu'on obtient de chaque espèce d'êtres vivants. Mais c'est dans la manière dont se fait cet accroissement qu'existe la différence la plus capitale entre les deux règnes. Ce mode est absolument différent dans l'un et l'autre.

Dans les minéraux, en effet, il y a *augmentation par superposition* ; ce sont en quelque sorte autant de nouveaux individus, semblables à la forme cristalline primitive, qui se groupent autour de celle-ci en suivant des lois fixes, et s'appliquant successivement les unes sur les autres. Ils atteignent ainsi des dimensions qui peuvent varier considérablement.

Dans les êtres organisés il y a *accroissement par intus-susception*, c'est-à-dire introduction de matière, molécule à molécule, dans l'épaisseur des tissus, de manière à modifier ou multiplier leurs éléments anatomiques, jusqu'à ce qu'une augmentation comprise dans des limites bien déterminées et assez bornées soit atteinte.

Ces caractères dynamiques sont en rapport, en corrélation nécessaire avec la disposition statique des minéraux et des êtres vivants, c'est-à-dire avec la structure lamelleuse des cristaux qui en permet le clivage, et avec la texture hétérogène et complexe des corps organisés. Car chaque élément anatomique, distinct des autres quoique enchevêtré avec eux, choisit et s'approprie les molécules qui lui sont nécessaires, s'accroît pour son propre compte. C'est là ce qui caractérise la nutrition et la sépare de la superposition.

101. 5° *Mode de décroissement et de diminution.*

On prévoit d'avance que les différences énoncées plus haut se reproduisent parallèlement ici.

La molécule intégrante du minéral ne décroît ou ne diminue qu'en se décomposant. La cause de cette décomposition n'est pas dans la molécule intégrante ; c'est l'action seule des éléments d'un autre corps qui la détruit en agissant sur ses éléments propres pour former de nouvelles combinaisons. Sa destruction n'est donc jamais ni spontanée, ni nécessaire.

Le minéral décroit souvent, comme les molécules intégrantes, par une force chimique qui seule peut agir sur lui.

D'autres fois, c'est par une force extérieure, mécanique ou physique. Il en est de même des masses minérales simples ou complexes : elles diminuent ou décroissent en se désagrégeant par une force extérieure quelconque, physique ou chimique. Comme celle-ci commence à agir par l'extérieur, la destruction marche du dehors au dedans, et jamais en sens inverse.

L'état statique dans lequel se trouvent les éléments des corps bruts, à cause de leur saturation ou combustion très avancée, l'intensité de leur cohésion, le mode de leur groupement, rendent ce décroissement plus lent et plus difficile.

102. En outre, un fait caractéristique des corps bruts, c'est que les corps simples qui les composent

n'en sortent jamais dans l'état de combinaison où ils s'y trouvaient, de manière à pouvoir s'y réunir à d'autres molécules semblables pour former un individu similaire à celui d'où elles sortent. Elles ne se séparent de lui que sollicitées par de nouveaux éléments avec lesquels elles forment de nouvelles combinaisons ; de là vient que les corps bruts ne présentent jamais d'autre mode de génération que la génération spontanée.

103. Chez les êtres organisés, c'est dans l'intérieur des tissus, au sein même de chaque élément anatomique, que commence la décomposition par la formation de *produits*, nouveaux corps qui sont ou ne sont pas rejetés.

C'est un de ces nouveaux composés, un produit qui est susceptible de devenir, quand il est placé dans de certaines circonstances déterminées, un corps semblable à celui qui l'a produit, c'est-à-dire de subir une évolution organisatrice et de vivre. Mais dans tous les cas la génération de ce produit ou ovule est toujours spontanée, comme celle de tout produit quelconque. Toutes les fois qu'on a pu voir se former l'ovule mâle ou femelle, on l'a vu se former de *toutes pièces*, spontanément, au milieu d'un liquide tenant ou non des cellules en suspension, de la même manière qu'on constate la formation spontanée et de toutes pièces des cellules épithéliales à la surface du derme dénudé.

Ainsi, un corps organisé décroît, puis se termine ou meurt par une désassociation bien plus facile de ses éléments que dans le corps inorganique ; mais dans le cours ou vers la fin de sa durée, une partie de ses éléments se réunissent pour former un produit spécial qui, par une évolution particulière, constituera un être semblable à lui. Ainsi, il y a chez ces êtres, génération spontanée et évolution reproductive.

Lorsque leur décroissement commence par l'extérieur, ce qui est l'exception, elle se propage immédiatement dans le tout. Nous avons vu que dans les corps inorganiques il n'en est pas ainsi : ils se terminent, et par conséquent meurent lorsque, décomposés par l'action plus forte des corps extérieurs, leurs éléments se désassocient pour se joindre à d'autres et former ainsi de nouvelles combinaisons, des corps nouveaux et dissemblables ; mais il n'y a pas reproduction (1).

Art. IV. — Définition des êtres organisés et vivants, du milieu, de la vie et de la science qui les étudie, ou biologie.

A. *Définition des corps organisés.*

104. De la comparaison qui vient d'être faite entre les corps bruts et les corps organisés, il résulte que, quoique présentant sous certains rapports des analogies incontestables, il arrive· un moment où les différences deviennent manifestes et permettent d'établir entre eux une distinction très nette.

Cette étude comparative nous conduit à reconnaître que les êtres organisés sont des *Corps de volume et de forme déterminés, quoique très divers, limités par des surfaces courbes ; présentant un ensemble de caractères physiques qui résultent de la disposition des éléments anatomiques dont ils sont formés, et qui, bien que variables de l'un à l'autre, n'appartiennent pourtant qu'à eux ;*

(1) De Blainville, *loc. cit.*, Introduction.

*composés de principes immédiats gazeux, liquides et so-
lides, dus à des combinaisons complexes et peu stables
d'un petit nombre de substances simples.*

*Placés dans des conditions convenables, les corps organi-
sés ont la propriété d'y vivre, c'est-à-dire d'être soumis incessamment à l'action des corps extérieurs, et réciproquement de réagir sur eux ; enfin, de croître, de décroître et
de se reproduire par formation d'un germe dont l'évolution donne naissance à un être semblable à celui qui l'a
produit.*

La propriété de vivre est une conséquence de l'état
statique des corps organisés ; il n'y a pas de vie sans corps
organisé, mais il y a des corps organisés sans vie. L'idée
de vie ne doit donc entrer que conditionnellement dans
la définition des corps organisés, qui peuvent être vivants ou non vivants. En effet, en supprimant ou seulement en modifiant les conditions extérieures ou de
milieu, la propriété disparaît, la vie cesse, mais l'organisation ne disparaît pas nécessairement.

Les corps fossiles, le bois sculpté, les coquilles desséchées, les poils ou les fils d'un tissu, etc., sont des corps
organisés ; on en reconnaît l'organisation, on l'étudie,
mais ils ne *vivent* pas. Quand on peut les replacer dans
dans des conditions convenables, comme certaines
plantes desséchées dans un herbier, ou les vibrions de
Spallanzani, ils recommencent à vivre.

Cette définition reproduit à peu près complétement
celle des *éléments anatomiques* donnée plus haut, parce
qu'elle doit embrasser et embrasse en effet tous les corps
organisés quels qu'ils soient. Or, les éléments anatomiques sont certainement organisés, et un élément anatomique isolé n'en est pas moins un corps organisé.

Les zoospermes, les zoospores, les cellules épithéliales à cils vibratiles, nageant librement dans un liquide,
sont à la fois des éléments anatomiques parfaitement
caractérisés, et certainement des corps organisés déjà
compliqués, susceptibles de vivre isolément pendant
un certain temps. Ils sont, en effet, doués d'un mouvement qui leur est propre, et subissent sous les yeux
de l'observateur des changements assez considérables
avant de cesser de se mouvoir; telle est la perte de globules sarcodiques, de leurs cils vibratiles, etc.

Les champignons microscopiques, comme les *Torula*,
les *Protococcus*, etc., ne sont représentés que par une
cellule très petite et très simple qui ne présente aucun
caractère de plus que ceux compris par cette définition. Ce sont néanmoins certainement des corps organisés, puisque dans un peu d'eau ils croissent et se reproduisent.

Nous avons déjà vu que Bichat avait montré que c'est
aux éléments anatomiques ou organiques seulement,
et non aux tissus proprement dits et aux organes,
que peut s'appliquer l'idée de vie.

Ainsi l'animal, comme la plante, peut se simplifier
au point de ne plus être représenté que par un seul
élément anatomique. Ce petit animal, cette petite plante
manifestent sous cette forme tous les caractères fondamentaux de la vie: ils croissent, décroissent et se reproduisent. Seulement cet état de simplicité est le
plus rare; le plus souvent l'animal ou la plante sont
très compliqués, formés d'un nombre immense d'éléments anatomiques qui sont même de plusieurs sortes.
Leur *réunion* forme les *tissus*, dont l'arrangement réciproque s'appelle *texture*, ou par extension *organisa-*

tion, et la résultante de la vie de chacun, manifestée par des organes en action, constitue la vie de l'être collectif. Mais cet être, pour se reproduire, commence par donner lieu à la formation spontanée d'un élément anatomique sous forme de cellule, dont le premier stade d'évolution est de constituer l'ovule, et de ce produit dérive l'embryon.

B. *Définition du milieu.*

105. L'idée de vie ne suppose pas seulement celle d'un être organisé de manière à comporter les phénomènes qui constituent l'état vital, elle suppose encore l'idée non moins indispensable : *De l'ensemble total des circonstances ou agents extérieurs, physiques et chimiques, propres à fournir à l'être organisé les principes immédiats ou matériaux nécessaires à la nutrition et à la manifestation des autres propriétés de ses éléments anatomiques.* C'est à cet ensemble de conditions qu'on donne le nom de MILIEU.

L'idée de vie ou de corps vivant, et celle de milieu, sont deux idées inséparables l'une de l'autre ; il n'y a pas de vie possible sans un milieu convenable à l'accomplissement des phénomènes propres aux corps organisés.

La condition fondamentale de la vie est caractérisée par une harmonie exacte entre l'être organisé et le milieu correspondant.

C. *Préliminaires à la définition de la vie.*

106. Bichat, qui le premier tenta de débarrasser la définition de la vie du futile assemblage des abstractions métaphysiques, subit pourtant à son insu l'influence de

l'ancienne philosophie par la fausse idée d'un antagonisme absolu entre la nature morte et la nature vivante ;
en conséquence, il choisit cette lutte supposée pour le
caractère essentiel de la vie. Car il avait justement senti
que cette définition ne pouvait, comme celle des autres
sciences, être fondée que sur un aperçu général de
l'ensemble des phénomènes propres aux êtres vivants.
Dire avec Bichat que la vie est l'ensemble des fonctions
qui résistent à la mort, c'est supposer, comme il le faisait, que les êtres vivants sont dans un état de résistance
continuelle contre ce qui les entoure et qui tend continuellement à les détruire.

C'est, au contraire, le milieu qui nous entoure, pouvant varier dans des limites assez étendues, qui permet
que la vie ait lieu; et s'il devient destructeur, c'est qu'il
a subi de trop grandes perturbations accidentelles,
perturbations qui sont moins fréquemment la cause de
la mort que la vieillesse, c'est-à-dire que les modifications nécessaires, lentes, spontanées, de l'organisme.

La vie, comme on le sait, reste suspendue ou très
ralentie, ne se manifeste par aucun phénomène dans
beaucoup de graines pendant de longues années. Elle
l'est aussi normalement sur beaucoup de plantes et
animaux (mollusques, sangsues, etc.) par l'action du
froid ou de la chaleur, ou artificiellement dans les expériences sur les Vibrions, les Rotifères, etc., desséchés
de manière à ne pas décomposer leurs tissus. Le retour convenable de la chaleur et de l'humidité rétablit
les phénomènes de la vie. Dans l'un et l'autre cas, c'est
du *milieu* ambiant que provient l'influence; il faut, par
conséquent, tenir compte du concours de ce *milieu*, aussi

bien que de son antagonisme, envers le corps organisé.

Ainsi, comme on le voit, la vie n'est pas un *principe* indépendant des lois générales de la nature ambiante ; on ne peut pas la définir par une création imaginaire de ce genre quelle qu'elle soit ; ni par une opposition fantastique entre elle et l'ensemble des actions extérieures.

107. Tous les phénomènes inorganiques, quelles que soient les conditions extérieures dans lesquelles nous puissions les placer, n'en continuent pas moins à se produire, sauf quelques différences d'intensité, ou tout au moins ils admettent, à cet égard, de très grandes limites de variations. Ces limites s'agrandissent même de plus en plus à mesure qu'on s'éloigne des phénomènes chimiques, en remontant jusqu'aux phénomènes de pesanteur et de gravitation, qui sont rigoureusement universels, quels que soient les corps et les circonstances. Ce sont les phénomènes les plus indépendants du milieu dans lequel se trouvent les corps et de toutes les circonstances ambiantes.

La production des phénomènes propres aux corps organisés, le mode d'existence des corps vivants, en un mot, est au contraire caractérisé par la nécessité d'un grand nombre de circonstances extérieures au corps agissant. Il faut, par exemple, certaines proportions dans le mélange des gaz aériformes ou dissous, de la vapeur d'eau, de la lumière, de la chaleur, etc., sans cela ces phénomènes n'ont pas lieu. Leur production est donc caractérisée par une dépendance extrême des agents extérieurs, tant sous le rapport de leur nombre que sous celui plus spécial de l'intensité de chacun d'eux. Ce sont là des faits qu'il faut toujours avoir devant les yeux toutes les fois qu'il s'agit des corps organisés. L'action de ces influences, trop peu étudiée parce qu'elle ne présente pas toute la précision d'un fait anatomique, doit cependant être connue, ainsi que ses limites de variation.

108. Il faut encore remarquer, pour arriver au but que nous poursuivons, qu'à mesure qu'on s'élève à des êtres plus compliqués, plus élevés dans la hiérarchie organique, plus aussi devient grande la complication de l'ensemble des conditions d'existence; parce que chaque fonction est plus développée, plus intense dans ses effets, plus nettement séparée des autres fonctions. Mais à mesure aussi que l'être vivant devient plus complexe et a besoin d'un plus grand nombre de circonstances extérieures pour exister, celles-ci peuvent à leur tour subir, chacune prise à part, des variations plus étendues sans empêcher l'existence de l'animal ; car sa complication même lui donne la possibilité de réagir à son tour sur le milieu ambiant et de le modifier en sa faveur.

Ainsi, par exemple, les végétaux, les Polypes et les Bryozoaires, fixés au sol, ont besoin d'un petit nombre seulement de conditions extérieures pour vivre; on reconnaît en même temps qu'ils modifient fort peu la constitution de ce milieu. Mais aussi dès que ce milieu vient à subir de très légères modifications, ils meurent nécessairement, par suite du peu d'influence qu'ils ont sur lui, du peu de moyens qu'ils ont pour remplacer dans de certaines limites une fonction par une autre.

D'autre part, nous voyons que les animaux supérieurs en complication, qui ont besoin pour vivre d'un ensemble de conditions extérieures favorables, tant terrestres qu'atmosphériques, très complexes sous les divers points de vue physiques et chimiques, peuvent (par une compensation non moins indispensable, par suite de leur propriété plus développée de modifier et de réagir sur le système ambiant) supporter des variations du milieu beaucoup plus étendues. Ainsi, lorsque la dépendance des corps vivants envers le monde extérieur est moindre sous le rapport du nombre des agents, elle est plus grande sous celui des limites de variations qu'on peut leur faire subir, et réciproquement; mais cette dépendance n'est jamais nulle, ni dans un sens, ni dans l'autre. Aussi toutes les conceptions physiologiques de Bichat ont été profondément altérées, pour être parti du point de vue contraire.

109. Le développement de l'étude des corps organisés ayant permis de donner la notion abstraite de la vie d'une manière vraiment positive, on en a abusé, surtout en Allemagne, pendant un certain temps, en la généralisant outre mesure, de manière à l'étendre à tous les corps de la nature. C'était revenir à l'ancienne philosophie, qui regardait tous les corps comme plus ou moins vivants, parce que tous les corps présentent un certain nombre de phénomènes ; parce que tous sont, en un mot, évidemment actifs, ont une action sur ce qui les entoure à des degrés plus ou moins intenses et sous un nombre variable de rapports.

Il faut donc, sous peine de confusion, ne pas employer les deux termes distincts, *activité* et *vie*, pour désigner la seule idée de *vie*. Ce dernier nom doit être soigneusement réservé à la désignation du mode d'activité spéciale propre aux seuls êtres organisés, les seuls réellement vivants. Il ne faut pas lui donner une acception tellement étendue, qu'il puisse s'appliquer à tous les modes d'activité de la matière, ni à tous les phénomènes de la nature, exigeant pour avoir lieu un ensemble de conditions assez complexes pour qu'on puisse comparer celles-ci à un organisme proprement dit.

D. *Définition de la vie.*

110. On donne le nom de vie *au double phénomène de mouvement moléculaire, à la fois général et continu, de composition et de décomposition, que présentent les corps organisés placés dans un milieu convenable* (1).

C'est, en effet, ce phénomène qui caractérise universellement les corps appelés *vivants.*

Cette définition présente l'exact énoncé du seul phénomène absolument et rigoureusement commun à l'ensemble de tous les êtres vivants, considérés dans toutes leurs parties constituantes, dans tous leurs éléments anatomiques et dans tous leurs modes de vitalité. Ce ne serait pas lui faire une objection fondée que de dire qu'elle ne tient aucun compte de la division de la vie en *organique* et *animale*; car la vie *animale* n'est qu'un simple perfectionnement complémentaire surajouté chez certains êtres à la vie *organique* ou vie fondamentale.

L'observation montre qu'elle est propre, soit à procurer à celle-ci des matériaux par une intelligente réaction sur le monde extérieur, soit à la mieux préserver des influences défavorables, soit à préparer ou faciliter ses actes par les sensations, les divers modes de locomotion, etc. En un mot, suivant l'expression

____

(1) De Blainville, *Principes d'anatomie comparée*, 1822, in-8, Introduction; — Aug. Comte, *loc. cit.*, t. III, p. 295.

de M. de Blainville, la vie animale n'est, en quelque sorte, qu'une vie de luxe ; c'est un appareil spécial qui s'adjoint à ceux qui sont indispensables à l'existence d'un corps organisé.

Chez les animaux les plus élevés seulement, et surtout chez l'homme, cette disposition générale semble être intervertie ; car la vie végétative paraît, de prime abord, être essentiellement destinée à entretenir la vie animale, devenue en apparence le but principal de la vie organique. Mais ce n'est là qu'un effet très marqué du développement de l'intelligence et de la sociabilité ; c'est un effet lent et graduel de l'état de civilisation qui ne se montre que dans les sociétés déjà très avancées. Chez les peuples sauvages, les besoins de la vie organique et de la reproduction conservent une prépondérance très marquée sur ceux de la vie animale, en un grand nombre de circonstances dans lesquelles le contraire se voit chez les hommes civilisés.

Enfin, même dans ces derniers organismes, où la vie animale intellectuelle est plus développée, la vie organique n'en constitue pas moins la base et le but de celle-ci ; elle est encore la seule entièrement commune, aussi bien aux éléments anatomiques des divers tissus nerveux, musculaires, etc., qu'à ceux des divers parenchymes de la vie de nutrition. De plus, comme l'a démontré Bichat, elle est la seule qui s'exerce d'une manière nécessairement continue ; la vie animale, au contraire, est essentiellement intermittente.

111. Ainsi, par les actes fondamentaux dont la succession perpétuelle caractérise la vie, la science des corps vivants se subordonne d'une manière directe et complète à la chimie ; car ces actes sont nécessairement

chimiques, puisqu'ils consistent en une suite continue de compositions et de décompositions plus ou moins profondes. Au moment où a lieu une combinaison chimique quelconque, il se passe réellement quelque chose d'analogue à la vie, mais avec cette différence que le phénomène est instantané ici et cesse dès qu'il est produit ; tandis que dans tout organisme placé dans un milieu convenable, il se renouvelle continuellement par cette lutte régulière et permanente entre le mouvement de composition et de décomposition. C'est de là que résultent le maintien et le développement de l'état organique, en même temps que l'impossibilité d'un entier accomplissement de l'acte chimique.

En d'autres termes, les phénomènes physiologiques nous montrent l'activité matérielle dans un degré d'énergie très supérieur aux phénomènes chimiques. En effet, dans ceux-ci, dès que la combinaison est effectuée, le corps redevient complétement inerte ; tandis que l'état vital est caractérisé (outre les effets physiques et chimiques qu'il détermine) par un double mouvement plus ou moins rapide, mais toujours nécessairement continu, de composition et de décomposition ; propre à maintenir l'organisation du corps entre certaines limites d'oscillation, pendant un temps variable, tout en renouvelant sans cesse sa substance (1).

112. Tout corps organisé placé dans un milieu convenable a la propriété de présenter le double phénomène général qui caractérise la vie, lequel se manifeste par la nutrition ou accroissement, et par le décroissement de ses éléments anatomiques. Ce sont là les *propriétés*

____

(1) Comte, *loc. cit.*, t. III.

vitales les plus générales de ces éléments ; mais ils **en** possèdent encore d'autres qui sont différentes pour chaque élément anatomique distinct et sont propres à chacun d'eux. Ce sont autant de *propriétés vitales élémentaires et spéciales* inhérentes à chaque élément et qui ne peuvent plus, de nos jours, être supposées indépendantes de lui, existant hors de lui, le dominant et se manifestant pourtant par lui. Ne voyons-nous pas ces propriétés varier avec chaque modification que subit l'élément organique, et l'état dynamique être en corrélation constante avec l'état statique ?

Ainsi, on ne peut pas admettre d'autres *propriétés vitales* que les propriétés des éléments de nos tissus. Ces propriétés ne sont autres que celles que nous appelons *propriétés de tissu ;* lesquelles à leur tour reproduisent celles des éléments dont est formé le tissu, plus ou moins modifiées seulement par le mode de texture des éléments.

115. Connaissant actuellement : 1° ce qu'on entend par *élément anatomique*, et quelle est l'idée qui s'y rattache ; 2° sachant qu'un *tissu* est composé par l'enchevêtrement des éléments anatomiques, nous sommes amenés à envisager : 3° les *systèmes* ou l'ensemble des parties formées d'un même tissu ; 4° puis ces parties chacune à part, c'est-à-dire les *organes* qui sont des instruments constitués par un ou plusieurs tissus prenant une forme spéciale appropriée à leur destination ; 5° enfin nous avons à étudier les *appareils* formés par une certaine disposition réciproque des organes constituants, conformément, d'une part, à la *fonction* qu'ils ont à remplir, et d'autre part, au *milieu* dans lequel celle-ci s'exécute.

E. *Définition de la biologie.*

114. D'après ce qui précède, on peut reconnaître que le but de la biologie doit être de chercher à rattacher constamment l'un à l'autre dans chaque cas déterminé le point de vue anatomique et le point de vue de la fonction ; le système ambiant ou milieu étant toujours censé préalablement bien connu, puisque son étude appartient à l'ensemble des autres sciences fondamentales qui précèdent la biologie.

Ceci posé, on reconnaît que la BIOLOGIE *est la science qui étudie les êtres organisés dans le but d'arriver par la connaissance des organes ou des modifications organiques à connaître les fonctions ou actes, et réciproquement.*

Ainsi, prévoir comment agira dans des circonstances données tel être organisé, ou quel est l'organe qui a pu produire tel acte, c'est là le but que doit toujours se proposer le biologiste. Il faut reconnaître toutefois que plus les questions se compliquent, plus leur inversion devient difficile, au point d'être bientôt insurmontable lorsqu'on dépasse les premiers degrés de simplicité. C'est ce qui se présente continuellement ici, à cause de l'extrême complication de cette science, qui la maintient dans un état d'imperfection plus grand que les autres.

115. Il est inutile d'insister sur la nécessité de comprendre dans cette définition à la fois la physiologie et l'anatomie, sans distinction de l'une avec l'autre ; car il ne peut exister de physiologie sans anatomie, comme aussi sans la physiologie l'anatomie n'aurait aucun caractère scientifique, c'est-à-dire d'utilité, et

serait toujours aride et ordinairement inintelligible. Si cette distinction a été faite, cela tient à l'enfance de la science à cette époque, et à ce que la physiologie proprement dite faisait partie de la philosophie métaphysique.

116. Cette définition ajoute à l'anatomie et à la physiologie une autre branche essentielle, peu connue, et encore tellement imparfaite, si peu caractérisée, que la plupart des physiologistes n'en soupçonnent pas l'existence distincte et nécessaire. C'est la science qui traite de l'étude des *milieux, ou modificateurs externes généraux et spéciaux, et de leur action sur l'organisme.* Nous avons vu, en effet, que si l'idée de vie est inséparable de celle d'organisation, elle l'est au même degré de celle du milieu en relation déterminée avec l'organisme (1).

Cette importante branche de la biologie, qui après l'anatomie est le préliminaire indispensable de l'étude de la physiologie, a été soupçonnée par les naturalistes allemands, dans leur ébauche d'un règne composé d'air et d'eau, intermédiaire aux règnes minéral et organique. Lamarck, E. G. Saint-Hilaire en ont fait ressortir différentes parties au point de vue zoologique; mais personne n'en a conçu une idée juste, à la fois générale et complète dans tous ses détails avant M. de Blainville (2).

Pourtant depuis lors, jamais cette science n'a été étudiée d'une manière rationnelle, nulle part on n'en fait mention, et les matériaux qui s'y rapportent, ac-

(1) Comte, *loc. cit.*, t. III.

(2) De Blainville, *Cours de physiologie comparée*, t. I et III, p. 367, 1830.

cumulés sans ordre, sont épars dans les ouvrages, sans que jamais on cherche à se faire une idée nette de la place qu'ils doivent occuper, et par suite de leur importance. Cependant le traité d'Edwards (1), et l'imperfection de l'art de l'hygiène, fondé en entier sur cette science, devraient faire sentir le besoin de son étude systématique.

117. La relation des idées d'organisation et de vie doit autant que possible être établie d'après les lois fondamentales du monde organique, en tenant un compte convenable des modifications que doivent faire introduire les propriétés spéciales aux tissus vivants. Toutes les fois, en effet, qu'il se produit en nous un acte mécanique, physique ou chimique, ce qui est fréquent, l'explication du phénomène doit être rattachée aux lois générales des phénomènes analogues, qui doivent s'y vérifier. Cette tendance ne doit pourtant pas être exagérée ; car beaucoup de phénomènes des êtres organisés n'ont par leur nature rien d'analogue dans le règne inorganique : tel est le phénomène de la contractilité des fibrilles musculaires, et beaucoup d'autres encore qui méritent comme celui-ci d'être appelés *phénomènes vitaux*, puisqu'ils ne se montrent que chez les êtres qui jouissent de la vie telle qu'elle a été définie. Il est à remarquer que ces propriétés primordiales appartiennent toutes aux organes de la vie animale, surtout les nerveux et musculaires, tandis que les actes de la vie organique sont essentiellement physiques et chimiques.

118. Enfin, cette définition embrasse, non-seulement

____

(1) *De l'influence des agents physiques sur la vie.*

l'étude d'un seul organisme, mais celle de tous les êtres vivants; car il n'y a de notions pleinement satisfaisantes en elles-mêmes que celles qui sont communes à tous, y compris les végétaux sous plusieurs titres. Néanmoins, malgré cette apparence d'une diversité infinie, l'étude de l'homme doit toujours dominer toutes les autres, soit comme point de départ, soit comme but.

L'étude d'un être vivant quelconque ne peut, en effet, être satisfaisante qu'autant qu'on a l'espoir d'acquérir nécessairement par elle des lumières pour une plus exacte connaissance de l'homme.

119. Cette science, qui embrasse l'ensemble des êtres organisés, a reçu depuis longtemps, en Allemagne, le nom de *biologie* (βιος, *vie*; λογος, *discours*) substitué à celui de *physiologie*, désignant l'étude de l'ensemble des êtres de la nature, l'ensemble des sciences naturelles des Grecs, et correspondant à la philosophie naturelle de Newton; ce dernier mot est conservé encore par extension pour désigner l'étude des fonctions des êtres organisés.

En résumé, les phénomènes dont s'occupe la biologie ont quelque chose de plus compliqué, de plus particulier que les autres, qui fait qu'on les distingue facilement. Ces phénomènes sont influencés par tous les autres, sans réciprocité. Quelle que soit la manière dont on explique les différences qui séparent les êtres dont s'occupe la biologie de ceux qu'étudient les sciences inorganiques, il est certain qu'on observe dans les corps vivants tous les phénomènes, soit mécaniques, soit physiques ou chimiques qui ont lieu dans les corps bruts. Mais on remarque qu'ils deviennent de plus en plus compliqués, jusqu'au moment où ils sont tellement complexes, que leur analyse physique ou chimique directe devient impossible ; tels sont surtout les phénomènes nerveux, de sensibilité, intellectuels et moraux.

Ils constituent dès lors un ordre tout spécial de phénomènes appelés *phénomènes vitaux*, les seuls méritant ce nom, coïncidant avec un état statique tout spécial aussi.

La biologie, au point de vue abstrait, permet de considérer les êtres organisés sous deux faces distinctes ; sous le rapport *statique*, c'est-à-dire comme aptes à agir, et, sous le rapport *dynamique*, c'est-à-dire comme agissant. Sous le rapport *statique* se rangent deux des quatres branches fondamentales de la biologie ; ce sont :

1º L'*anatomie*, qui étudie l'organisation des êtres, et dont le principal moyen d'investigation intellectuel est la comparaison.

2º La *biotaxie*, qui étudie les lois de l'arrangement des êtres en groupes naturels, d'après la conformité de leur organisation qui se traduit au dehors par des modifications correspondantes des organes extérieurs.

Au point de vue *dynamique* se rangent les deux autres divisions fondamentales.

3º *La science qui étudie l'influence du milieu, ou, si l'on veut, des agents extérieurs sur l'être vivant.* Toute idée d'être organisé vivant est impossible, si l'on ne prend en considération l'idée d'un *milieu*. Aussi l'idée d'être vivant et celle de milieu (air, eau, lumière, chaleur, etc.), sont inséparables. On ne peut concevoir non plus une modification de l'un sans que survienne une modification de l'autre, par une réaction inévitable. Aussi l'étude du milieu sur l'être organisé vivant et celle de l'être sur le milieu sont-elles liées l'une à l'autre.

Cette branche de la biologie, dont on peut prévoir l'importance en se rappelant les travaux de Williams Edwards, n'a pourtant été étudiée comme partie distincte que par M. de Blainville, qui n'a pu que l'ébaucher. C'est sur elle qu'est en grande partie fondé l'art de conserver la santé, l'*hygiène*, et cependant elle n'a depuis lors jamais été envisagée méthodiquement. Aussi les matières qu'elle doit comprendre sont-elles éparses dans les livres où elles ne devraient figurer qu'à titre d'emprunt.

ART. V. — Des moyens fondamentaux d'investigation en biologie, et de ses propriétés relativement à la méthode.

120. Nous avons déjà vu que plus les phénomènes étudiés se compliquent, plus s'accroissent les moyens que nous pouvons employer à leur étude, parce que plus sont nombreuses les faces sous lesquelles on peut les envisager ; aussi, nous verrons en biologie se développer des moyens d'analyse restés à l'état rudimentaire dans les autres sciences.

A. *Observation.*

121. La chimie est la première des sciences qui comporte l'emploi des cinq sens dans l'étude des phénomènes dont elle traite ; non seulement la biologie présente la même propriété, mais elle met en usage des moyens de perfectionnement très importants et nécessaires qui étaient presque inutiles au chimiste.

Le principal de ces moyens est le microscope, qui est indispensable : 1° à l'anatomiste, pour l'étude des éléments anatomiques des tissus et des produits, ainsi

que la texture des organes, tant à l'état normal qu'à
l'état pathologique ; en outre, dans un grand nombre
de cas, il est nécessaire pour la description d'organes
trop petits pour être vus à l'œil nu ; 2° au zoologiste, pour
l'étude des êtres les plus petits ou des organes extérieurs dont les modifications de forme ne peuvent être
vues sans cela ; 3° au physiologiste, pour l'étude d'un
grand nombre de phénomènes, comme la circulation,
mouvement des cils vibratiles, etc.

L'appareil de l'audition lui-même a été perfectionné,
pour permettre d'étudier les phénomènes normaux et
surtout morbides.

122. Il faut signaler, en outre, l'ensemble des procédés chimiques, qui doivent nécessairement être employés, comme une sorte de faculté nouvelle, en anatomie et en physiologie, mais surtout en anatomie
générale. Ainsi, les doctrines physique et chimique
peuvent être converties en méthode d'exploration pour
la biologie, qui est placée à la suite de ces sciences dans
l'ordre hiérarchique ; elles lui fournissent les caractères sur lesquels l'anatomiste se fonde pour distinguer
les éléments organiques, les humeurs, les produits, les
tissus, etc., dont il veut arriver à connaître les usages.

Il faut joindre à ces moyens la nature plus ou moins
alibile des tissus, usage introduit par Bichat, qui vient
servir de complément aux procédés chimiques et aux
caractères *organoleptiques*, c'est-à-dire fournis par le
sens du goût et par l'odorat, qui sont surtout fréquemment utilisés en chimie.

B. *Expérimentation.*

123. Les phénomènes physiques sont ceux de tous

qui permettent l'extension la plus grande de l'art expérimental, en vertu de leur simplicité (relativement à ceux
des sciences subséquentes), de leur grande généralité,
et surtout de l'extrême diversité des circonstances dans
lesquelles ils peuvent se produire. Quoique souvent, en
chimie, on ne fasse qu'observer des phénomènes nouveaux qu'on a produits artificiellement, plutôt qu'on ne
fait des expériences véritables, consistant à modifier,
pour le mieux connaître, quelque circonstance déterminée d'un phénomène, l'art expérimental y est encore
une ressource capitale.

Dans les êtres organisés les difficultés sont plus
grandes. L'expérience consiste à produire dans l'organe
dont on veut connaître le mécanisme fonctionnel un
changement bien défini, de manière à bien apprécier
directement la variation correspondante du phénomène.
Or, pour arriver à ce dernier but, il faut : 1° que le
changement introduit soit compatible avec l'existence
du phénomène étudié; 2° que l'acte modifié ne diffère
de l'acte normal que sous un seul point de vue ; autrement l'interprétation serait nécessairement équivoque.

124. Outre les perturbations que l'on peut ainsi introduire dans l'organisme, il faut noter aussi les expériences que l'on peut faire en modifiant le milieu dans
lequel vit l'être soumis à l'expérience. Si sous quelques
rapports elles semblent être moins nettes, moins précises que les précédentes, elles ont l'avantage de pouvoir être suivies pendant un temps plus prolongé que
la plupart de celles qui consistent à modifier les organes.
On peut, en effet, les suspendre à volonté, ce qui permet de rétablir l'état normal un peu modifié, soit en
ménageant l'action du milieu sur l'organisme, de telle

sorte que l'ensemble des phénomènes principaux, modifiés cependant d'une manière appréciable, puisse continuer. Quoi qu'il en soit, dans toute expérience il faut toujours tenir compte de l'état du milieu ambiant.

125. Plus l'organisme est compliqué, plus il est artificiellement modifiable, parce qu'on peut l'attaquer sous un plus grand nombre de points de vue ; mais comme, d'une part, il faut tenir compte d'un ensemble de conditions plus multipliées, très souvent la facilité est plus que compensée par le nombre des difficultés qui se présentent. De là vient que plus on descend à des êtres moins compliqués, plus les expériences deviennent méthodiques, mais moins elles sont directement applicables à l'homme, sauf pour les propriétés fondamentales des tissus et de quelques appareils.

126. *Exploration ou expérimentation pathologique.* — De même que par leur nature compliquée beaucoup de phénomènes physiologiques se refusent à une expérimentation par modification artificielle des organes, de même aussi les états anormaux, comparés à l'état normal, nous offrent des expériences spontanées répétées de toutes manières. Mais elles ne sont utiles qu'autant que la structure normale de l'organe est déjà bien connue, afin de pouvoir étudier comparativement, sous tous les mêmes points de vue, l'altération morbide.

Altérer l'état normal de façon à faire ressortir plus évidemment l'influence qui dans une fonction doit être rapportée à chacun des organes qui l'exécute, tel est le but de toute expérience directe. C'est aussi celui qu'on atteint par l'observation des maladies. L'état pathologique, comme l'a démontré Broussais, ne diffère pas radicalement de l'état physiologique ; il ne constitue autre chose qu'une extension plus ou moins grande, soit en plus, soit en moins, des limites de variation entre lesquelles chaque organe et chaque phénomène correspondant peuvent osciller. Mais il ne se produit jamais à cet égard de phénomène nouveau, c'est-à-dire qui ne dérive et ne conserve ses analogues physiologiques.

D'où il résulte que les notions anatomiques et physiologiques exactes sont l'indispensable point de départ de toute exploration et de toute explication pathologique. Mais réciproquement l'étude scientifique des phénomènes morbides est de la dernière utilité, sinon indispensable pour l'étude de l'état normal, et d'autant plus que l'expérimentation directe devient plus difficile. Du reste, une expérience proprement dite n'est rien autre chose qu'une maladie plus ou moins violente, brusquement produite; intervention brusque qui n'est certainement pas favorable à une bonne exploration scientifique. Or, l'invasion lente de la maladie ne présente pas ces inconvénients; et après quelques observations elle fournit des documents préliminaires très utiles.

Malheureusement beaucoup de cas précieux restent encore chaque jour presque stériles, faute de notions anatomiques et physiologiques assez complètes, conditions indispensables à toute observation, et que ni les plus minutieux détails descriptifs, ni le nombre des faits ne peuvent remplacer; car sans ces conditions préliminaires, il devient impossible de démêler l'important de l'inutile.

127. On voit, par ce qui précède, que toute expérimentation directe doit tendre, autant que possible, à

reproduire artificiellement les nombreux dérangements spontanés entraînés par la perfection même de notre organisation et de celle des mammifères voisins, ou bien à produire des états pathologiques nouveaux dans un but déterminé.

Il faut dans toute exploration pathologique, dans quelque but qu'elle soit faite, philosophique ou thérapeutique, tenir compte, comme dans les expériences proprement dites, des perturbations du milieu. En effet, les maladies peuvent tenir à cette cause aussi bien qu'à l'altération d'un organe, et enfin elles peuvent tenir aux deux causes réunies, coïncidentes, ou l'une succédant presque nécessairement à l'autre.

128. Lors même qu'on se proposerait la connaissance de l'homme seul, l'exploration doit être étendue à tous les autres êtres, dont les dérangements moins variés, à cause d'une organisation plus simple, sont plus certains et moins difficiles à étudier.

L'analyse pathologique doit embrasser aussi l'étude de tous les phénomènes d'un même organisme, aussi bien celle des actes intellectuels et moraux, que moteurs et sensitifs, en tenant également compte des âges.

129. Enfin, l'étude des monstruosités, désormais ramenées aux lois fondamentales de l'organisme régulier, vient compléter l'exploration pathologique. Ces anomalies ne sont autres que le résultat de vraies maladies causées par quelques changements dans les circonstances complexes nécessaires à un développement régulier ; ce sont, par conséquent, des affections dont l'origine est plus ancienne et moins connue, et par suite plus incurables.

Ce moyen doit, du reste, s'étendre, comme les autres,

à tous les êtres, si l'on veut en retirer quelque utilité réelle.

C. *Comparaison.*

130. Cette dernière méthode fondamentale d'exploration est celle qui est la plus spécialement adaptée à l'étude des êtres organisés, d'où elle tire sa véritable source logique. Ce moyen, le plus difficile de tous, est destiné naturellement à l'étude des phénomènes les plus particuliers, les plus compliqués, les plus variés, et en constitue la principale ressource.

Les conditions sur lesquelles il doit reposer consistent, par la nature même du procédé, dans le concours indispensable de l'unité d'organisation avec une grande diversité de ses modifications effectives. Pas de solidité sans la première condition ; pas d'étendue ni de fécondité sans la seconde : or, nulle science ne réalise ces deux conditions comme la biologie.

Ainsi, par exemple, toutes les diverses parties de tous les êtres vivants présentent un fond commun de structure et de composition, au moins quant aux cellules embryonnaires qui sont semblables chez les végétaux et les animaux pendant quelque temps. C'est ensuite de celles-là que procèdent successivement les tissus et les organes, par simple *métamorphose* des cellules en éléments anatomiques chez les végétaux, et par *substitution* de ces éléments définitifs aux cellules embryonnaires chez les animaux. Il faut en excepter chez ceux-ci les *produits* (épiderme, corne, etc.), tissus insensibles, non vasculaires, etc., qui se forment, comme les éléments définitifs des végétaux, c'est-à-dire par métamorphose des cellules.

Au point de vue physiologique, tous les êtres organisés sans exception ont pour propriété commune de se nourrir, de naître, de croître et décroître par des phénomènes analogues, comme le montre celui de la segmentation du vitellus pour former les cellules embryonnaires, et beaucoup d'autres phénomènes encore.

On reconnaît ainsi que l'obligation d'embrasser dans l'immensité de leur ensemble les êtres vivants, loin d'être un véritable obstacle pour la physiologie, devient son plus puissant moyen de perfectionnement. Bornée à l'homme seulement, la biologie ne pouvait faire aucun progrès essentiel, même purement anatomique, si ce n'est dans cette anatomie descriptive superficielle, uniquement applicable à l'art chirurgical.

131. Toute comparaison anatomique et physiologique peut être faite sous cinq chefs principaux à l'état normal, auquel on peut joindre ensuite le point de vue pathologique. Ce sont : 1° la comparaison entre les diverses parties de chaque individu ; 2° entre les sexes ; 3° entre les diverses phases que présente l'ensemble du développement, ou des âges, comprenant la formation, l'état embryonnaire, l'état parfait et l'état de décroissance ; 4° comparaison entre les différentes races ou variétés de chaque espèce ; 5° et enfin, entre tous les êtres de la hiérarchie biologique.

Quant au point de vue pathologique, il est applicable successivement à l'un quelconque de ces principaux chefs ; il faut remarquer que c'est là une application de la biologie, base nécessaire et indispensable de l'art médical plutôt qu'une de ses parties constituantes.

C'est seulement en faisant l'histoire naturelle de chaque individu, que l'on devra comprendre dans cette comparaison l'examen de chaque acte, suivant les différentes circonstances extérieures normales du milieu, c'est-à-dire de climat, de régime, etc.

132. L'esprit de la méthode comparative d'investigation consiste à considérer tous les cas analogues réunis, et à représenter leurs différences comme de simples modifications déterminées dans chaque organe ou chaque fonction envisagée par l'ensemble des autres caractères propres à l'animal étudié. On poursuit ainsi cette marche jusqu'à ce que les organes ou les fonctions les plus simples aient réalisé autant que possible l'isolement de la partie essentielle de l'organe ou de cette fonction, suivant que l'étude est anatomique ou physiologique.

Il est possible de la sorte de rattacher sans cesse les différences secondaires à celles qui sont plus importantes, d'après des lois constamment uniformes, dont le système doit constituer la vraie philosophie biologique, soit statique, soit dynamique, destinée à fournir ainsi l'explication rationnelle et homogène de chaque cas déterminé. Une fois précisée, la notion essentielle peut ensuite être revêtue successivement en sens inverse des diverses attributions secondaires qui la compliquaient primitivement.

La *théorie des analogues*, si souvent décriée, n'est autre chose que le principe nécessaire et invariable de la méthode comparative, directement envisagé dans son ensemble philosophique. Ses détracteurs eux-mêmes sont involontairement amenés à l'employer, mais ordinairement d'une manière incomplète et irrationnelle, faute de l'envisager dans tous les points de vue qui lui sont propres et sont indispensables les uns aux autres;

ou encore parce que n'ayant pas d'abord circonscrit le champ des analogies réelles, ils sont entraînés à de vicieuses spéculations sur des analogies qui n'existent pas.

D. *Art de classer.*

133. La science des êtres organisés est, par sa nature, destinée à développer deux des plus importantes facultés élémentaires du cerveau humain, dont aucune autre science ne pouvait permettre la libre et pleine évolution. D'une part, c'est la comparaison, et, d'autre part, l'art de classer, destiné non seulement à faciliter les souvenirs, mais surtout à perfectionner les combinaisons scientifiques. Déjà mise en usage dans les autres sciences, surtout en chimie, il n'est pas étonnant de voir cette faculté élémentaire être spécialement développée par celle de nos études fondamentales qui en exige la plus urgente application et en même temps lui offre le champ le plus étendu. Nulle science n'a à étudier une plus immense multiplicité d'êtres distincts et pourtant analogues. En outre, il est absolument nécessaire d'établir une classification, au moins dans ses dispositions les plus générales, afin d'organiser entre tous ces êtres divers une exacte comparaison, qui est le plus puissant moyen d'investigation propre à l'étude des corps vivants, et devient à son tour le meilleur moyen de vérification de ces classifications.

Le nombre et la multiplicité des objets à classer, qui d'abord paraissent autant d'obstacles à une distribution systématique, permettent, au contraire, de saisir entre eux des analogies scientifiques plus spontanées, plus étendues et plus faciles aussi à vérifier sans équi-

voque. La plus grande perfection des classifications zoologiques, comparativement aux classifications bota-
niques, est là pour prouver ce fait, qui non seulement
est vrai de nos jours, mais l'était déjà au temps de
Linné. Ses classifications zoologiques sont, en effet,
bien supérieures à sa classification botanique; car celle
des mammifères, des poissons et des insectes n'a subi
que des changements secondaires, et celle des oiseaux
n'a pas été modifiée, tandis que celle des végétaux n'est
plus admise.

ART. VI. — Du rang que doit occuper la biologie dans le tableau
encyclopédique des sciences.

134. C'est entre la chimie et la science sociale que
vient se placer la biologie.

C'est à la chimie qu'elle se subordonne d'une manière
la plus directe et la plus complète. Les actes fondamentaux dont la succession perpétuelle caractérise la
vie sont nécessairement chimiques, puisqu'ils consistent en une suite continue de compositions et de décompositions. Mais dans les phénomènes chimiques la
combinaison est instantanée et reste fixe. Chez les êtres
organisés il y a encore une autre différence : c'est que
le résultat effectif de chaque conflit chimique, au lieu
de dépendre toujours uniquement de la simple composition médiate ou immédiate des corps entre lesquels il
a lieu, est toujours plus ou moins modifié par leur
structure anatomique.

Il est même des cas où, en chimie, certaines circonstances de structure déterminent des réactions énergiques que la nature seule des substances n'eût pu
réaliser : tels sont les phénomènes produits par l'éponge

de platine, divers corps poreux, et d'autres phénomènes de contact encore. Mais, outre que ces cas sont
rares, le produit de la réaction reste fixe, et enfin il y a
toujours la diversité de composition anatomique dans
les deux classes de corps bruts et organisés.

135. Ainsi c'est sur les lois chimiques que doivent
reposer toutes les explications théoriques de nutrition
proprement dite, de secrétion, etc., sauf toujours les
modifications spéciales tenant aux conditions organiques. Car nous avons vu que la vie animale est destinée
surtout à étendre et à perfectionner la vie organique ;
mais elle n'en change en rien la nature générale et lui est
immédiatement soumise. Elle rend seulement bien plus
difficile à reconnaître les lois de la vie nutritive et bien
moins propres à fournir d'exactes indications, parce que
l'action nerveuse est une nouvelle source continue de
modifications, lorsque, par exemple, le changement des
degrés d'innervation peut troubler l'activité et même la
nature de la sécrétion de certaines glandes qui reçoivent des nerfs.

136. Outre que la chimie a fourni aux biologistes
d'utiles notions dans l'art d'observer, elle doit servir de
guide dans l'art d'établir des nomenclatures; quoique,
ainsi qu'il est facile de le comprendre, la complication
du sujet et l'extrême diversité de ses aspects ne permettent pas de lui donner la précision, ni la valeur
scientifique qu'il a en chimie.

Par l'anatomie générale surtout et plusieurs parties
de la physiologie encore, la biologie se lie à la chimie,
à laquelle elles empruntent une grande partie de leurs
moyens d'exploration.

137. Étant subordonnée à la chimie, la biologie l'est

nécessairement à la physique. De plus elle emprunte à celle-ci une grande partie des notions nécessaires pour apprécier la vraie constitution du milieu sous l'influence duquel s'accomplissent les fonctions des êtres organisés, qui en outre sont constamment soumis aux lois fondamentales des phénomènes généraux de pesanteur, chaleur, électricité, etc.

C'est surtout par la vie organique que la biologie est en relation avec la chimie; c'est surtout par la vie animale qu'elle est en relation avec la physique, ainsi que le prouve la théorie des fonctions spéciales, comme la vision, l'audition etc.; comme le prouve l'étude de la phonation, des lois de la chaleur, de l'électricité animales, etc. Si une judicieuse application n'en a pas toujours été faite, c'est que c'est au biologiste à emprunter à la physique, devenue pour lui un instrument, un moyen de connaître les notions qui lui sont nécessaires, et non au physicien trop peu familier avec les minutieux détails d'organisation de ces appareils, d'en expliquer le mécanisme. Il en est ainsi pour toutes les sciences. C'est donc au biologiste de se mettre en état par des études *préliminaires*, mais non *accessoires*, comme on le dit encore, de se mettre en état de s'appuyer sur les autres sciences fondamentales toutes les fois qu'il en est besoin, sans attendre des indications de la part de ceux qui ne peuvent en connaître la destination.

158. Quoique moins intime qu'avec les autres sciences, la liaison de la biologie avec l'astronomie a plus d'importance qu'on ne le suppose. Ainsi, sans elle on ne peut concevoir le système général des conditions d'existence des corps organisés, tant sous le rapport de l'équilibre et des oscillations des fluides, que sous le rapport

des dimensions du globe et de sa distance au soleil, qui constitue un des éléments essentiels de sa température propre.

Voilà pour le point de vue statique; mais c'est surtout par la vie sociale que la biologie est en relation avec l'astronomie, cette vie étant puissamment influencée par les conditions de climat. Au point de vue dynamique, Bichat a déjà montré la subordination naturelle et constante de l'intermittence de la vie animale avec celle de la rotation diurne de la terre. Il en est de même de tous les phénomènes périodiques normaux et morbides. La durée du jour et de la nuit, la durée de l'année, ont certainement une influence générale sur la durée de la vie, puisqu'elles influent sur plusieurs de ses phénomènes. La faible excentricité de l'orbite terrestre est certainement une des premières conditions générales indispensables à l'accomplissement des phénomènes vitaux. L'obliquité du plan de l'orbite terrestre étant le principe immédiat de la division de la terre en climats et la cause des différentes saisons, préside à la loi fondamentale de la distribution géographique des êtres et sur les diverses phases de leur existence.

Si l'astronomie est liée davantage à la biologie que les autres sciences, cela tient à ce que, malgré la nécessité indispensable de la physique et de la chimie, les deux premières de ces sciences constituent les deux principales branches des sciences naturelles : l'une envisageant le monde, dont les lois dominent celles de l'homme et n'en sont pas modifiées ; l'autre étudiant l'homme et les autres êtres vivants.

139. Par suite de la vicieuse organisation des rela-

tions des sciences les unes avec les autres, et du vague
de leurs délimitations , la biologie a été exposée souvent
aux empiétements abusifs non seulement des physiciens
et des chimistes, mais encore des géomètres. Néanmoins on reconnaît qu'en principe, même dans les
phénomènes si complexes des corps vivants, les actions
vraiment élémentaires qui concourent à leur production varieraient selon des lois tout à fait mathématiques,
si nous pouvions les étudier en elles-mêmes, isolément
de toute autre. Tel a été le point de départ, au fond rationnel de géomètres. Mais s'ils avaient tenu compte
des limites de l'application des mathématiques en physique, puis en chimie, dont les questions deviennent
de plus en plus difficiles et de plus en plus imparfaitement susceptibles de solution , au point d'être complétement inapplicables en chimie et même dans la plupart
des branches de la physique , ils n'auraient pas tenté
des applications à la biologie. Lors même qu'on con-
naîtrait les lois mathématiques des actions élémentaires
dont le concours constitue les phénomènes vitaux, leur
diversité et leur multiplicité ne pourraient permettre
d'en poursuivre les lois logiques.

Ainsi, aucune idée de nombres fixes, aucune de lois
numériques à plus forte raison, et surtout d'investigations mathématiques, ne peut être regardée comme
compatible avec le caractère fondamental des recherches anatomo-physiologiques. Car sous quelque aspect
qu'on étudie les corps vivants, les nombres relatifs à
leurs phénomènes présentent nécessairement des variations continuelles et très irrégulières , par suite de la
multiplicité des circonstances dont ils dépendent.

140. La prétendue application de ce qu'on appelle

la statistique à la médecine ne saurait conduire, si elle avait chance de succès, qu'à réduire la médecine à d'aveugles dénombrements. C'est l'empirisme absolu, déguisé sous des apparences mathématiques. Il est évident que les variations continuelles auxquelles tout organisme est assujetti à l'état normal sont encore bien plus grandes à l'état physiologique, en sorte que les cas sont encore moins similaires ; d'où résulte l'impossibilité de toute comparaison judicieuse et pouvant conduire à quelque chose d'utile. L'expérimentation pure a une grande importance en physiologie et en médecine ; mais c'est précisément à la condition expresse de ne jamais être empirique, et de se rattacher pour chaque interprétation à toutes les causes de variations étudiées systématiquement à la place qu'elles doivent occuper.

141. L'anatomie et la physiologie sont actuellement assez avancées pour que les observations cessent d'avoir ce caractère d'empirisme presque absolu que quelques écoles tendent encore à lui conserver. On semble, dans ces observations, faire abstraction de nos connaissances actuelles en physiologie, pour refaire en quelque sorte l'histoire naturelle du malade qu'on a sous les yeux, jusque dans les plus minutieux détails ; comme si c'était une nouvelle espèce d'être qu'on eût à décrire, sans songer que le lecteur doit nécessairement être supposé connaître l'état normal et les limites dans lesquelles il est susceptible de varier, et que c'est d'une manière incessamment comparative avec l'état normal que doit être faite la description des symptômes. Aussi y a-t-il autre chose que de l'indifférence dans cette répulsion instinctive qu'inspirent ces travaux qui, s'ils pouvaient

être suivis pour modèles, dans l'étude de chaque affection, rendraient matériellement impossible l'étude de la
pathologie même spécialisée à l'homme seul.

Ce n'est pas l'exactitude dans l'observation que nous
repoussons ici; mais ce vice de méthode qui tend à
isoler chaque chose, chaque fait observé, et à en faire
un petit monde à part, tandis que la connaissance de
l'état normal doit constamment guider dans l'étude de
l'état morbide, sous peine de voir la science encombrée
de faits inutiles, du moment où chacun d'eux ne sera
rattaché à rien.

Cette méthode, la seule rationnelle, n'a rien d'absolu, et c'est là un de ses caractères de supériorité.
Il est clair que s'il s'agit de l'étude d'un organe encore peu connu sous le rapport anatomique ou physiologique, tout est à noter dans son étude pathologique,
au risque de recueillir beaucoup de faits inutiles; il en
sera à peu près de même, s'il s'agit d'un genre d'altération nouveau. Mais il n'en devra être ainsi que pendant
les premières phases de son étude, et peu à peu on
verra un certain nombre de symptômes devenir inutiles
au diagnostic ou au pronostic, ou plutôt rentrer comme
faits particuliers de cas plus généraux. Ainsi le principal reproche à faire à ces écoles, après ceux du paragraphe précédent, c'est de conseiller comme règle
absolue ce qui n'est utile que dans un petit nombre
de cas et pendant un temps limité; c'est-à-dire celui où
nos connaissances sont le moins avancées sur un sujet
qui est propre à la période d'enfance de chaque science.

142. La biologie n'en est pourtant pas moins subordonnée aux mathématiques, non seulement parce que
celles-ci sont indispensables à l'astronomie et à la phy-

sique, mais parce qu'en principe elles constituent la véritable source spontanée de l'art général du raisonnement, dont le développement parfait ne peut être réalisé que dans les recherches les plus simples et les plus précises, pour être modifié successivement, à mesure de la complication des choses étudiées.

ART. VII. — Des divisions de la biologie et de leur classification.

143. Les études pratiques basées sur la connaissance de la biologie sont : 1º l'*éducation* des êtres vivants, végétaux et animaux, c'est-à-dire les modifications qu'on leur fait subir par une direction systématique imprimée dans un but déterminé durant l'ensemble de leur développement ; 2º leur *médication*, c'est-à-dire l'action rationnelle exercée par l'homme pour ramener à l'état normal les êtres dont les organes sont altérés.

Quoique les effets des médicaments aient souvent éclairé le mode réel d'accomplissement des diverses fonctions, la biologie n'en est pas moins complétement indépendante de la thérapeutique, qui au contraire est nécessairement fondée sur elle en tout point. De plus, lorsque la physiologie utilise ainsi les observations médicales, ce n'est jamais qu'à titre de simple expérimentation indirecte, car une mauvaise médication, convenablement analysée, est tout aussi propre qu'une bonne à éclaircir les problèmes physiologiques. Il en est de même de l'art de l'éducation, que les physiologistes négligent beaucoup trop de consulter.

144. Outre cette division des études pratiques des phénomènes vitaux, ils doivent être soumis à une division scientifique, moins tranchée, mais aussi indispensable au fond, comme toutes les recherches spéculatives ; ce sont les sciences *abstraites* et les sciences concrètes. Les premières seules sont vraiment fondamentales ; les autres, quoique très importantes, ne sont que secondaires, parce qu'elles reposent sur les précédentes. Les premières donnent lieu à des considérations qui portent sur l'ensemble des êtres, les autres ne portent que sur chaque espèce isolément.

L'étude *concrète* de chaque organisme comprend deux branches principales, 1° son *histoire naturelle proprement dite,* c'est-à-dire l'exposé méthodique et direct de l'ensemble de son existence réelle, de son organisation et de la succession de ses phénomènes ; 2° sa *pathologie,* c'est-à-dire l'examen systématique des diverses altérations que chaque être est susceptible d'éprouver. C'est son histoire non naturelle, une sorte d'appendice et de complément de son histoire.

La biologie proprement dite doit toujours se borner à l'étude essentielle de l'état normal en concevant l'analyse pathologique comme un simple moyen d'exploration. Il est évident que l'analyse rationnelle de l'état pathologique suppose nécessairement la connaissance préalable des lois relatives à l'état normal dont elle constitue un simple corollaire universel. D'autre part, il faut reconnaître que l'établissement des saines théories générales de la biologie proprement dite, où toutes les parties de l'organisation, tous les phénomènes de la vie sont ramenés à des lois uniformes et abstraites, conduit spontanément à l'étude de leurs diverses combinaisons dans chaque être particulier.

Chacune des deux branches précédentes de la *biologie concrète* est plus spécialement en rapport avec une des deux branches principales de l'*art biologique :* l'*his-*

toire naturelle avec *l'art de l'éducation* , la *pathologie* avec *l'art médical.*

145. Les divisions de la *biologie abstraite* sont loin d'être aussi tranchées que celles de la biologie concrète. Elle se divise d'abord en deux ordres d'études , suivant qu'on étudie isolément les lois de l'organisation ou celles de la vie.

146. La biologie statique se divise naturellement en deux parties essentielles, suivant qu'on étudie isolément la structure et la composition de chaque être en particulier : c'est l'*anatomie;* ou que l'on réunit les êtres en une grande hiérarchie biologique , qui résulte de la comparaison rationnelle de tous les organes connus : c'est la *biotaxie.*

La biologie dynamique se divise également en deux parties. La première traite de l'*action des modificateurs externes ou milieux sur l'organisme.* L'autre est la *physiologie*, ou mieux *bionomie.*

147. La première doit former , à proprement parler, une introduction à la physiologie, mais c'est une introduction indispensable et systématique. Par la suite, lorsque cette partie de la biologie sera suffisamment étudiée , elle devra être rattachée à la physiologie, comprise dans le même nom et comme en constituant une première partie. Mais jusqu'à ce qu'elle ait été étudiée *ex professo* d'une manière complète et systématique, ou jusqu'à ce que nos ouvrages de physiologie en aient traité d'une manière rationnelle, il faut que cette branche capitale de la Biologie soit mise en relief. Cette singulière lacune ne saurait trop être signalée , lorsqu'on la voit maintenue, quoique M. de Blainville ait tracé complétement le plan à suivre dans l'exposé de cette

science et indiqué la place qu'elle doit occuper (1) , et quoique les travaux de W. Edwards eussent dû en faire ressortir l'importance. Enfin c'est spécialement à cette science que se rattache l'art de conserver la santé, l'*hygiène*, mélange confus d'art et de science, qui par suite tantôt veut absorber la physiologie, tantôt menace d'être englobée par elle , sans que jamais soit donnée une solution satisfaisante à ce débat.

148. L'étude approfondie et isolée de cette science de l'action des milieux a cependant une très grande importance , pour permettre de traiter plus facilement des fonctions des êtres organisés, en faisant connaître préalablement des détails indispensables qui embarrassent à chaque instant la marche du physiologiste, quand ils ne sont pas d'abord étudiés. Il faut reconnaître avec M. de Blainville que c'est à peine si, au milieu des détails anatomiques sur les appareils , sur les tissus et d'autres considérations préliminaires de toute espèce, on trouve quelque chose d'utile touchant l'action de la lumière, de la chaleur et des autres agents extérieurs sur les êtres vivants. En effet, chacun de ces points, étant considéré isolément et sans méthode, est traité d'une manière incomplète, sans qu'on puisse même saisir l'importance des faits qui s'y trouvent exposés.

149. Les modificateurs externes sont, les uns *généraux*, comme l'air, l'eau, l'électricité, etc. , les autres *spéciaux*, comme les aliments, etc., et leur action peut varier suivant l'état de l'individu, suivant son âge , etc.

Les modificateurs généraux sont au nombre de sept,

(1) *Cours de physiologie générale et comparée.* Paris, 1830, t. III, p. 381.

pouvant se ranger dans trois genres principaux. Le premier renferme l'*attraction* ou *pesanteur*. Le deuxième renferme des agents qui ont une action inverse à celle de l'attraction : ce sont la *chaleur*, la *lumière*, l'*électricité* et le *magnétisme*. Dans le troisième genre se trouvent des modificateurs relatifs surtout aux fonctions de nutrition : ce sont l'*air* et l'*eau*.

150. La coordination des différentes parties de la biologie ne présente pas d'incertitude. Il est inutile de démontrer que les études physiologiques supposent préalablement les notions anatomiques ; qu'il faut connaître la structure d'un appareil avant d'en étudier les fonctions, et à plus forte raison les altérations. On ne saurait désormais comprendre un physiologiste qui ne serait anatomiste, ni réciproquement ; et depuis l'établissement de la méthode naturelle, les botanistes et les zoologistes classificateurs ne peuvent rester étrangers à l'anatomie et la physiologie, ni réciproquement pour les anatomistes et physiologistes. Ainsi, les divisions précédentes de la biologie sont loin d'être aussi tranchées et aussi importantes que la séparation des sciences fondamentales, puisqu'il ne s'agit plus que de séparer les parties essentielles d'un corps de science.

151. L'ensemble de ces divisions de la biologie, ainsi envisagées, donne lieu à la formation du tableau synoptique suivant, dans lequel se trouvent mentionnés les deux arts principaux en relation directe avec les deux branches de la biologie concrète, et quelques unes de leurs subdivisions en relation plus directe avec l'anatomie, la science des milieux et la physiologie.

BIOLOGIE ABSTRAITE.	BIOLOGIE CONCRÈTE.	ARTS BIOLOGIQUES, principaux corresp. aux branches de la biologie spéculative.

BIOLOGIE.

A. Envisageant les êtres au point de vue *statique*, c'est-à-dire comme aptes à agir.

1. ANATOMIE. Étude de l'organisation des êtres vivants. . . . . (Médecine opératoire.)

2. BIOTAXIE. Disposition des êtres en *groupes naturels*, d'après la conformité de leur organisation, se traduisant au dehors par des modifications correspondantes des organes extérieurs.

1. *Histoire naturelle* proprement dite. Science qui envisage isolément chaque espèce d'être successivement sous les quatre points de vue anatomique, biotaxique, de la science des milieux, et physiologique, déjà connus d'une manière générale dans l'ensemble des êtres. (Art correspondant.) Culture des plantes et domestication des animaux.

B. Au point de vue *dynamique*, c'est-à-dire en action.

3. SCIENCE DES RELATIONS DES ÊTRES AVEC LES MILIEUX. Science qui envisage les êtres organisés dans leurs rapports avec le milieu dans lequel ils vivent, et l'influence des agents modificateurs qui le composent (air, eau, chaleur, lumière, etc.). L'idée d'être vivant est inséparable de l'idée de milieu. L'étude de l'influence du milieu sur l'être organisé vivant, et de celle de l'être sur le milieu sont liées l'une à l'autre. . . . . (Hygiène.)

2. *Pathologie* (histoire non naturelle). Science complémentaire basée sur toutes les précédentes extensions des autres à des états accidentels, destinée à faire connaître, d'après la connaissance de l'état normal, les altérations que peuvent subir les organes, afin d'arriver par cette connaissance à rétablir cet état naturel. Elle n'est encore étudiée, selon son importance, que chez l'homme. (Art correspondant.) Art médical.

4. PHYSIOLOGIE OU BIONOMIE. Étude des fonctions des êtres vivants. . . . . (Art des accouchements.)

152. Chacune des parties précédentes de la biologie repose sur celle qui la précède, comme la science de l'organisation tout entière s'appuie sur la chimie, et les faits dont elles s'occupent sont de moins en moins généraux et de plus en plus compliqués. Réciproquement ensuite, l'étude de celle qui suit sert à reviser, à contrôler les notions acquises dans celle qui précède. Elles s'enchaînent donc l'une à l'autre ; mais elles sont rangées suivant l'ordre de la complication des phénomènes dont elles s'occupent et de leur mutuelle dépendance réciproque.

Mais de ce que ces sciences se prêtent un mutuel appui, en servant l'une à contrôler l'autre, et réciproquement, de ce que surtout on ne peut aborder rationnellement l'étude de l'une sans connaître et s'appuyer sur les notions fournies par celle qui précède, ce n'est pas à dire pour cela qu'elles ne soient pas distinctes, ou que celle qui suit soit un corollaire de la précédente ; car à ce titre il faudrait admettre que la biologie se confond avec la chimie, et ainsi de suite. Aucune d'elles ne peut rentrer dans l'autre, chacune a son champ nettement limité, malgré des points de contact fréquents, et ces limites ne peuvent être tranchées sans jeter beaucoup de vague et de trouble sur le sujet même qu'on veut éclairer.

CHAPITRE II.

DE L'ANATOMIE.

Art. I. — Division graduelle et spontanée de l'anatomie en cinq branches d'après un nombre égal de points de vue fondamentaux.

153. La biologie, par suite de la nature de son sujet, de la diversité des opinions qui règnent sur ses divisions et des nombreuses méthodes successivement essayées, combattues ou prônées tour à tour, comme devant présider à son exploration ; la biologie, dis-je, exigeait, plus que toute autre science, de la part de l'auteur qui traite une de ses parties, de faire ressortir avec netteté la méthode qu'il doit suivre et comment il étend ou limite ses recherches. Nulle science n'exige davantage une indication de sa délimitation et de ses divisions.

Ce qui précède s'applique à l'anatomie seule aussi bien qu'à toute la biologie ; et pour diviser celle-là d'une manière rationnelle, il était indispensable de connaître déjà exactement les divisions de la science biologique tout entière.

Il s'agit maintenant d'établir ces divisions de l'anatomie sur des données positives, et nulle subdivision des sciences ne l'exige d'une manière plus impérieuse que l'anatomie générale, à cause des nombreuses manières dont elle a été envisagée et du vague de chacune d'elles.

154. L'anatomie (celle des végétaux comme celle des animaux) n'avait guère été faite que sur des êtres isolés, jusqu'à l'époque où, dans la dernière moitié du siècle passé, les travaux de Daubenton, de Vicq-d'Azyr pour les animaux, et bien avant, de Malpighi pour les plantes,

vinrent lui donner la généralité qu'elle doit avoir. Mais cette étude était bornée à celle des appareils et des organes, sauf chez les végétaux dont l'organisation, bien plus simple, avait permis d'acquérir plus rapidement des notions d'anatomie générale, encore très vagues toutefois. Les autres branches de l'anatomie étaient complétement laissées de côté, ou à peine prises en considération, malgré les tentatives de Vésale, de Fallope, de Rembert Dodoens, etc. Aussi nulle science peut-être n'était aussi peu préparée avant sa création systématique, que celle que nous devons au génie de Bichat. Malgré le haut degré de perfection où il l'a portée dès son origine, à la fois au point de vue de la méthode et des applications, c'est cependant difficilement qu'elle s'introduit en anatomie comparée d'une manière rationnelle, et même dans nos études habituelles. C'est qu'en effet les changements relatifs à la méthode sont de tous les plus difficiles à réaliser.

155. Ainsi l'étude des appareils, celle des organes, étaient fondées et portées déjà à un haut degré de perfection. L'anatomie pathologique était fondée par Morgagni, et elle avait montré que dans les maladies aucun organe proprement dit n'est jamais entièrement lésé ; ses altérations, au contraire, sont ordinairement limitées à quelques uns de ses éléments anatomiques, tandis que les autres conservent leur état normal. Aussi rien de plus caractéristique pour établir une distinction entre les parties constituantes des organes.

156. L'association dans un seul organe de tissus sains à des tissus altérés, puis la considération purement pathologique, due à Pinel, d'organes différents affectés de maladies semblables par suite de la présence

d'un même élément anatomique dans l'un et l'autre, venaient ébaucher spontanément l'étude des tissus. En même temps elle en rendait directement la connaissance approfondie plus importante que celle des organes.

Cette étude est désormais le vrai point de départ de l'anatomie pathologique, ainsi que Bichat l'a manifestement établi.

157. Continuant ainsi l'analyse anatomique des corps vivants, ébauchée dès l'origine de la science, par la subdivision presque spontanée des *appareils* en *organes*, il vint ajouter à ces deux premières branches l'étude des *systèmes*, constitués par l'ensemble des parties formées des mêmes tissus, et enfin celle de ces *tissus* eux-mêmes.

158. Il restait encore à ajouter à ces diverses branches de l'anatomie celle des *éléments anatomiques*, qu'on pouvait regarder comme ébauchée, en anatomie végétale, par les travaux de Malpighi, et, en anatomie des animaux, par ceux de Leeuwenoeck, Muys et Fontana. Mais les instruments nécessaires à cet ordre de recherches anatomiques n'étaient pas encore portés à un degré de perfection suffisant pour pouvoir être employés utilement. Aussi n'est-ce que proportionnellement aux progrès de l'optique qu'on a vu cette dernière partie de l'anatomie se développer et être rattachée aux précédentes.

Il est remarquable d'observer jusqu'à quel point, émerveillés d'avoir porté l'analyse anatomique plus loin que Bichat, les anatomistes modernes ont méconnu les véritables relations de cette nouvelle branche de l'anatomie avec celles déjà si parfaitement étudiées par cet homme de génie.

159. Bichat, procédant de l'animal, considéré dans son ensemble vers les parties élémentaires organiques, laisse les *appareils* et les *organes* suffisamment connus, et aborde l'étude des *systèmes* (cellulaire, nerveux, etc.); puis, celui-ci étudié dans son ensemble, il en considère l'organisation, c'est-à-dire sa texture, qui envisagée en un seul point du corps est la même pour toutes les parties du système; en un mot, il arrive à étudier là le *tissu* proprement dit.

Or, dans cette étude il voit que ce tissu n'est pas simple, qu'il est composé par la combinaison 4 à 4, etc., de quelques uns de ses vingt et un *tissus simples* ou *éléments organisés* de nos organes; c'est ainsi qu'il les nomme, et il les considère comme analogues aux corps bruts élémentaires et se combinant comme eux pour faire des composés. Aussi, dans l'étude de ce tissu, il étudie à part chacun de ces éléments organisés, d'abord le tissu simple propre, c'est-à-dire l'élément qui prédomine et caractérise le tissu; puis les éléments accessoires ou surajoutés, vaisseaux, nerfs, etc. Ainsi, il ne manquait à Bichat que le microscope pour arriver à faire l'histoire complète de chaque élément anatomique, dont il n'étudie que l'arrangement avec les autres, parce qu'il n'a pas l'instrument nécessaire pour en étudier isolément les caractères propres.

Méconnaissant cette tendance philosophique de la manière la plus singulière, Meckel n'envisage que les *systèmes* et ne maintient plus les séparations si tranchées et si rationnelles de Bichat; Béclard fait de même, seulement c'est le *tissu* seul qu'il envisage. Enfin, quand récemment l'histoire des éléments organiques est assez avancée pour former un corps de doctrine, Henle ne traite, sous le nom d'anatomie générale, que de ceux-ci, à l'exclusion des *tissus* et des *systèmes*.

Or, la liaison de ces différentes parties les unes aux autres est telle, qu'on ne saurait désormais hésiter à les réunir et à revenir au plan de Bichat, qui n'a besoin, pour être complété, que de recevoir en addition les conquêtes récentes du microscope, l'histoire des éléments anatomiques; ce que Henle appelle l'anatomie générale.

160. C'est en prenant comme point de départ les notions résultant des travaux de Morgagni et des observations de Pinel, que Bichat, par une énergique supériorité d'intelligence, enleva aux anatomistes comparateurs la découverte de l'une des idées mères les plus indispensables au perfectionnement général de la philosophie anatomique, idée dont l'importance est pourtant restée méconnue pendant longtemps de ceux-là même qui auraient pu la perfectionner le plus par l'étude de la hiérarchie des êtres vivants.

161. On ne saurait trop admirer combien, malgré la considération exclusive des applications pathologiques, Bichat sut néanmoins toujours se maintenir au vrai point de vue de la science spéculative. Son travail a même essentiellement consisté à rattacher rationnellement à l'état normal une considération primitivement déduite de l'état pathologique, en vertu probablement de cette réflexion, que si les divers tissus d'un même organe peuvent être *isolément malades chacun à sa manière*, cela seul doit l'indiquer que, dans l'état sain, ils offrent nécessairement des modes d'existence distincts dont la vie de l'organe est en réalité composée. L'objet de son livre est d'établir, *à posteriori*, d'une manière

aussi satisfaisante que possible, et supérieure à ses successeurs, le développement de ce principe évident jusqu'alors inaperçu, mais désormais inébranlable (1).

Ainsi considérer, d'une part, les êtres depuis le plus complexe jusqu'au plus simple, ou réciproquement; d'autre part, descendre de leurs appareils successivement jusqu'à leurs *éléments organiques* irréductibles (au point de vue anatomique), telles sont les deux idées mères dont la combinaison profonde donne à la philosophie anatomique son vrai caractère positif, et en même temps susceptible d'une évolution continue.

Art. II. — Coordination et classification des différentes branches de l'anatomie.

162. Il suffit de jeter un coup d'œil sur la liste des cinq ou six espèces d'anatomie encore admises par la plupart des auteurs, pour reconnaître combien est irrationnelle cette distinction. On constate immédiatement aussi que ces divers points de vue généraux ne sont aucunement coordonnés d'après des relations existantes et réelles, qui, en effet, n'existent pas entre de pareilles divisions.

Cette vicieuse dispersion tient à ce que chacune est considérée isolément et à l'exclusion des autres, sans qu'on s'inquiète de leur subordination mutuelle. Envisagée, au contraire, sous ce point de vue, en tenant compte à la fois de la division successive du corps en différentes parties, depuis les appareils jusqu'aux éléments anatomiques, et de la méthode comparative, on

____
(1) Comte, *loc. cit.*, t. III, p. 492. 1835.

est bientôt conduit à reconnaître qu'il n'existe qu'une seule anatomie nécessairement homogène et complète, dont les divers aspects fondamentaux se trouvent intimement combinés.

Ceci n'empêche pas qu'on puisse suivre l'étude anatomique jusqu'à tel ou tel degré de développement spécial, suivant les besoins ; ou bien la traiter en ayant en vue telle ou telle application déterminée. Mais ce ne sont pas là des séparations scientifiques ; elles ne sont faites qu'au détriment de l'enchaînement réciproque des divers points de vue fondamentaux de l'anatomie, dont le système rationnellement indissoluble ne peut être rompu sans de graves inconvénients.

165. Toute anatomie comparative surtout qui se bornerait désormais à la seule étude des appareils, comme on a dû le faire autrefois, deviendrait par cela seul en grande partie stérile. L'analyse anatomique étant actuellement portée jusqu'au degré le plus élémentaire, le plus simple et le plus général, il n'y a plus à continuer à suivre la marche descendante adoptée spontanément par les anciens et continuée par Bichat.

Il est incontestable qu'il faut, au contraire, actuellement traiter l'anatomie en commençant par l'étude des *éléments anatomiques* ou *organiques*, suivre leur combinaison, soit seulement entre eux, soit avec d'autres en nombre plus ou moins considérable pour former des *tissus*; considérer ensuite le *système* que forme l'ensemble d'un même tissu dans sa distribution dans l'économie tout entière, en un mot, les lois de sa distribution ; puis étudier à part les lois des diverses combinaisons des tissus ou *organes*, pour considérer enfin le groupement de ces organes eux-mêmes en *appareils* proprement dits.

164. C'est en suivant cette marche naturelle et invariable, c'est-à-dire ces considérations régulièrement reliées l'une à l'autre, d'après l'ordre ascendant de leur complication croissante, qu'il est possible de juger jusqu'où il faut aller pour traiter un sujet d'une manière qui ne peut jamais être complète que relativement, c'est-à-dire proportionnellement au développement des autres sciences. C'est encore le seul moyen de parvenir à mettre de l'ordre dans ces longues monographies dont le nombre et l'étendue rendraient bientôt la science inabordable, s'il n'était plus simple et plus instructif de refaire le travail en recommençant les recherches, et à l'aide des notions nouvelles que chaque partie de l'anatomie fournit incessamment à l'autre. Car c'est à ce contrôle continuel d'une branche des sciences par l'autre qu'est due cette révolution incessante, qui fait qu'un travail quelconque ne peut jamais être complet que d'une manière relative, et vient à chaque lustre en renouveler l'aspect, au grand scandale de ceux qui n'ont pas toujours présent à l'esprit l'évolution régulièrement progressive et ascendante des sciences et des sociétés.

165. Envisager ainsi l'anatomie dans ses différentes parties, en ne perdant jamais de vue l'idée de la fonction dont on veut élucider le mécanisme; n'étudier jamais l'anatomie d'un animal plus simple, sans avoir en vue d'arriver à éclairer la structure de ceux qui sont plus compliqués et plus difficiles à étudier, telle est la marche rationnelle à suivre. Nulle étude plus que celle de l'homme n'exige qu'on s'appuie à chaque in-

stant sur l'organisation analogue, mais plus simple, des animaux moins élevés que lui, puisque de tous il est le plus compliqué et le plus difficile à étudier.

En étudiant la physiologie, c'est à connaître comment les organes s'altèrent, et dans quelles limites les fonctions peuvent dévier de l'état normal, que nous devons ensuite chercher à arriver. En négligeant ce but, qui devient un puissant moyen de contrôle, on cesserait bientôt de pouvoir distinguer les faits utiles de ceux d'importance secondaire. De là résulte cette confusion qui empêche de reconnaître la valeur relative des faits, en laissant se noyer dans des détails sans nombre qu'on ne pourrait épuiser ceux qu'il est important de se graver dans l'esprit. De là cette aridité de l'anatomie descriptive, tant qu'elle ne fait pas ressortir à côté de chaque fait son importance physiologique ou pathologique.

166. En résumé, d'abord l'*élément anatomique* des tissus qui détermine la *structure fondamentale*; puis le *tissu même et le parenchyme* qui fixent *la composition* et *l'arrangement anatomique* essentiel; en troisième lieu, le *système* qui détermine la *distribution générale et variée du tissu*; ensuite l'*organe*, où l'on envisage surtout la *forme spéciale* que prend chaque partie du système conformément à sa destination; et enfin l'*appareil* où domine la considération de la *disposition réciproque* des organes qui le constituent dans un but déterminé : tel est l'enchaînement des divers degrés que doit parcourir toute idée anatomique.

167. Ces différentes parties de l'anatomie peuvent être représentées par le tableau synoptique suivant :

OBJETS DE SES ÉTUDES.	IDÉE OU ATTRIBUT QU'IL FAUT RATTACHER A CES OBJETS.	NOMS DES BRANCHES DE L'ANATOMIE QUI EN TRAITENT.	
1. Éléments anatomiques ou organiques.	Propriétés vitales ou organiques spéciales de chaque élément	Histoire des éléments anatomiques (pas de nom).	ANATOMIE.
2. Tissus et parenchymes	Arrangement réciproque ou texture des éléments organiques abstraction faite de la forme . .	Histologie proprement dite, ou anatomie de texture.	
3. Systèmes organiques ou anatomiques (ensemble des parties d'un être formées du même tissu) . .	Distribution générale de tout le tissu dans l'économie	Anatomie des systèmes (c'est avec la branche précédente ce que Bichat a traité de l'anatomie générale).	Anat. génér. proprement dite.
4. Organes	Forme spéciale que prend le tissu ou parenchyme, conformément à sa destination particulière.	Anatomie descriptive.	
5. Appareils (ensemble d'organes et des produits qui les accompagnent concourant à une même fonction)	Disposition réciproque des organes et des produits dans le but de l'accomplissement d'une fonction	Anatomie des appareils ou physiologique (*Anatome animata*).	

168. Évidemment des considérations distinctes et d'une généralité décroissante peuvent être basées successivement sur les éléments anatomiques des tissus, sur ces tissus même et sur les systèmes qui résultent de la distribution de l'ensemble d'un tissu dans l'économie, envisagé sous le point de vue de sa quantité, etc.

C'est là ce qui constitue l'*anatomie générale*, qui traite de tout ce qui est général dans l'économie, et ne laisse plus après elle que l'anatomie descriptive et celle des appareils.

Ces cinq parties de l'anatomie sont liées l'une à l'autre, leur séparation ne peut pas être nette et tranchée; cependant elles portent toutes chacune sur un ordre d'idées différent et pourraient être traitées séparément.

A proprement parler, un traité d'anatomie de l'homme

doit comprendre ces cinq branches de l'anatomie ; mais on peut séparer les trois premières, parce que les considérations qui s'y rattachent sont très générales, indépendantes de toute fonction spéciale et les dominant toutes, et enfin communes à tous les organes. Ce sont, d'autre part, celles qui s'enchaînent mutuellement de la manière la plus intime.

On a réuni, sous le nom d'anatomie descriptive, l'anatomie des appareils et celle des organes. Mais l'anatomie des appareils, au lieu d'être écourtée en tête de l'ostéologie, de la myologie, de l'angéiologie, etc., comme elle l'est dans nos traités, devrait être traitée à part, à leur suite, et d'une manière complète. Car l'étude des os, des muscles, etc., suppose déjà des notions suffisantes sur tous les systèmes, comme celle-ci suppose la connaissance des tissus, et comme cette dernière exige celle des éléments anatomiques. L'anatomie des appareils devrait donc avoir dans nos traités une place bien plus vaste, et faire ainsi la transition à la physiologie. La nécessité en est tellement sentie que l'étude de chaque fonction est précédée, dans nos traités de physiologie, d'un résumé anatomique de chaque appareil qui n'est certainement pas à la place méthodique qu'il devrait occuper. Loin de faciliter l'étude des fonctions, il vient rompre l'homogénéité qui doit y régner, et interrompre à chaque instant le cours des idées et l'enchaînement des fonctions les unes aux autres.

ART. III. — Distinction anatomique entre les végétaux
et les animaux.

169. Toutes les considérations qui précèdent sont
propres aux végétaux et aux animaux ; mais dès l'instant où l'on est obligé d'aborder la description d'une
partie quelconque d'un être vivant, dès que l'on commence la partie descriptive et d'application, il est indispensable de savoir à quoi s'en tenir sur la séparation
entre les végétaux et les animaux. Cette distinction peut
être établie aux points de vue statique et dynamique,
comme la séparation entre les corps bruts et vivants ;
c'est par conséquent à l'anatomie à fournir cette solution, car la séparation statique entraîne avec elle l'état
dynamique correspondant.

Rien de vague et de diffus, rien de moins satisfaisant
pour l'esprit, rien ne le laisse indécis et irrésolu,
comme tout ce qui a été fait pour établir une distinction entre les végétaux et les animaux, sauf ce qu'en
a dit M. de Blainville. Mais les recherches modernes
ont beaucoup changé à plusieurs égards, ce qu'on doit
mentionner dans un parallèle distinctif de ce genre.

A. *Au point de vue statique.*

170. 1° *Sous le rapport des corps élémentaires*, il n'y
a de différence entre les végétaux et les animaux que
dans leur proportion relative. Le carbone est plus abondant chez les végétaux que chez les animaux ; mais le
fait n'est vrai qu'autant que l'on prend les matières
fraîches, dont le poids, chez les animaux, est dû surtout
à l'eau qui s'y trouve en quantité infiniment plus con-

sidérable que chez les végétaux. Mais il n'en est rien si l'on prend les matières sèches ; on a ainsi :

	Cellulose.	Fibrine.	Albumine.	Gélatine.
Carbone. .	44,80	52,78	53,32	50,07
Hydrogène.	6,20	6,96	7,29	6,25
Oxigène. .	50,00	23,48	23,69	24,26
Azote . . .	00,00	16,78	15,70	19,32
	100,00	100,00	100,00	100,00

Il faut ajouter à ces trois derniers corps, 0,33 de phosphore et 0,36 de soufre.

A ce titre, c'est l'oxigène qui prédomine chez les végétaux et se trouve en quantité plus de moitié moindre chez les animaux. Mais c'est surtout la présence de l'azote qui est très abondant chez les animaux et bien plus rare chez les végétaux, qui établit la différence la plus tranchée. Les autres corps simples ne sont qu'accessoires à côté de ceux-ci, et varient à l'infini sans fournir rien de caractéristique dans les uns et les autres de ces corps.

171. 2° *Sous le rapport des principes immédiats*, ce sont les composés ternaires qui dominent chez les végétaux, et les composés quaternaires chez les animaux. Les uns et les autres existent dans les deux règnes ; mais les principes au moins quaternaires, comme la caséine, la fibrine, l'albumine, etc., sont en quantité très petite dans les végétaux, et en quantité considérable dans les animaux. Ce sont, au contraire, les principes ternaires, comme la cellulose, etc., qui abondent dans les végétaux, même dans les plantes les plus simples et microscopiques, comme les *Navicula, Closterium, Baccillaria, Frustulia*, et beaucoup d'autres (1).

(1) Schmidt, *Zur vergleichenden Physiologie der virbellosen*

La présence de la cellulose chez certains animaux Tuniciers peut avoir quelque importance pour ceux qui cherchent des distinctions absolues en quoi que ce soit, et elle en aurait une réellement si l'on faisait jamais l'analyse d'un être pris en masse pour savoir s'il diffère des autres : encore les principes azotés, dans ce cas, prédomineraient chez ces animaux ; mais il n'en a aucune en réalité pour la pratique, puisque cette cellulose ne se trouve pas dans les tissus de l'animal proprement dit, dans ses muscles, ses viscères, etc. Elle existe seulement dans ses enveloppes extérieures, c'est-à-dire dans une partie du corps comparable à la coquille des mollusques testacés. Si par conséquent on avait à établir une distinction entre ce produit qui forme leur enveloppe et quelque autre tissu végétal et animal, c'est à l'analyse anatomique qu'il faudrait recourir, quoique les substances des matières azotées et minérales unies à la cellulose soient, dans ces animaux, deux fois plus considérables que celles observées dans l'épiderme des plantes (Payen) (1).

Les autres principes immédiats sont très variables et ne fournissent aucune donnée importante. Ceux qui sont extraits des produits végétaux et animaux sont dans le même cas. De plus, ils ne doivent pas nous arrêter parce qu'ils ne peuvent être comparés que chez un certain nombre d'êtres, et principalement chez ceux dont l'organisation et la composition sont si différentes, qu'il

Thiere, 1845. Nægeli, *Zeitschrift für wissenschafttiche Botanik.* Heft. II, p. 44.

(1) Rapport sur le mémoire de MM. Lœwig et Kœllicker, concernant la structure et la composition de l'enveloppe des Tuniciers. (*Ann. des sciences nat.*, t. V, p. 288, 1846.)

n'y a pas de doute sur leur distinction. Du reste, plusieurs de ces produits, considérés en eux-mêmes, et surtout dans leurs principes immédiats, sont analogues : tels sont huiles, les résines, les essences, les baumes, chez les végétaux ; les graisses, les huiles grasses chez les animaux; mais leur comparaison appartient à la chimie, et ne présente aucune utilité en biologie sous le point de vue qui nous occupe.

172. 3° *Sous le rapport des éléments anatomiques*, les différences sont plus frappantes que sous les autres points de vue ; elles sont aussi plus importantes, parce que dans la pratique ce sont elles qui sont le plus directement utiles. Ce sont les plus caractéristiques, et une fois constatées, les précédentes ne sont que secondaires.

Chez les végétaux, quels qu'ils soient, les éléments anatomiques sont des cellules plus ou moins allongées ou polygonales, et de forme caractéristique quand on les compare à celles des animaux; ou bien ce sont des tubes cloisonnés d'espace en espace, parce qu'ils sont formés de cellules allongées placées bout à bout. Dans ces cellules on peut toujours reconnaître une *paroi* formée de cellulose bien distincte, et pendant qu'elles sont encore vivantes et même longtemps après leur mort, la paroi de cellulose est tapissée en dedans par une mince utricule de nature azotée, découverte par Hugo Mohl. C'est par conséquent dans la cavité de celle-ci que se trouvent le liquide et les granulations diverses qu'elle renferme. C'est à cette utricule qu'appartient le noyau quand il persiste et non à la paroi de cellulose; elle disparaît dans les cellules des parties dures et ligneuses. La plupart des faits d'embryogénie et de développement des cellules tendent à faire admettre, avec Hugo Mohl, que c'est la partie la plus importante des cellules végétales au point de vue des phénomènes organiques vitaux, et que la paroi de cellulose n'est, à proprement parler, qu'un produit secondaire destiné surtout à la protection de l'utricule primordiale azotée (1).

Chez les animaux, au contraire, les éléments anatomiques ne sont pas ordinairement des cellules ; ce sont des fibres, des tubes non cloisonnés, etc., et entièrement formés de matières azotées. Lorsqu'ils sont sous forme de cellules, très souvent on ne peut distinguer nettement la paroi ou contenant, du contenu ; car cet élément anatomique est une masse homogène de matière azotée, ayant un noyau, des granulations à l'intérieur et tous les autres caractères généraux de forme, de volume, etc., des cellules ; mais ce n'est pas toujours une cellule proprement dite dans le sens propre de ce mot. Enfin, dans les cas où la paroi est distincte du contenu, cette paroi est toujours de nature azotée ; elle présente au contact de l'iode les réactions des substances qui renferment cet élément, tandis que la paroi de cellulose, chez les végétaux, ne montre jamais ces caractères (2).

Les différences dont nous venons de parler s'appliquent aussi bien aux animaux ou végétaux microscopiques, formés en quelque sorte par une seule cellule, qu'aux éléments anatomiques proprement dits des êtres plus compliqués.

(1) H. Mohl, Observat. sur la struct. de la cell. végétale. (*Ann. des sc. nat.*, *Bot.*, 1845, t. III, p. 71.)

(2) Lœwig et Kœllicker, Mém. sur la struct. et la composition de l'enveloppe des Tuniciers. (*Ann. des sc. nat.*, 1846, t. V, p. 193.)

173. Quant aux spores des cryptogames, elles se distinguent de l'ovule des animaux par le fait de leur enveloppe qui est formée de cellulose, tandis que la membrane vitelline des derniers est azotée. Reste encore à savoir si l'enveloppe des zoospores, munies des cils vibratiles, est formée de cellulose ou azotée. Dans ce dernier cas, il pourrait se faire qu'il ne fût pas possible de les distinguer de certains ovules animaux. Mais il faut remarquer que les ovules ou germes sont des produits de l'organisme, et que lors même que le cas précédent se présenterait, ce qui est peu probable et à peu près prouvé en sens contraire, il ne contredirait en rien le fait général, qui est vrai pour les êtres parfaits.

174. Les cellules embryonnaires de tous les végétaux font seules exception, et encore dans les premiers temps seulement de leur formation. Le vitellus de l'ovule végétal est, en effet, formé de granulations renfermant des substances azotées, et elles sont réunies en masse par une substance homogène de nature azotée. Or, par le fait du fractionnement, cette masse se divise en petites sphères, comme le vitellus des animaux ; elles restent en contact les unes des autres, mais ce ne sont pas encore des cellules.

L'action de la teinture d'iode montre qu'elles sont uniformément imprégnées des matières albumineuses. Ce n'est que peu à peu qu'elles s'entourent d'une paroi de cellulose, véritable cellule qui les enveloppe, et à l'intérieur de laquelle la sphère de fractionnement se montre avec les caractères de l'utricule primordiale. Comme on le voit, il ne s'agit pas encore ici de l'être parfait, mais du germe, produit de l'organisme végétal, qui se distingue de celui des animaux par la nature de son enveloppe vitelline. Mais dès l'instant où le contenu de cette enveloppe a pris les caractères de l'embryon, les éléments anatomiques qui le composent diffèrent dans les deux règnes organiques.

175. Ce même fait se présente dans l'ovule mâle, dont les cellules embryonnaires, en se modifiant, constituent les spermatozoïdes ou les grains de pollen. Chez ceux-ci se forme une enveloppe de cellulose qui ne permet pas de les confondre avec les produits animaux. Mais les spermatozoïdes mobiles des algues sont formés d'une substance entièrement imprégnée d'azote, et s'ils n'étaient colorés en vert, on ne pourrait peut-être pas les distinguer des spermatozoïdes des animaux ou même de certains animaux microscopiques : cette confusion a même été faite quelquefois. Cependant il faut remarquer qu'il ne s'agit ici que de cellules embryonnaires spéciales, et non d'êtres parfaits ; que de plus, nous ne les envisageons encore qu'au point de vue statique.

Dans la majorité des cas, l'examen statique des êtres suffit pour distinguer les végétaux des animaux ; mais il ne suffit pas dans le cas spécial qui nous occupe. On comprend facilement qu'il peut en être ainsi dans quelques unes de ces circonstances, et que les caractères, de forme, de couleur, etc., ne puissent suffire pour déterminer si un spermatozoïde appartient à une algue ou à un animal ; mais encore une fois, un spermatozoïde n'est ni un animal, ni un végétal, mais un produit spécial qu'il est toujours possible de distinguer de tout être parfait.

176. Ce n'est qu'en étudiant les êtres quels qu'ils soient, sous les deux points de vue dynamique et stati-

que, qu'on peut parvenir à les distinguer. Or, en procédant de la sorte, il n'est pas d'être auquel on ne puisse reconnaître un ensemble de caractères qui sont les attributs des végétaux pour les uns, des animaux pour les autres. En un mot, en procédant ainsi, il est constamment possible d'arriver à distinguer les animaux des végétaux par des caractères tranchés, qui doivent faire tomber les doutes que soulèvent encore quelques auteurs.

Ce n'est que par un vice de méthode que l'on peut être conduit à admettre des êtres ambigus, présentant à la fois les caractères des végétaux et des animaux. C'est pour ne pas avoir eu de notion exacte de l'idée de *vie* et, d'autre part, de celle de l'organisation végétale et animale ; c'est pour avoir confondu ces deux idées ensemble, que quelques auteurs, reconnaissant des phénomènes vitaux chez certaines plantes, ont été conduits à dire qu'elles présentaient les caractères mixtes de l'animal et du végétal.

Ce sont surtout les phénomènes de motilité mal interprétés qui ont induit en erreur. N'étant d'abord accordés qu'aux êtres pourvus de nerfs et de muscles, et n'étant pas bien connus dans les spermatozoïdes et les cellules à cils vibratiles, qui ne sont que des éléments anatomiques vivants, doués de propriétés particulières, et non des animaux, on considérait alors ces phénomènes comme un caractère propre à l'animal. Sachant actuellement que les cellules épithéliales à cils vibratiles vivent et se meuvent pendant des heures en dehors de l'animal dont elles faisaient partie, sans pour cela qu'on soit autorisé à dire qu'elles constituent un animal, puisqu'elles ne se reproduisent pas, on ne doit pas être étonné de trouver que des produits végétaux, comme les zoospores et les spermatozoïdes des algues, présentent les mêmes phénomènes. Mais cette propriété ne suffit pas pour en faire des animaux, puisqu'ils n'en présentent pas l'organisation, ni même le mode de reproduction et de développement.

Les êtres qu'on a voulu confondre ainsi ne sont donc que des produits, soit végétaux, soit animaux. Ils peuvent toujours être séparés par le mode de leur évolution, quand ce sont des ovules à cils vibratils. Quelquefois, s'il s'agit de cellules épithéliales vibratiles ou de zoospermes, ils ne peuvent pourtant pas être déterminés comme de nature végétale ou animale. Mais, ne se développant pas ou ne pouvant se reproduire, ils seront toujours reconnus comme n'étant pas des êtres parfaits. Du reste, dans la grande majorité des cas, sinon toujours, leurs caractères physiques et chimiques permettent d'en déterminer exactement la nature.

177. 4° Sous le rapport de *l'arrangement réciproque des éléments anatomiques ou texture*, les différences sont aussi grandes que les précédentes, mais elles en dérivent et sont moins caractéristiques. Ainsi chez les animaux, quand les éléments anatomiques sont sous forme de cellules, leur texture se rapproche de celle des végétaux, quelquefois assez pour qu'il soit nécessaire de recourir aux différences qui distinguent les cellules animales des cellules végétales. Mais, comme nous le verrons, il n'y a guère que les produits animaux (épiderme, poils, etc.) qui soient dans ce cas; c'est-à-dire qui soient formés par des cellules plus ou moins métamorphosées, comme le sont tous les tissus végétaux.

Les tissus animaux proprement dits étant formés de

fibres, qui ne sont pas creuses et cloisonnées, comme les fibres végétales, ne ressemblent en rien aux tissus végétaux, ni par leurs caractères extérieurs, ni par leur texture. Au lieu d'être rectilignes et parallèles comme dans les plantes, elles sont enchevêtrées, ou, quand elles sont parallèles, des éléments anatomiques d'une ou de plusieurs autres espèces les parcourent et les croisent en tous sens. Jamais non plus dans les végétaux on ne trouve, comme chez les animaux, des tissus ayant pour base des substances homogènes et parsemées de corpuscules divers, leur donnant un cachet spécial.

Chez les animaux pourvus de vaisseaux, ceux-ci ne sont pas d'un volume égal dans toute leur étendue, ils ne sont pas cloisonnés d'espace en espace, ni formés de cellules disposées bout à bout comme dans les plantes. De plus, comme le fait remarquer M. de Blainville, il n'y a pas de vaisseaux dans les extrémités absorbantes des radicules végétales, il n'y a que des cellules ; tandis que chez les animaux pourvus d'un système vasculaire les parties absorbantes sont presque exclusivement formées de capillaires. Mais il faut observer que les êtres qui sont dans ce cas se distinguent déjà assez nettement par leur forme, leur composition et leurs éléments anatomiques, pour qu'il ne soit pas nécessaire de recourir à cette particularité d'organisation, autrement qu'au point de vue théorique.

Quant aux êtres de petit volume, ceux qui se ressemblent le plus entre eux, les seuls pour lesquels la forme, l'aspect extérieur ne soient pas suffisants pour établir une distinction presque immédiate dans la majorité des cas, les seuls qui exigent encore souvent l'application des caractères qui précèdent, c'est par la comparaison

de leurs éléments anatomiques qu'on parvient à les distinguer. Leur texture est, en effet, très simple et quelquefois assez analogue, mais chez les végétaux microscopiques représentés par une seule cellule ou plusieurs
réunies bout à bout, la paroi de cellulose limitant une
cavité distincte pleine de liquide les caractérise. Chez
les animaux, au contraire, le petit animal représente
une masse à peu près homogène et parsemée de corpuscules qui sont autant d'organes ; mais la périphérie
comme le centre du corps sont de nature azotée, ainsi
que le montre facilement l'action de la teinture d'iode
et d'autres réactifs.

178. 5° Sous le rapport de la *forme*, les différences
tirées exclusivement de ce caractère sont insuffisantes,
dans un grand nombre de cas, chez les êtres les plus
simples des deux règnes organiques ; il faut alors recourir à celles que présentent les éléments organiques
et leur texture. Tels sont par exemple les végétaux de la
famille des diatomées, qui sont symétriques, etc. Mais
la forme symétrique et ramassée des animaux, autour
d'un axe ou de chaque côté d'un plan, tranche nettement
à côté de la forme allongée et ramifiée des végétaux,
qui détruit toute symétrie de l'être pris en masse ; de
telle sorte qu'on ne trouve de symétrie que dans quelques organes, ceux de la génération par exemple, et
encore dans les plantes cotylédonées seulement et quelques mousses.

Les zoophytes qui sont groupés en nombre plus ou
moins considérable sur une partie commune et ramifiée, présentent, il est vrai, les caractères fondamentaux
que nous signalons, comme propres à la majorité des
plantes et manquant chez les animaux. Ces cas excep-

tionnels, quoique peu nombreux, détruisent néanmoins l'absolue généralité des différences précédentes tirées de la forme, et forcent de recourir aux différences tirées des éléments organiques de la composition et de la texture, qui sont les plus caractéristiques, et ne laissent aucun doute à l'esprit.

B. *Au point de vue dynamique.*

179. 1° Sous le rapport du *mode de formation ou naissance et du développement*, les végétaux et les animaux sont semblables dans les premières périodes. Ainsi les ovules des mâles et femelles naissent par *formation spontanée* d'une cellule spéciale, au milieu des cellules qui remplissent la vésicule de Graaff ou les tubes ovariens chez les animaux, et au milieu des cellules qui jouent le même rôle dans les plantes. Puis cette cellule se modifie peu à peu, perd ses caractères de cellule proprement dite, ou d'élément anatomique primitif, son contenu devient granuleux, la vésicule germinative y devient plus ou moins apparente; à cette période l'œuf est mûr et chez les mâles a lieu spontanément le phénomène du fractionnement, d'où résultent les cellules embryonnaires du germe du mâle, qui se modifient peu à peu pour former les grains de pollen chez les phané-rogames, les spermatozoïdes chez les cryptogames et les animaux. Ceux-ci, par leur contact avec l'ovule femelle, déterminent le même phénomène de fractionnement du vitellus; les sphères de fractionnement s'entourent d'une enveloppe et forment ainsi les cellules embryonnaires femelles, éléments anatomiques primitifs ou embryonnaires.

Le phénomène est au fond le même dans les deux règues organiques. Dans l'un et l'autre règne aussi, les cellules qui se forment chez les êtres complétement développés, et celles qui sur l'embryon se forment après le fractionnement du vitellus, naissent spontanément, se font de toutes pièces, par génération spontanée, ayant dès leur apparition tous les caractères fondamentaux caractéristiques qu'elles posséderont toujours, sauf le volume, qui est ordinairement plus petit et grandit peu à peu.

Mais c'est à partir de ce moment que se montrent les différences qui les séparent. Ils sont restés analogues pendant toute la durée de la naissance proprement dite, fonction commune aux végétaux et aux animaux, mais ils commencent à se différencier dès l'instant de la formation des éléments organiques définitifs. En effet, ceux-ci se forment chez les végétaux par simple changement de forme des cellules; par MÉTAMORPHOSE de celles-ci en clostres du tissu fibreux, en trachées, vaisseaux ponctués, etc... Chez les animaux, au contraire, après avoir vécu quelque temps sous forme de cellules, ces éléments organiques embryonnaires se dissolvent peu à peu, et peu à peu aussi les éléments anatomiques définitifs, fibres musculaires, de tissu cellulaire, tubes nerveux, etc., se substituent à elles, en se formant spontanément de toutes pièces dans le blastème qui résulte de leur dissolution. Ainsi chez les végétaux il y a MÉTAMORPHOSE directe des cellules embryonnaires en éléments anatomiques définitifs; chez les animaux il y a SUBSTITUTION des éléments aux cellules embryonnaires qui se dissolvent.

Toutefois dans le règne animal, les *produits* (épiderme, ongles, plumes, etc. qui ont une vitalité moins active que les autres éléments organiques, tissus véritablement d'organisation inférieure, qui ne reçoivent ni nerfs ni vaisseaux, se forment aussi par métamorphose directe des cellules, et en cela se rapprochent de ce qui se passe chez les plantes ; mais les tissus vraiment animaux et actifs ne sont jamais dans ce cas.

180. 2° Sous le rapport du *mode de composition* d'où résulte l'accroissement ou l'augmentation, il n'y a pas de différence fondamentale entre les végétaux et les animaux. Les uns et les autres absorbent à l'état liquide ou gazeux les substances qui doivent servir à la nutrition.

Cependant les végétaux se distinguent en ce que cette absorption se fait toujours à l'extérieur chez les plantes quelles qu'elles soient. Plus elles s'éloignent du degré de la plus grande simplicité propre à quelques unes d'elles, plus se compliquent les organes chargés de cette fonction. C'est toute la surface extérieure du corps dans les plantes cellulaires ; mais dans les plantes vasculaires le chevelu des racines et les feuilles rendent cette fonction beaucoup plus énergique chez les plantes qui en possèdent. En même temps apparaissent les ramifications du végétal qui concourent avec les organes précédents à établir entre le végétal et l'animal des différences frappantes.

Chez les animaux, l'absorption se fait aussi par toute la surface du corps ; mais si chez quelques uns elle est bornée, comme chez les végétaux, à la surface extérieure, chez la plupart une cavité est creusée dans l'épaisseur du corps, et l'enveloppe extérieure se prolonge dans ce conduit, qui constitue le canal digestif. Cette disposition particulière de l'enveloppe générale donne à l'absorption une activité beaucoup plus grande que dans les plantes. Ainsi, dans le végétal comme dans l'animal, il y a deux surfaces absorbantes; mais dans le premier elles sont bout à bout, et se réunissent au collet ou nœud vital, tandis que dans l'animal l'une est rentrée dans la masse que limite l'autre à l'extérieur.

Mais ces différences n'établissent pas une distinction fondamentale entre les deux règnes; car elles ne se rencontrent que chez les êtres dont la forme, le volume, la texture, etc., sont déjà très distinctes. Elles ne se montrent pas chez ceux que leur simplicité d'organisation rapproche le plus, telles sont les éponges, certains infusoires, comparés à un grand nombre de végétaux microscopiques; pour ceux-là, il faut nécessairement recourir aux caractères tirés des éléments organiques, du développement, etc.

L'absence de conduit intestinal entraîne avec elle la nécessité d'un milieu liquide, qui présente les substances nutritives en dissolution, sans digestion préalable, et permet à l'animal de s'y mouvoir ou de s'y fixer suivant sa volonté; chez les plantes, il faut en outre le plus souvent un milieu gazeux. La présence d'un tube digestif permet aux animaux d'introduire des substances solides sur lesquelles il exerce une action liquéfactive préalable, et il n'y a pas nécessité pour lui d'adhérer au sol, tandis qu'au contraire il peut le plus souvent se mouvoir en tout ou en partie, pour aller au-devant de la masse alimentaire.

Ce sont là autant de caractères distinctifs nouveaux, qui ne doivent pas nous arrêter, puisqu'ils ne sont qu'une conséquence des précédents. Il en est à plus forte raison de même de la circulation, fonction entièrement accessoire, liée indispensablement à une cavité digestive et manquant même très souvent là où existe un tube intestinal. Quant à la manière dont se fait la nutrition proprement dite, ou l'assimilation, elle se fait de la même manière dans les deux règnes. L'accroissement se fait aussi dans l'un et dans l'autre, et en longueur et en épaisseur.

181. 3° Sous le rapport de de *décomposition*, d'où résulte le décroissement ou la destruction, nous n'avons qu'à répéter ce qui a été dit relativement à la nutrition. L'exhalation générale est aussi nécessaire aux uns qu'aux autres : elle se fait de la même manière ; elle est également en rapport avec les circonstances extérieures, en même temps qu'avec l'absorption.

La différence tirée de l'acide carbonique absorbé par les plantes qui rejettent ensuite de l'oxigène, et des animaux qui agissent en sens inverse, est généralement vraie pour les êtres d'une organisation compliquée et très différente ; mais chez les êtres les plus simples il n'en est pas de même : ils se ressemblent en tous points à cet égard. Tels sont les *Euglena viridis*, qui respirent comme les plantes vertes et la plupart des champignons microscopiques qui absorbent l'oxigène et rejettent de l'acide carbonique, comme la plupart des animaux.

Enfin, quant au mouvement de décomposition intime, dont l'alternative continuelle avec le mouvement de composition caractérise la vie, il est le même dans les deux classes de corps organisés.

182. Malgré les points nombreux de ressemblance

que nous venons de rencontrer, en comparant les végétaux et les animaux, malgré le peu de généralité des
différences qu'on a établies entre ces deux classes de
corps, dont on ne considérait que les plus compliqués
que leur forme déjà distingue seule au premier abord,
il est cependant possible de les séparer d'après des caractères d'une entière généralité. Une définition ne doit
pas comprendre seulement un certain nombre des êtres
qu'on a sous les yeux, mais elle doit tous les avoir en
vue, quel que soit leur degré de simplicité.

183. Nous venons de voir que les seuls caractères
différentiels d'une entière généralité sont tirés, au point
de vue statique, de la composition chimique élémentaire,
de la nature des principes immédiats, et des éléments
anatomiques formés par ceux-ci. Un fait important à
remarquer, qui caractérise la valeur de ces différences,
c'est qu'elles vont en croissant à mesure que la complication des êtres devient plus grande, de manière à
rendre bientôt la distinction facile et évidente. En dernier lieu se montrent les différences tirées de la texture
et de la forme, qui n'appartiennent qu'à des êtres déjà
très compliqués; mais la facilité avec laquelle on peut
les constater, là où elles ont une valeur, compense leur
moindre généralité.

Au point de vue dynamique, les caractères distinctifs
tirés du mode primitif et fondamental de génération,
de nutrition et de décomposition n'ont pas une valeur
absolue et générale, comparable aux premières différences que présente l'état statique, puisque les deux
classes d'êtres sont semblables, au fond, sous ce point
de vue. Cependant la suite du développement présente
bientôt des différences d'une entière généralité, en

montrant les éléments anatomiques se formant par métamorphose des cellules embryonnaires des plantes, et par substitution des éléments à celles-ci chez les animaux. Or, avec ce mode spécial de formation, nous voyons apparaître une propriété dynamique toute spéciale, aussi encore inaperçue jusqu'à présent, c'est celle d'un mouvement volontaire que possède l'animal parfait; et bientôt, mais comme caractère moins général, celle de la digestion; car la motilité existe chez des animaux dépourvus de tube digestif, et se montre dans l'embryon avant la formation de l'intestin.

Formation des éléments anatomiques par SUBSTITUTION aux cellules embryonnaires et mouvements volontaires sont deux caractères liés l'un à l'autre. L'ordre dans lequel ils viennent d'être énumérés est celui de leur importance. Car le mouvement se montre dans des *produits* végétaux et animaux, comme par exemple les spores dont l'enveloppe se couvre de cils, comme les spermatozoïdes des algues et des animaux, comme les cellules épithéliales ciliées.

Mais la série des phénomènes d'évolution pour les premiers et l'absence de reproduction pour les seconds viennent d'une manière irrécusable démontrer la nature de ceux-ci, et font distinguer les autres en végétaux et animaux.

C. *Définition des végétaux et des animaux.*

184. Cet examen comparatif des deux classes de corps organisés nous conduit à reconnaître que :

1° *Les* VÉGÉTAUX *sont des êtres organisés, formés de cellules proprement dites, ou de fibres et tubes celluleux,*

*cloisonnés, ayant la cellulose, substance très oxigénée.
pour principe immédiat fondamental de leurs éléments
anatomiques définitifs, lesquels se forment par simple
métamorphose des cellules embryonnaires du germe.*

2° Les ANIMAUX *sont des corps organisés ayant la propriété de se contracter volontairement, formés soit de
substances homogènes et granuleuses seulement, soit en
même temps de fibres pleines, ou de tubes non cloisonnés
et de cellules; ayant l'albumine et ses congénères, substances très azotées, pour principes immédiats de leurs
éléments anatomiques définitifs, lesquels se forment par
substitution de toutes pièces aux cellules embryonnaires
du germe.*

185. Cette définition des végétaux et des animaux
ne renferme que ce qui est rigoureusement commun à
l'ensemble des êtres de chaque règne organique. Elle
ne tient pas compte, pour les végétaux, de l'état ramifié
et souvent complexe de chaque individu, c'est-à-dire
de parties dont chacune représente en petit l'individu
total. C'est, qu'en effet, les êtres auxquels elle s'applique le plus exactement sont les plus simples de tous.
Mais, à mesure que l'organisation se complique davantage, rien de fondamental n'est changé à cet état de
plus grande simplicité ; ce sont seulement des parties
nouvelles, accessoires en quelque sorte, qui viennent
s'ajouter à celles dont l'existence est constante.

186. Les végétaux microscopiques les plus simples
ne sont formés en général que par une seule cellule,
un seul élément anatomique, qui ne diffère des éléments des êtres complexes que par la forme ou le volume
et la propriété de se reproduire directement et de vivre
isolé de tout autre ; tels sont les *protococcus*. Beaucoup

de végétaux ne présentent d'abord d'autre complication
que d'être formés de deux ou de plusieurs cellules placées
bout à bout ; plus tard, enfin, plusieurs se placent l'une
à côté de l'autre, et au fur et à mesure de cette complication, les éléments anatomiques varient de forme et
d'organisation, et en même temps les fonctions se spé-
cialisent davantage. Des organes nouveaux apparaissent ; des individus nouveaux se montrent sous forme
d'autant de rameaux, pouvant en général être déta-
chés, vivre, et se produire loin du tronc commun.

187. Si, dans la définition des animaux, il n'est pas
fait mention du tube digestif, c'est qu'il n'existe pas
chez tous les animaux : tels sont les *Spongiaires*, les
Vibrioniens, les *Monadiens*, etc., les plus simples de
tous (1). C'est parce qu'on ne connaissait pas d'une manière encore assez exacte la structure et les propriétés
des éléments anatomiques, que l'on a cru jusqu'à présent à la nécessité d'un tube digestif pour distinguer
les animaux des végétaux, et pour se rendre compte de
la possibilité de leur nutrition. Mais, à cet égard, l'é-
tonnement cessera si l'on se rappelle que les faisceaux
primitifs des muscles, les corpuscules ganglionnaires atteignent des dimensions de $0^{mm},05$ à $0^{mm},10$, et ne sont
en contact avec les vaisseaux que par quelques parties
de leur surface sans cesser de se nourrir ; que la *corde
dorsale*, les cartilages, etc., ne reçoivent pas de vaisseaux et se nourrissent ; et surtout enfin que les ovules
de beaucoup d'animaux, que les larves d'*Astéries*,
Oursins, etc., nagent dans l'eau à l'aide de cils vibra-

(1) Dujardin, *Histoire naturelle des infusoires*, Paris, 1841,
in-8, et *Mém. sur la sarcode* (*Ann. des sciences nat.*, 184...).

tils et s'y nourrissent, puisqu'ils s'y accroissent avant d'être écloses et sans avoir encore trace de tube digestif.

Or déjà, à cette époque, il est impossible de méconnaître, tant par leur structure, leur forme, leur contractilité, etc., que ce sont des animaux, ce que démontre la suite de leur évolution. Par conséquent une définition qui ne s'appliquerait pas aux nombreux genres d'infusoires des trois ou quatre ordres de cette classe et aux larves dépourvues d'intestin, serait nécessairement fautive.

Comme la définition des végétaux, celle des animaux répond en quelque sorte à la définition qu'on pourrait donner de leurs éléments anatomiques, si ce n'est que ceux-ci manquent de la propriété de se reproduire par germes ou ovules. C'est que chez les animaux aussi les êtres les plus simples se rapprochent quelquefois de la forme des cellules embryonnaires ou des éléments définitifs cellulaires; mais les différences sont bien plus grandes que celles qui distinguent les *Protococcus* des cellules d'une plante quelconque. Ils se séparent des cellules végétales en ce qu'il n'y a pas de distinction nette entre l'enveloppe de l'infusoire et la masse de son corps.

Les cellules animales embryonnaires ou définitives, quoique ayant les caractères généraux des cellules, ont, il est vrai, très souvent les mêmes caractères ; mais les cils des infusoires, la contraction totale ou partielle volontaire de leur corps, la disposition des granulations qu'ils renferment, et d'autres caractères encore, manquent dans les éléments organiques animaux qui ont la forme de cellule. Ces faits montrent que des modifications importantes, et bien plus considérables que les changements qui ont lieu dans les cellules végétales en voie de développement, se sont passées dans l'évolution de ces êtres.

FIN.

TABLE DES MATIÈRES.

DEUXIEME PARTIE.

DE LA CLASSIFICATION DES SCIENCES FONDAMENTALES EN GÉNÉRAL,
DE LA BIOLOGIE ET DE L'ANATOMIE EN PARTICULIER.

Première section. — Classification des sciences fondamentales.

Deuxième section. -- De la Biologie en général, et de l'Anatomie en particulier. Classification de leurs subdivisions.

FIN DE LA TABLE.

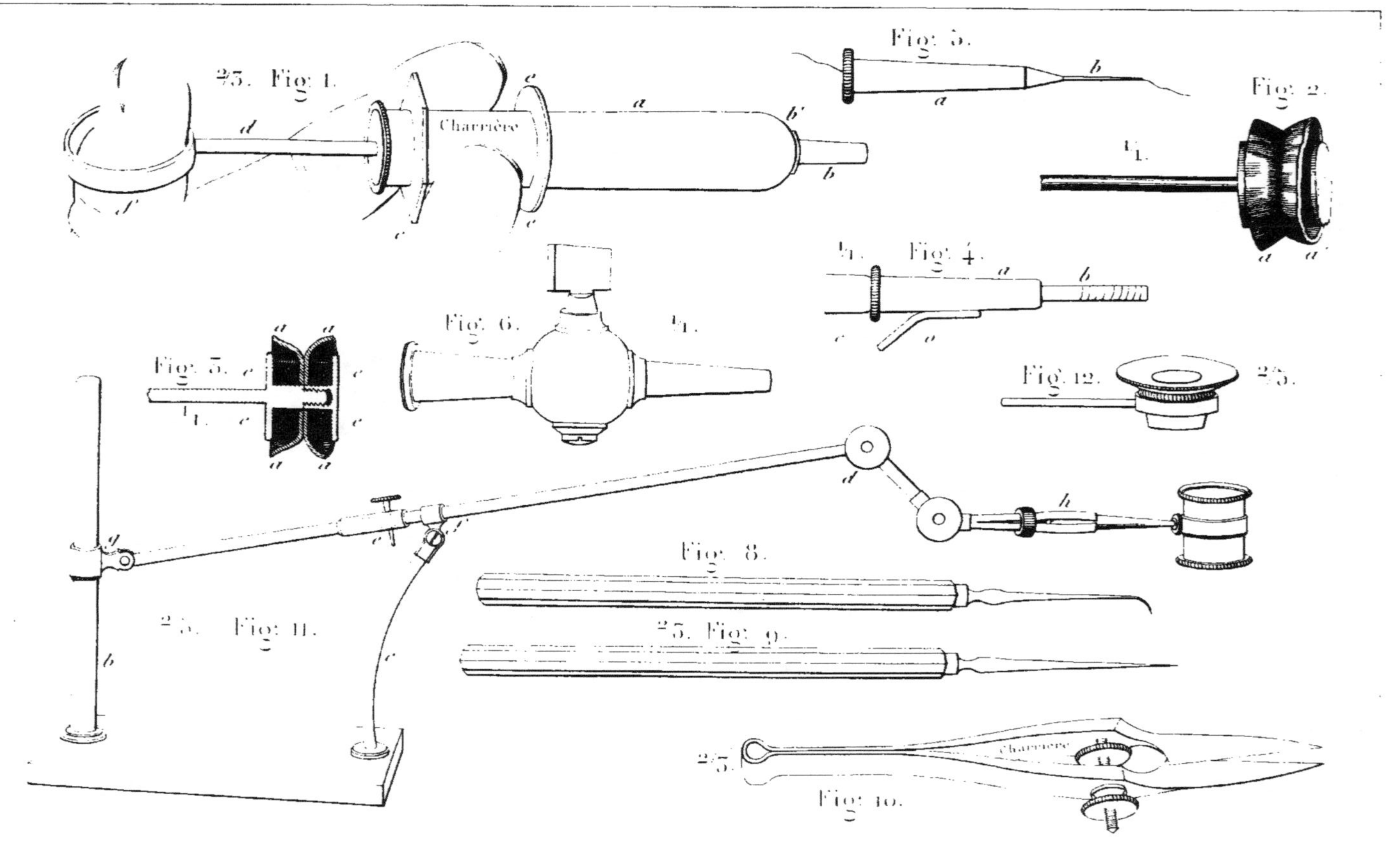

Lackerbauer del.
25. Fig. 1.
Charrière
Fig. 3.
Fig. 2.
Fig. 4.
Fig. 6.
Fig. 5.
Fig. 12.   25.
Fig. 8.
25. Fig. 9.
25. Fig. 11.
Charrière
25.
Fig. 10.
Guguet sc.
PL. I.

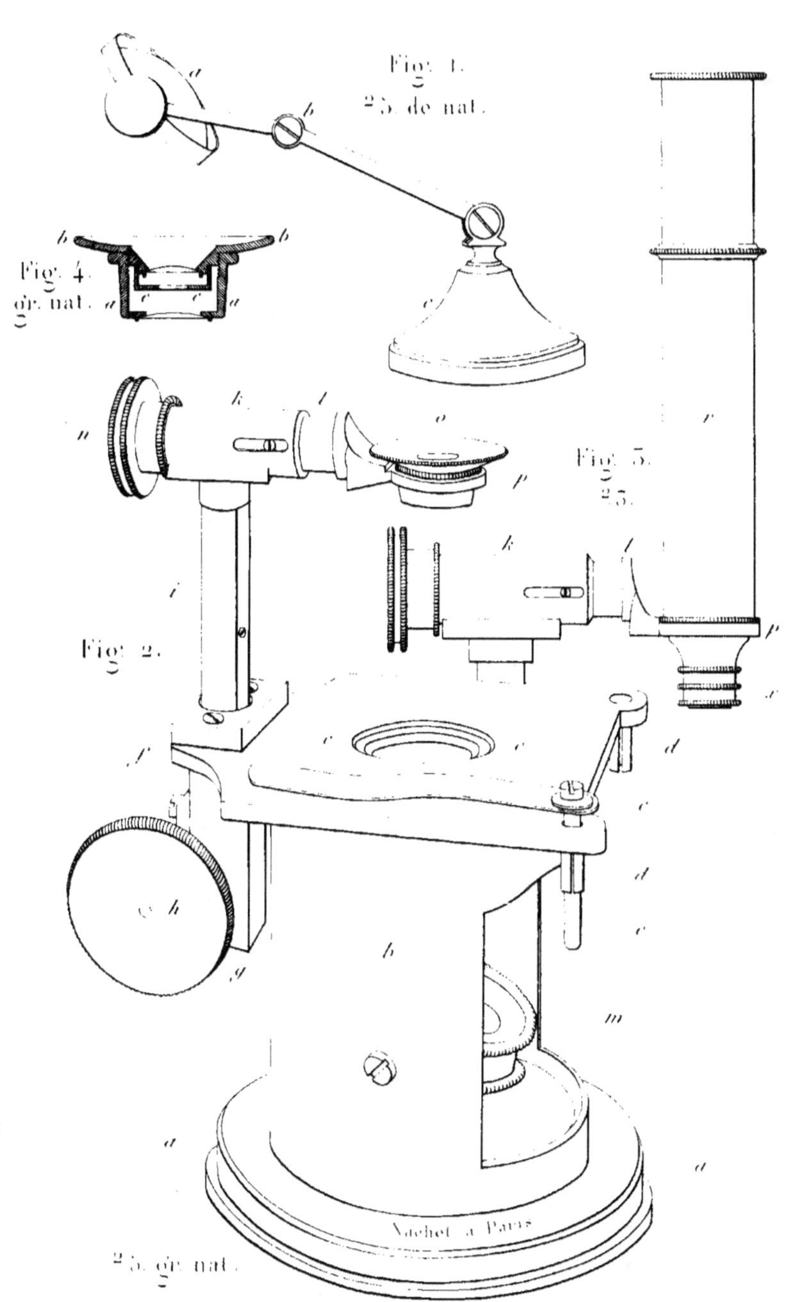
Fig. 1.
2/3 de nat.
Fig. 4.
gr. nat.
Fig. 5.
2/3.
Fig. 2.
Vachet à Paris
2/3. gr. nat.

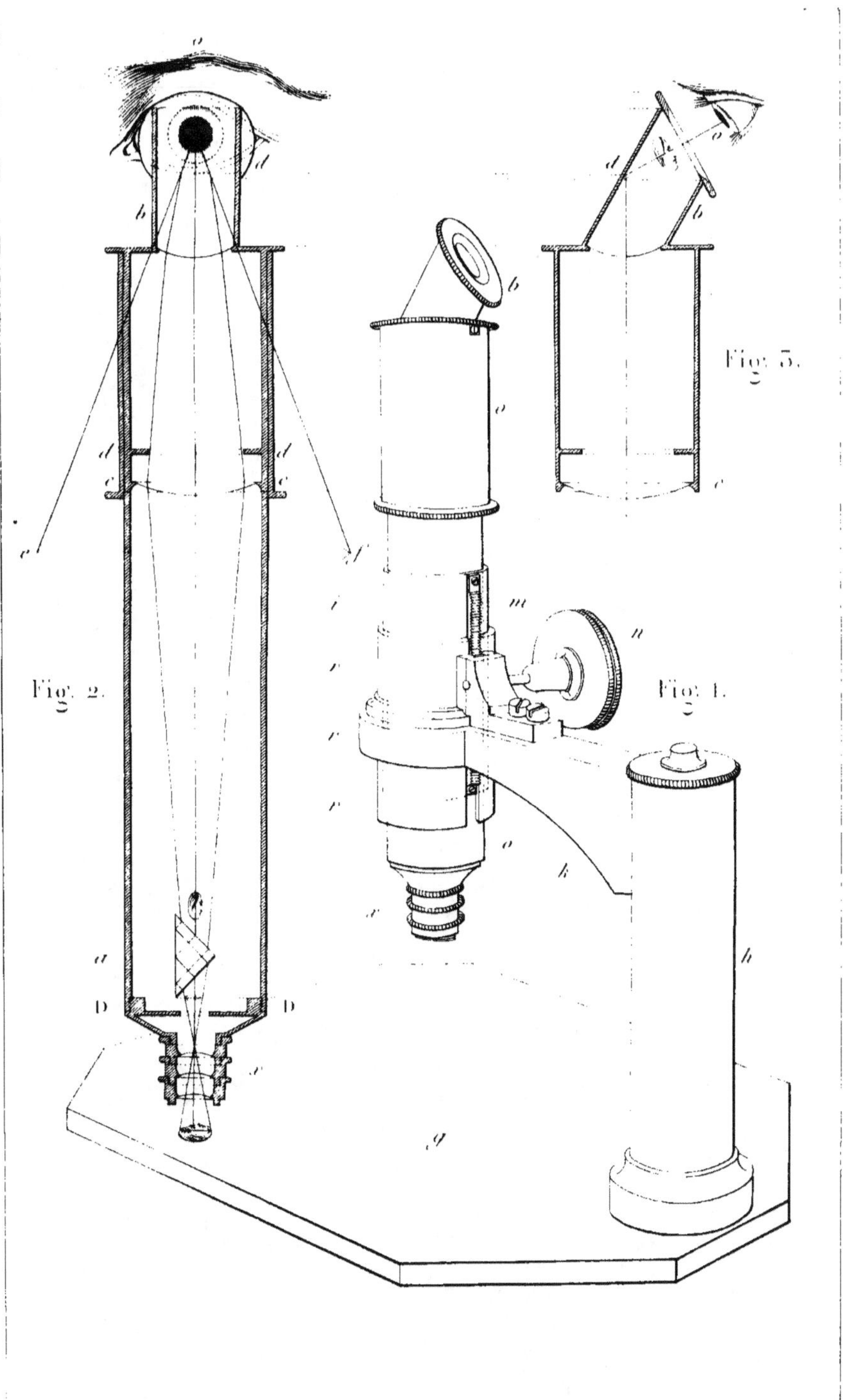
Fig. 2.
Fig. 1.
Fig. 5.
D
D
a

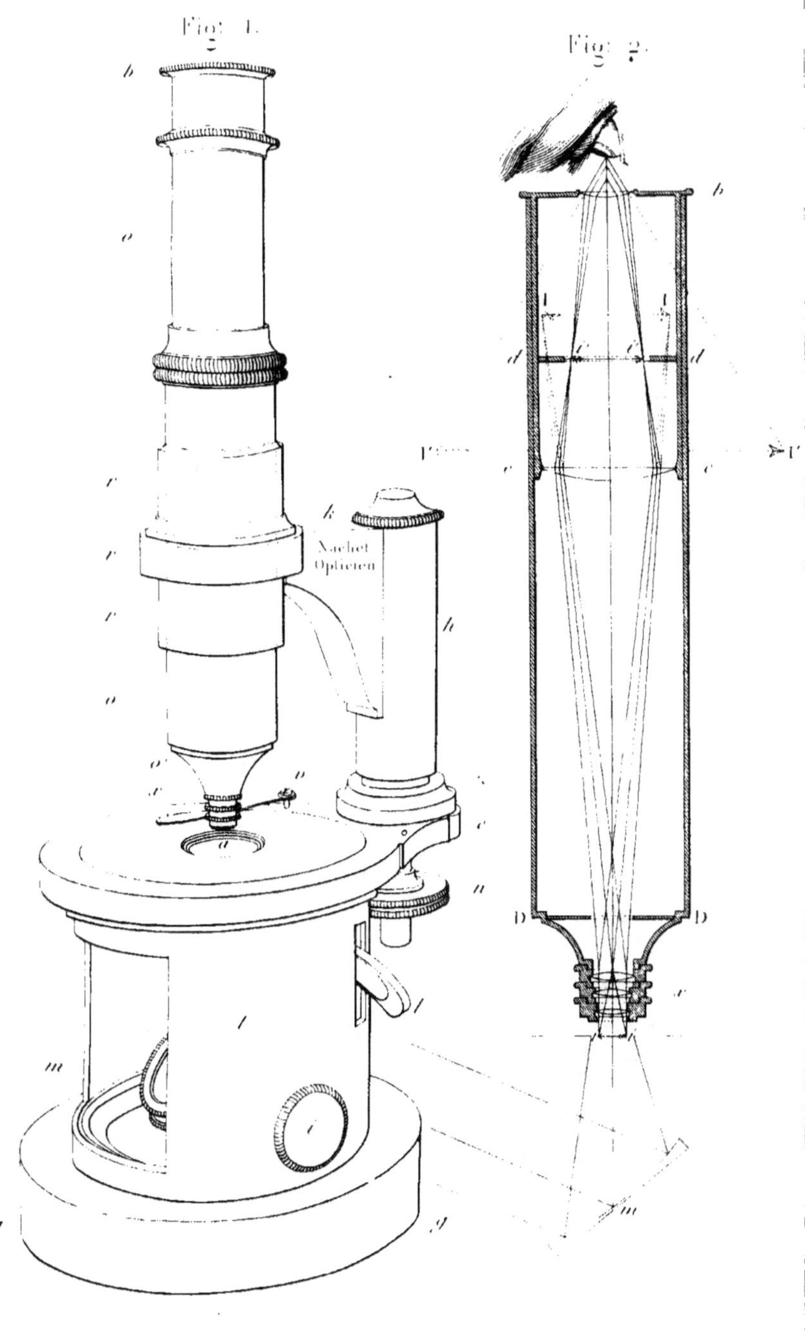
Fig. 1.
Fig. 2.
Nachet
Opticien
Lackerbauer del
Guignet sc.